글로벌
K명의는
이렇게 병을
다스립니다

글로벌 K명의는
이렇게 병을 다스립니다

초판 1쇄 발행 2025년 10월 23일

발행 (주)조선뉴스프레스
발행인 정장열
지은이 김공필
디자인 주간조선 한재연
주소 서울시 마포구 상암산로 34 DMC 디지털큐브빌딩 13층
문의 (02)724-6875

ISBN 979-11-5578-514-0

글로벌
K명의는
이렇게 병을
다스립니다

프롤로그
그 병, 제대로 알아야 이길 수 있습니다

"○○병에 어떤 의사가 명의야?" 건강 기자를 하면서 지인들에게 가장 많이 받는 질문입니다. 명의라고 소문난 의사가 병을 가장 잘 고칠 것이라는 믿음이 담겨 있는 것이지요. 그러나 대개 적절한 답을 찾지 못합니다. 우리나라 의사 수가 12만여명인데, 그중에서 몇 명을 콕 짚어낸다는 것은 쉽지 않은 일이지요.

그럼에도 불구하고 명의를 만나는 것은 매우 중요한 일입니다. 우리는 건강 기사를 검색하고 건강 도서를 읽고 TV 건강 프로그램을 보며 건강을 챙기지만 막상 병에 걸리면 스스로 할 수 있는 일은 별로 없습니다. 특히 암이나 뇌졸중 같은 중증질환이나 장기적 관리가 필수인 만성질환, 그리고 치료가 까다로운 난치질환의 경우 의사를 잘 만나는 것이 처음이자 끝이라고 할 수 있습니다.

'주요 질환별로 최고 명의는 누굴까.' 이 책 『글로벌 K명의는 이렇게 병을 다스립니다」는 이 질문에서 출발했습니다. 방송이나 유튜브에 많이 나와서가 아니라 '진짜' 실력이 뛰어난 의사들 말입니다. 이런 '진짜' 명의들을 만나 '진짜' 건강 이야기를 독자와 나누려는 것이 이 책의 목적입니다.

명의에 대한 명확한 정의를 내리긴 어렵지만 진료 실력이 뛰어난 의사를 명의라고 할 수 있습니다. 특히 동료 의사들의 평가가 중요합니다. 의사의 실력 수준에 대해서는 같은 진료 분야의 의사들이 가장 잘 알기 때문입니다. 진료 경험과 진료 성적, 연구 실적도 중요합니다.

이런 기준으로 선별한 명의들을 만나 그들의 지식과 지혜를 최대한 담아내고자 했습니다. 대학병원에 가면 전임의조차 3분을 만나기 어려운데, 명의 중의 명의를 2시간 이상 길게 만나 질병의 본질에 대한 이야기를 들을 수 있다는 것은 대단한 행운이지요. 의사들 또한 최선을 다해 인터뷰에 응해 주었습니다. 어떤 의사는 반나절을 통째로 내줬고 어떤 의사는 PPT까지 준비해 질병의 기초부터 최신 치료법까지 조목조목 설명해줬습니다. 어떤 의사는 수술복 차림으로 달려왔고 어떤 의사는 의료 기기가 즐비한 현장에서 인터뷰를 하며 이해를 도왔습니다.

명의들을 인터뷰하면서 뜻밖의 놀라운 발견을 했습니다. 한국은 물론, 세계 의학계를 선도하는 K명의들이 다양한 진료 분야에 포진하고 있음을 확인한 것입니다. K무비, K뮤직, K푸드처럼 다수의 K명의들이 소리소문없이 세계 의료의 중심에 서 있는 것입니다. 의료계의 K스타들이라고 할까요. 나는 이들을 '글로벌 명의'라고 이름 붙여 〈주간조선〉에 연재했습니다.

글로벌 K명의들의 활약은 상상 이상입니다. 세계 최다(最多), 세계 최초(最初) 사례를 찾는 것은 어렵지 않습니다. 노성훈 강남세브란스병원 위장관외과 교수는 40여년간 세계 최다 수준인 1만2000례의 위암 수술을 했고, 위암 수술에 메스가 아닌 보비를 세계 최초로 사용했습니다. 한원식 서울대병원 유방내분비외과 교수는 1만5000례 이상의 유방암 수술을 했고, 수술 후 10년 내 국소재발률은 5% 내외라고 합니다.

김영훈 고려대안암병원 명예교수 또한 부정맥 시술을 세계에서 가장 많이 시술한 의사이며, 김세헌 세브란스병원 이비인후과 교수는 세계 최초로 후두암 로봇수술을 했습니다. 세계 의사들에게 대동맥 수술을 생중계로 가르치는 송석원 이대서울병원 심장혈관흉부외과 교수는 수술 후 사망률 3% 수준의 놀라운 치료 성적을 자랑합니다.

의사과학자로서 최신 치료법 연구와 신약 개발을 주도하는 K명의들도 있습니다. 조병철 세브란스병원 종양내과 교수는 국내산 폐암 표적항암제 개발을 주도했으며 글로벌 제약사들이 표적항암제 연구를 위해 경쟁적으로 찾는 의사입니다. 김동욱 의정부을지대병원 혈액종양내과 교수 역시 세계적인 수준의 만성골수성백혈병 표적항암제 개발을 선도한 의사로 유명합니다.

K명의들은 세계의 의료 표준을 만들고 세계의 치료 지침을 주도적으로 바꿔왔습니다. 윤건호 가톨릭대서울성모병원 명예교수는 '아시아인은 뚱뚱하지 않은 젊은 사람에게도 당뇨가 올 수 있다'는 내용의 연구 결과를 발표해 세계 내과 교과서 〈해리슨의 내과학 원리〉의 내용을 일부 바꿨습

니다. 장진영 서울대병원 간담췌외과 교수는 국제췌장학회 진료지침 위원으로서 췌장암 진단 및 치료 가이드라인 개정에 활약합니다. 안상훈 세브란스병원 소화기내과 교수는 〈미국간학회지〉 등 세계 3대 간학회지의 편집위원으로서 세계 의사들이 투고한 논문을 평가합니다. 김지수 분당서울대병원 신경과 교수는 이석증에 대한 연구 논문을 세계에서 가장 많이 발표했습니다.

더 중요한 것은, K명의들이 과거와 현재에 머물지 않고 미래를 향해 활발히 나아가고 있다는 것입니다. 김상윤 분당서울대병원 신경과 교수는 치매 치료의 패러다임을 바꿀 수 있다고 평가받는 혁신 신약의 연구 개발을 주도하고 있고, 권오상 서울대병원 피부과 교수는 탈모증 치료의 근본적인 방법으로 평가받는 모낭 재생에서 주목할 만한 성과를 내고 있습니다. 장진우 고려대안암병원 신경외과 교수는 파킨슨병을 줄기세포로 치료하는 연구에서 큰 진전을 보이고 있습니다.

이 책의 핵심은 세계적 명의들을 소개하는 데 그치지 않고 그들로부터 질병의 본질을 알아보는 것입니다. 지피지기면 백전백승이라고 하나요. 적을 알아야 싸움에서 이길 수 있습니다. 질병 또한 실체를 제대로 알아야 승산이 높습니다. 따라서 이 책은 인터넷에서 쉽게 찾을 수 있는 질병의 원인, 예방, 치료법보다 질병의 본질을 이해하는 데 초점을 맞췄습니다. 오늘날 인터넷과 소셜미디어(SNS)에는 "이것을 먹으면 낫는다" "이렇게 하면 고친다"는 식의 정보가 넘쳐나지만, 많은 경우 검증이 부족합니다. 질병에 대해 제대로 알면 이런 유혹에 휘둘리지 않습니다.

책은 크게 네 부분으로 나누어 구성했습니다. 첫째는 위암, 폐암, 대장암, 췌장암, 유방암, 전립선암 등 11개 주요 암종입니다. 둘째는 심근경색, 협심증, 부정맥, 판막증, 뇌경색, 뇌출혈, 뇌전증, 대동맥질환을 아우르는 심뇌혈관질환입니다. 우리가 암을 가장 무서워하지만 혈관 문제로 인한 사망자 수가 더 많습니다. 셋째는 당뇨병, 만성콩팥병, 간질환 같은 만성질환과 알레르기, 어지럼증, 불면증입니다. 이들 질환은 완치보다 평생 관리를 해야 하기 때문에 의사의 바른 지침이 필수입니다. 넷째는 만성통증, 탈모증, 이명, 중증골절, 소아 희귀질환, 모야모야병 등 난치·희귀질환입니다. 이들 질환 역시 제대로 알아야 해결책이 보입니다.

글로벌 명의들을 인터뷰하면서 그들의 풍부한 지식과 지혜를 만나는 즐거움이 컸습니다. 그들은 단순히 질병의 원인이나 치료, 예방을 나열하는 데 그치지 않고, 깊은 통찰과 철학을 전해줬습니다. 주입식 교육이 아니라 원리와 개념 이해 중심의 교육이 훨씬 더 깊고 설득력이 있듯이, 이들의 설명도 그러했습니다. 마치 명쾌하게 본질을 짚어내는 일타 강사의 강의처럼 말입니다.

세계적 암 의학자인 김의신 MD앤더슨병원 암센터 종신교수의 "암은 인간의 '죄성(罪性)'과 같아 근본 치료가 어렵다"라는 말에서는 철학자의 언어를 만날 수 있었습니다. 윤건호 교수는 "체중은 아파트 평수이고, 혈당은 빚과 같다"는 비유로 당뇨 환자들에게 체중 조절의 중요성을 강조합니다. 김영훈 교수는 부정맥을 전기의 누전으로 설명하면서 "심장은 전기신호로 뛰는데, 이 회로에 누전이 발생하면 부정맥이 온다"고 말했습니다. 뇌졸중 전문가 이승훈 서울대병원 신경과 교수는 "뇌졸중은 합병증"이라며 병의 근원까지 시야를 넓혀줍니다. 이명 치료 명의인 박시내 가톨릭대서울성모병원 이비인후과 교수는 "이명의 90%는 뇌가 만드는 '환상 소리'다"라며 과학적 치료 원리를 설명해줍니다. 박중신 서울대병원 산부인과 교수는 국내 최고령 출산인 63세 산모의 출산 이야기 등 '의료 기적'을 전해줍니다.

글로벌 명의들을 만나면서 '진짜 명의'는 단순한 지식 전달자가 아니라, 병의 본질을 꿰뚫는 철학자이자 해설자임을 확인할 수 있었습니다. 나태주 시인은 '자세히 보아야 예쁘다'라고 했지요. 질병이 예쁠 수는 없지만 자세히 들여다보면 한결 만만해집니다.

건강 콘텐츠가 넘쳐나는 시대, 우리에게 정말 필요한 것은 건강 지식보다 건강 지혜입니다. 이 책이 병의 본질을 알고 병에 대한 관점을 재정립하는 데 조금이라도 도움이 되면 좋겠습니다. '3분 진료'를 해야 하는 현실에도 기꺼이 긴 시간을 할애하고, 완성된 원고까지 꼼꼼히 점검해준 '글로벌 명의' 서른한 분께 깊은 감사를 드립니다.

김공필(의학저널리스트, 전 헬스조선 취재본부장)

목차

프롤로그 4

PART 1
암, 글로벌 명의들은 이렇게 고친다

위암 노성훈 강남세브란스병원 위장관외과 교수　16
"폐암보다 더 위험한 4기 위암… '전환수술'로 고친다"

폐암 조병철 세브란스병원 종양내과 교수　26
"4기 환자 생존율 크게 상승… 저선량 흉부CT로 조기 발견"

대장암 정승용 서울대병원 대장항문외과 교수　36
"가장 근거 있는 대장암 예방법은 운동… 몸이 움직이면 장도 춤춘다"

췌장암 장진영 서울대병원 간담췌외과 교수　46
"췌장암 극복 희망 보인다… 마흔 이후 혈당 치솟으면 CT검사를"

전립선암 곽철 서울대병원 비뇨의학과 교수　56
"20년 사이에 15배 급증… PSA검사만 잘해도 뼈 전이 피한다"

유방암 한원식 서울대병원 유방내분비외과 교수　66
"한국의 유방암 증가 속도는 세계 1위… 비(非)출산, 음주도 주요 원인"

간암 서경석 서울대 외과학교실 교수　76
"B형간염 간암은 감소, 지방간 간암은 증가… 비만을 조심하라"

두경부암 김세헌 세브란스병원 이비인후과 교수　86
"치료 까다로운 두경부암… 로봇 덕분에 생존율 크게 개선"

방광암 이동현 이대목동병원 비뇨의학과 교수   96
"소장으로 만든 인공방광, 소변주머니 없이 정상 생활"

백혈병 김동욱 의정부을지대병원 혈액종양내과 교수   106
"50~60대에 많이 걸리는 백혈병… 혈액검사만 해도 조기에 발견한다"

암 일반 김의신 MD앤더슨병원 암센터 종신교수   116
"암은 전신질환이자 만성질환… 고혈압처럼 관리하며 공존해야"

PART 2
심뇌혈관질환, 글로벌 명의들은 이렇게 고친다

치매 김상윤 분당서울대병원 신경과 교수   128
"재미있게 사는 게 치매 예방의 지름길… 혁신 치료제 연구·개발 중"

심혈관질환 김효수 서울대병원 순환기내과 교수   138
"심장 건강 망치는 주범은 LDL… 낮을수록 좋다"

부정맥 김영훈 고려대안암병원 순환기내과 명예교수   148
"이유 없는 가슴두근거림 조심… 평소에 자기 맥을 알아두라"

진전증 장진우 고려대안암병원 신경외과 교수   158
"떨림증은 초기에 치료해야… 파킨슨병 줄기세포 치료제 개발 중"

뇌졸중 이승훈 서울대병원 신경과 교수   168
"뇌졸중은 혼자 안 온다… 중간단계 질환을 미리 치료하라"

대동맥질환 송석원 이대서울병원 심장혈관흉부외과 교수 　178
"대동맥 파열되면 절반이 병원 도착 전에 사망… 주범은 흡연"

PART 3
만성질환,
글로벌 명의들은
이렇게 고친다

당뇨병 윤건호 가톨릭대서울성모병원 내분비내과 명예교수 　190
"체중은 아파트 평수, 혈당은 빚… 살 15% 빼면 대부분 정상 회복"

간질환 안상훈 세브란스병원 소화기내과 교수 　200
"간에 좋다는 음식과 운동이 간을 망가뜨릴 수 있다"

만성콩팥병 김동기 서울대병원 신장내과 교수 　210
"콩팥병 환자 7%만 병원 치료… 방치하면 투석 갈 수 있다"

불면증 이헌정 고려대안암병원 정신건강의학과 교수 　220
"불면증 치료의 최고 보약은 아침 햇살 아래서 산책하기"

어지럼증 김지수 분당서울대병원 신경과 교수 　230
"이유 없이 어지럼이 지속되면 뇌 문제를 의심해야"

알레르기 박해심 아주대병원 알레르기내과 교수 　240
"환자 1300만명의 '국민병'… 완치보다 '평생 관리'에 초점 맞춰야"

PART 4
난치·희귀질환, 글로벌 명의들은 이렇게 고친다

난청·이명 박시내 가톨릭대서울성모병원 이비인후과 교수　252
"이명 90%는 뇌가 만드는 소리… 정상 청력 회복이 치료의 핵심"

탈모증 권오상 서울대병원 피부과 교수　262
"잠자는 머리카락 뿌리를 깨우면 10~20% 더 풍성해진다"

만성통증 박휴정 가톨릭대서울성모병원 마취통증의학과 교수　272
"작은 통증 방치하면 만성통증으로… 출산 시 통증을 평생 느낄 수도"

난임·난산 박중신 서울대병원 산부인과 교수　282
"고령 임신이 임신 합병증의 주요 원인… 산전 검사·관리로 위험 감소"

노쇠·근감소증 원장원 경희대병원 가정의학과 교수　292
"노쇠는 심각한 질병… 전단계에서 조기치료 하는 게 정답"

희귀질환 채종희 서울대병원 임상유전체의학과 교수　302
"전 세계 희귀질환 8000종… 20억원 혁신 신약도 사용되고 있다"

모야모야병 김정은 서울대병원 신경외과 교수　312
"한국인과 일본인에게 많은 뇌 질환… 방치하면 뇌경색 올 수 있다"

중증 골절 오종건 고려대구로병원 정형외과 교수　322
"뼈 부러지면 혈액이 새 뼈를 만든다… 자연 치유력 살려 치료"

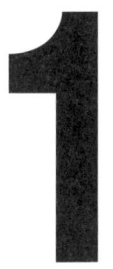

1
암,
글로벌 명의들은 이렇게 고친다

위암_ 노성훈 강남세브란스병원 위장관외과 교수
수술 1만2000례 '닥터 몬스터'

폐암_ 조병철 세브란스병원 종양내과 교수
'대한민국 1호 글로벌 항암제' 개발 주역

대장암_ 정승용 서울대병원 대장항문외과 교수
최소침습수술의 세계적 대가

췌장암_ 장진영 서울대병원 간담췌외과 교수
세계 치료 지침을 만드는 의사

전립선암_ 곽철 서울대병원 비뇨의학과 교수
수술·약물 치료 세계 대가

유방암_ 한원식 서울대병원 유방내분비외과 교수
수술 최다·재발률 최저의 실력자

간암_ 서경석 서울대 외과학교실 교수
'세계 최초 수술법'을 만들어가는 의사

두경부암_ 김세헌 세브란스병원 이비인후과 교수
세계 최초 후두암 로봇수술

방광암_ 이동현 이대목동병원 비뇨의학과 교수
인공방광수술 세계 리더

백혈병_ 김동욱 의정부을지대병원 혈액종양내과 교수
표적항암제 치료 기준을 만드는 의사

암 일반_ 김의신 MD앤더슨병원 암센터 종신교수
'미국 최고의 의사'에 11회 선정

PART 1
암 명의

위암

PART 2
심뇌혈관질환 명의

PART 3
만성질환 명의

PART 4
난치·희귀질환 명의

노성훈 교수

세브란스병원 외과 교수
연세암병원 병원장
대한암학회 이사장
대한외과학회 회장, 이사장
세계위암학회 회장
(현) 강남세브란스병원 위장관외과 교수

노성훈

**강남세브란스병원
위장관외과 교수**

**수술 1만2000례 '닥터 몬스터'
"폐암보다 더 위험한 4기 위암…
'전환수술'로 생존율 크게 개선"**

"지금 무슨 위험한 짓을 하고 있는 건가?" 1989년, 수술실 한복판에서 노성훈 강남세브란스병원 위장관외과 교수는 스승에게 크게 꾸지람을 들었다. 위암 수술 중 전기소작기 '보비(bovie)'를 메스 대신 사용한 것이 화근이었다. 보비는 수술 시 미세혈관을 지지면서 절개해 혈액 분출을 줄이는 수술 도구로, 메스(mes)와 함께 외과 수술에서 필수로 사용되고 있다. 그러나 당시에는 전 세계에 어떤 의사도 위암 수술에 보비를 사용하지 않았다. 그러니 스승이 화를 낼 만도 했다. 당시 상황을 노성훈 교수는 이렇게 설명했다.

"1980년대 말에는 수술실이 부족해 차례가 오기를 기다리는 게 다반사였다. 그때 다른 수술실에 들어가서 수술 장면을 참관하기도 했는데,

신경외과나 정형외과 교수들이 특이한 수술 도구를 사용하는 게 눈에 들어왔다. 수술 중 출혈이 있으면 그 수술 도구로 지져 지혈을 했는데 그게 보비였다. '위암 수술에도 보비를 사용하면 어떨까'라고 생각하곤 곧바로 실행에 옮겼다. 당시 위암 수술은 메스를 사용해 림프절을 혈관으로부터 박리했기 때문에 출혈이 많아 어려움이 컸다."

보비 사용 결과는 만족스러웠다. 출혈이 적으니 시야를 확보하기 쉬워 수술을 더 깔끔하게 할 수 있었고 수술 시간도 짧아졌다. 노 교수의 보비 도입은 위암 수술에서 한 획을 그었다고 할 만큼 의미 있는 일이었다. 수술 시간이 짧아지면서 마취 시간도 같이 짧아져 환자의 회복이 빨라졌다. 노 교수는 "보비를 써서 회복 시간을 단축하니까 입원 기간을 3주에서 10일 내외로 줄일 수 있었다"라고 말했다.

위암 수술을 가장 많이 한 의사

노 교수는 보비 수술 장면을 비디오로 촬영해 그리스 아테네에서 개최된 외과 국제학회에 참가했을 때 수술 장면을 보여줬다. 노 교수는 "당시 학회는 위장관뿐만 아니라 거의 모든 외과 진료과목 의사들이 참가했다"며 "그때 참가자들이 뜨거운 반응을 보낸 걸 보면 위암뿐만 아니라 대장, 간, 췌장 등 외과 수술에서 내가 세계 최초로 보비를 사용한 것 같다"라고 말했다. 이후 노 교수는 세계 위암 의사들이 주목하는 의사 반열에 올랐으며, 일본·중국 등 아시아 국가 의사들은 보비 위암 수술법을 배우기 위해 노 교수를 연이어 찾아왔다.

노 교수는 '닥터 몬스터(괴물 의사)'라는 별명을 가지고 있다. 위암 수술에서 탁월한 실력을 보인 그를 일본인 의사들이 칭송하면서 붙여준 것이다. 노 교수는 30년간의 세브란스병원 근무 기간을 포함해 38년간 위암 수술을 약 1만2000례나 했다. 국내는 물론이고 세계에서 가장 많은 위암 수술 건수일 것으로 추정된다. 그는 특히 2기 이상 진행암을 주로 수술해왔다.

노 교수를 강남세브란스병원에서 만났다. 악수를 건넨 손이 묵직했다. 71세인 그는 요즘도 주 2~3회 수술을 한다.

노 교수는 수술 건수 외에도 위암 치료에서 선도적인 역할을 많이 했다. 보비를 도입해 위암 수술의 방식을 바꿨을 뿐만 아니라, 보비를 이용해 비장을 제거하지 않고 위 전체를 절제하는 수술을 세계 최초로 성공했다. 또한 4기 암 환자에 대한 '전환수술'을 시행해 환자 생존율을 크게 높였고, 콧줄을 없애는 등 5무(無) 수술법을 시행해 환자의 불편함을 줄였다.

4기암 환자도 살리는 '전환수술'

위암 4기 5년생존율은 6.6%로 대장암 20.3%, 폐암 12.1%에 비해 매우 낮다. 위암은 1~3기에는 양호한 생존율을 보이지만 종양이 먼 장기까지 전이된 4기에는 생존율이 크게 떨어지는 것이다. 4기 위암은 왜 생존율이 특히 낮은지 노 교수가 자세히 설명해줬다.

"위암은 여러 개의 종양이 한꺼번에 간이나 폐에 전이되어 수술을 하기가 쉽지 않고 항암제도 잘 듣지 않는다. 진행 속도도 빠르다. 대장암은

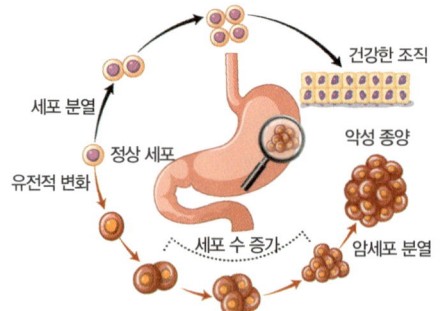

위암은 위 속의 세포가 돌연변이를 일으켜서 발생한다. 정상세포는 규칙적으로 많아져 건강한 조직이 되지만 암 세포는 무한히 증식해 종양을 형성하고 주변 조직을 침범하며, 신체의 다른 부위로 전이된다. photo 게티이미지

간이나 폐에 전이되더라도 종양이 1~3개리서 수술로 절제할 수 있는 경우가 많다. 또한 위암은 폐암과 달리 표적항암제, 면역항암제 같은 좋은 신약이 많이 개발되어 있지 않다."

현재 세계 위암 학계의 주요 화두 중 하나는 4기 환자의 생명 연장이다. 이와 관련해 주목받는 치료 기법이 '전환수술'이다. 전환수술은 수술이 불가능한 4기 위암 환자에게 화학항암제나 표적항암제를 먼저 투여해 전이된 암 크기와 범위를 줄인 뒤에 시행하는 수술이다.

노 교수는 4기 위암 환자 89명에 대한 전환수술 결과를 2023년 국제위암학회에서 발표해 세계 위암 학계의 주목을 받았다. 노 교수의 발표에 따르면 노 교수 팀이 전환수술을 한 환자들의 중앙생존기간(환자의 절반이 생존하는 기간)은 50개월이었다. 이는 항암제만으로 치료한 환자들의 13~14개월에 비해 3배 이상 높았다. 노 교수는 "4기 위암 환자 중 30~40%에서 전환수술이 가능하고, 전환수술을 한 환자의 21.5%는 완

치되었다"며 "항암제만 사용해서는 전이된 위암을 완치하기가 쉽지 않기 때문에 획기적인 수치라고 할 수 있다"라고 강조했다. 그는 또 "앞으로 면역항암제 등 효과적인 약제 개발과 함께 4기 위암 환자들의 전환수술 성공률과 예후가 크게 향상될 것으로 기대된다"고 말했다.

'5무(無) 수술'은 무엇일까

노 교수는 수술에서 환자를 불편하게 했던 메스, 콧줄, 배액관(체액을 외부로 배출하는 관), 수혈, 배꼽 아래 수술을 과감히 없앴다. 5무(無) 수술이다. 이러한 시도는 모두 환자의 고통을 줄이기 위해 나왔다. 노 교수의 설명을 들어봤다.

"콧줄과 배액관은 수술 환자에게 필요하지만 큰 고통을 줬기 때문에 이를 없앴다. 콧줄을 없애 호흡기 합병증을 줄였고, 배액관을 없애 조기 보행을 가능하게 했다. 수술을 할 때 25~30cm를 절개했지만 절개 범위를 배꼽 위까지인 15cm로 축소해 감염과 상처 벌어짐, 탈장, 장 유착을 줄여 회복 시간을 앞당겼다."

노 교수는 2014년 후두암 진단을 받고 실제 7주간 방사선 치료를 받으면서 암 환자의 고통과 심정을 좀 더 알게 됐는데, 그 후에 한층 더 환자의 입장에서 생각하게 됐다고 덧붙였다.

위암 4기, 5년 생존율 6.6%

수십 년간 '국민 암'으로 불렸던 위암 발생은 꾸준히 감소해 갑상선암,

대장암, 폐암에 이어 발생 순위 4위 암이 되었다. 5년생존율 또한 77.9%로 대장암 74.3%, 폐암 37.2%보다 높다. 이쯤되면 위암에 대한 경계심을 다소 풀어도 될 듯하지만 실상은 그렇지 않다. 앞에서 살펴본 것처럼 4기 위암의 5년생존율은 6.6%에 불과하기 때문이다.

암 세포가 위 점막(위 표면)이나 점막 바로 아래 층에만 있는 1기는 5년생존율이 97.4%나 된다. 내시경이나 복강경으로 비교적 간단히 수술할 수 있다. 그러나 암 세포가 점막 아래 근육층을 침범하거나 림프절 전이가 있는 2~3기에 이르면 5년생존율이 61.4%로 뚝 떨어진다. 그래서 위암은 조기 발견, 조기 수술이 예후에 결정적 영향을 미친다.

다행히 최근 10년 사이에 위암 발생은 5.6%나 줄어들었다. 위암 감소 이유는 국가건강검진 암 검사를 통해, 암으로 갈 가능성이 있는 양성종양을 일찍 발견해 절제하기 때문이다. 노 교수는 "교육과 홍보 덕분에 소금을 적게 먹고 헬리코박터 파일로리균을 제거하는 것도 중요한 요인이다"라고 말했다. 서구화된 식생활도 긍정적으로 작용하고 있는 것 같다고 했다. 국가암정보센터에 따르면 짠 음식은 위암 발생 확률을 4.5배나 높인다. 헬리코박터 파일로리균도 위염증, 위축성 위염, 장상피화생, 유전자 변이를 연달아 일으키며 위암 발생 확률을 2~3배 올린다. 이밖에 흡연, 음주, 가족력도 위험 요인이다.

왜 위를 절반 이상 잘라낼까

위암 치료는 수술이 기본이다. 종양이 위 점막에만 존재하고 크기가 3cm

이하인 1기 위암은 내시경점막하박리술로 제거한다. 내시경점막하박리술은 내시경을 이용해 점막이나 점막 바로 아래층에 있는 종양을 제거하는 수술로, 내시경절제술보다 수술 범위가 깊고 넓다.

위암이 진행되면 절제 범위가 매우 커진다. 종양이 위의 아래쪽에 발생하면 유문(위와 십이지장 사이의 점막과 근 조직)을 포함해 위의 3분의2를 절제하고 종양이 위의 위쪽에 발생하면 위 전체를 절제하는 것이 원칙이다.

절제 범위가 큰 이유는 무엇인가라는 질문에 노 교수는 "진행암 수술은 위뿐만 아니라 위 밖으로 나가는 림프절을 함께 떼내야 하기 때문에 위를 절반만 잘라내서는 수술이 쉽지 않은 경우가 많다"고 말했다. 이어서 "그러나 최근 개정된 세계 진료 지침을 보면, 종양의 위치에 따라 유문을 떼지 않기도 하고, 위의 위쪽에만 종양이 있는 조기위암은 위 상부 2분의1만 절제할 수 있다"고 했다. 그러면서 노 교수는 "정기검진을 통해 조기에 암을 찾아내는 것이 매우 중요하다"라며 "다행히 우리나라 위암 중 75%는 조기에 발견된다"라고 말했다.

노 교수는 위암 중 특히 잔위암 치료가 까다롭다고 했다. 잔위암은 수술 후 남아 있는 장기에 발생하는 암으로, 암뿐만 아니라 위궤양, 위천공 등으로 인해 위 절제 수술을 받은 사람 중 2~6%에게 발생한다.

노 교수는 "위를 절제하면 소화관 구조가 변하기 때문에 담즙과 췌장액이 위와 소장의 연결 부위로 역류한다"며 "이로 인해 위 세포가 지속적으로 자극받아 잔위암 발생 위험이 높아진다"라고 설명했다. 잔위암 수술은 기존에 수술한 부위를 다시 수술해야 하기 때문에 난이도가 높아서 의사의 경험과 술기가 중요하다.

위암 치료는 수술이 기본이지만 약물 사용도 확대되고 있다. 3기의 진행성 위암 치료에서 수술 후에 화학항암제를 사용하면 수술만 시행한 경우보다 약 15%의 5년생존율 향상을 보인다. 최근 표적항암제가 사용되고 면역항암제가 연구되고 있어 진행암 치료율이 지금보다 더 향상될 걸로 기대를 모은다. 위암 환자의 10~15%에는 유방암 표적항암제인 허셉틴이 효과를 발휘하고 있다. 노 교수는 "많은 연구자들이 새로운 위암 표적항암제를 연구하고 있고 면역항암제도 치료에 사용되고 있기 때문에 위암 치료에서 약물 사용 범위가 넓어질 것으로 기대한다"고 말했다.

짠 음식 줄이고 과일·우유를 많이 섭취

위암 발생 가능성을 줄이는 생활 방식이 따로 있을까. 노 교수는 무엇보다 짠 음식 섭취를 줄여야 한다고 강조했다. 우리나라의 위암 발생률은 감소 추세에 있지만 인구 10만명당 환자수는 미국보다 10배나 많다. 짠 음식 섭취가 주요 원인이다. 노 교수는 "소금 자체가 발암 물질은 아니지만 과다한 소금 섭취는 유전자 변화를 일으켜 암 발생의 중요한 요인이 된다"고 말했다. 헬리코박터 파일로리균 제균, 금연도 중요하다. 탄 음식에는 발암 물질이 들어 있기 때문에 생선구이나 바비큐는 탄 부위를 반드시 제거하고 먹어야 한다. 비타민A나 비타민C가 풍부한 음식은 위암 예방에 도움이 되기 때문에 신선한 과일과 야채, 우유, 두부 등을 꾸준히 먹는 것이 좋다.

끝으로 노 교수에게 위암 치료와 연구에서 뛰어난 성과를 내고 있는 후배 의사 몇 명을 추천해 줄 것을 요청했다. 노 교수는 세브란스병원 위장관외과 형우진 교수를 먼저 추천했다. 형 교수는 2005년 위암 로봇수술을 국내에 처음 도입했으며 로봇수술은 물론 복강경수술도 많이 하고 있다. 같은 병원 위장관외과 정재호 교수는 암 연구의 메카인 미국 MD앤더슨 암센터에서 3년6개월간 교환교수로 지내며 선진 암 연구 기법을 배웠다. 서울대병원 위장관외과 박도중 교수는 복강경수술·로봇수술에서 탁월한 실력을 발휘하고 있으며, 최소침습수술, 유문보존 위절제술 등 다양한 수술기법을 제시한다는 평가를 받고 있다.

노성훈 교수의 '위암 바로 알기'
◎ 위암은 5년생존율이 높지만 4기가 되면 폐암, 대장암보다 크게 낮다.
◎ '전환수술' 덕분에 4기 환자 생존율도 크게 높아지고 있다.
◎ 수술 범위가 작을수록 회복이 빠르다.
◎ 소금 섭취 감소, 헬리코박터균 제균으로 위암 환자가 감소하고 있다.
◎ 위암 수술은 위의 2분의1이나 3분의2를 절제하는 것이 원칙이다.
◎ 위암 치료는 수술이 기본이지만 표적항암제와 면역항암제도 사용되고 있다.
◎ 위암을 예방하려면 짠 음식 섭취를 줄이고 비타민B, C가 풍부한 음식을 많이 섭취하라.

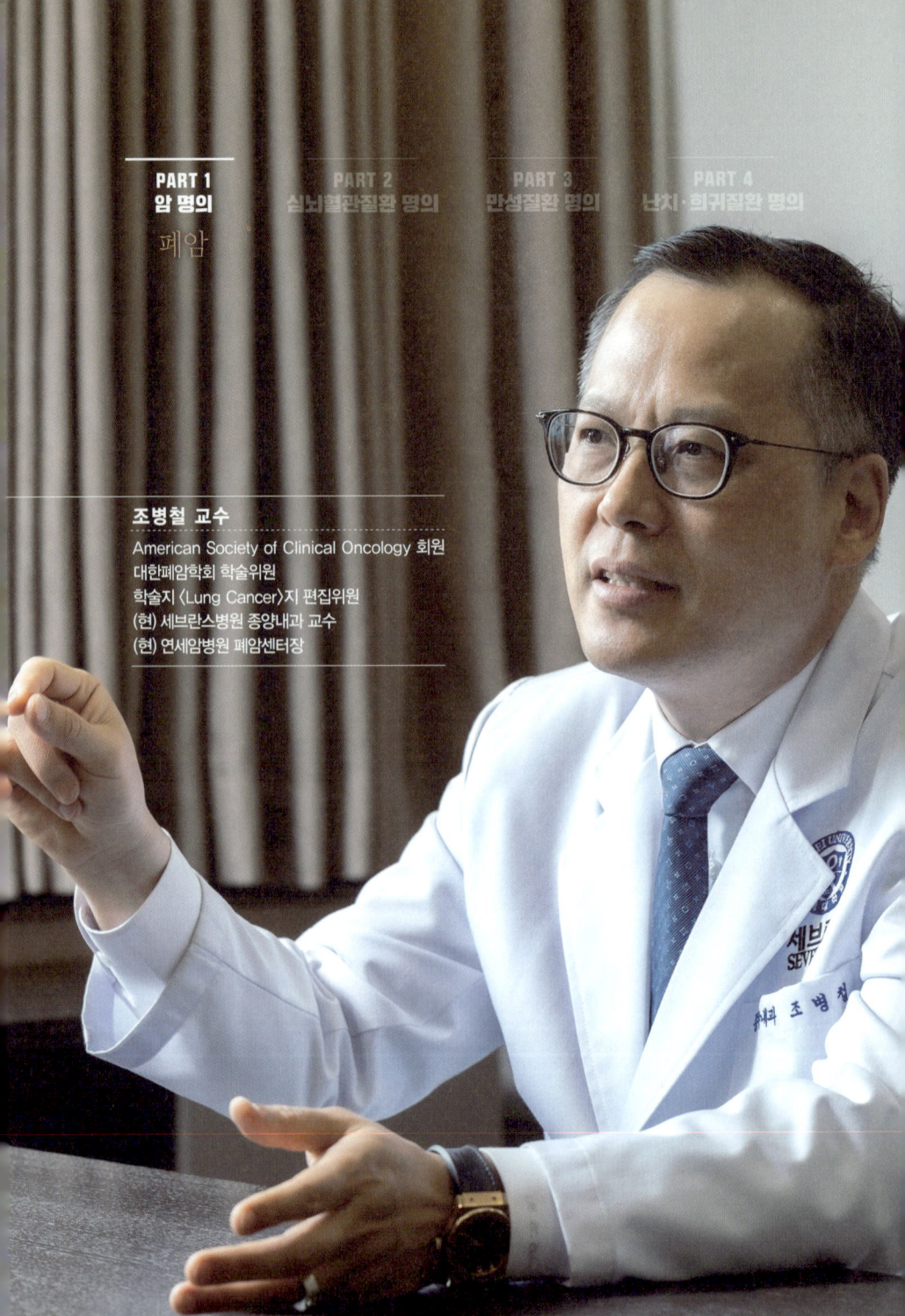

PART 1
암 명의
폐암

PART 2
심뇌혈관질환 명의

PART 3
만성질환 명의

PART 4
난치·희귀질환 명의

조병철 교수
American Society of Clinical Oncology 회원
대한폐암학회 학술위원
학술지 〈Lung Cancer〉지 편집위원
(현) 세브란스병원 종양내과 교수
(현) 연세암병원 폐암센터장

조병철

**세브란스병원
종양내과 교수**

'대한민국 1호 글로벌 항암제' 개발 주역
**"4기 폐암 환자 생존율 크게 상승…
저선량 흉부CT검사 하라"**

    수백조원 시장에서 점유율은 거의 0%. 이는 글로벌 항암제 시장에서 국내 제약사들이 받아든 초라한 성적표였다. 2021년 우리나라 제약업계에 역사적인 사건이 일어났다. 유한양행이 글로벌 항암제 시장을 본격적으로 겨냥한 항암제를 최초로 개발한 것이다. 렉라자라는 이름의 폐암 표적항암제가 그것이다. 렉라자 개발의 주역은 조병철 세브란스병원 종양내과 교수다. 조 교수는 2016년부터 세포실험, 동물실험, 1~3상 임상시험까지 렉라자 개발의 핵심 과정을 이끌었다.

    렉라자는 폐 세포의 EGFR(상피세포 성장인자 수용체)을 찾아가 공격함으로써 암을 치료한다. EGFR은 세포의 표면에 자리잡고 세포의 성장과 분열을 조절하는 데 중요한 역할을 한다. 하지만 여기에 돌연변이가 생기면 세포가 무진장 자라 암이 된다.

렉라자는 세계적 제약사인 얀센에 1조4000억원에 기술 수출을 하는 쾌거를 올렸다. 2023년에는 국내 1차 치료제(암 진단 후 가장 먼저 사용해도 되는 표준항암제)로 승인받았다. 미국에서는 얀센의 또 다른 항암제인 리브리반트와 함께 사용하는 병용요법이 승인되어 날개를 달았다.

폐암 환자의 30~40%는 유전자 돌연변이를 가지고 있는데, 그중 30~40%는 EGFR 돌연변이다. 그래서 EGFR을 타깃으로 하는 표적항암제가 가장 활발히 개발되어 있는데, 조 교수와 연구진은 폐암 중에서도 개발 경쟁이 가장 치열한 유형의 항암제 개발에 도전해 성공한 것이다.

EGFR 표적항암제는 이미 4세대 연구·개발이 활발하게 진행되고 있다. 조 교수는 "렉라자든 타그리소든 환자에게 사용했을 때 180개월 동안 생존기간이 유지되면 좋겠지만 보통 16~18개월, 예후가 안 좋은 환자들은 13개월이 지나면 내성이 생겨 약이 듣지 않는다"며 "암의 내성을 극복하고 무진행 생존기간을 늘리는 것이 가장 큰 목적이기 때문에 부작용이 적고 뇌 전이 저지에도 탁월한 4세대 신약 개발에 많은 연구자들이 뛰어들고 있다"고 말했다. 조 교수는 2020년 바이오기업 다안바이오테라퓨틱스를 설립해 새로운 폐암 신약 연구, 개발에 속도를 내고 있다.

비흡연·여성 폐암 증가 '노란불'

2021년 국내에서는 폐암 환자 3만1616명이 새롭게 발생해 갑상선암(3만5303명), 대장암(3만2751명)에 이어 3위의 발생률을 보였다. 그러나 사망자 수는 1만8584명으로 전체 암 중에서 압도적 1위를 기록하고 있다. 암으로 인한 사망자 중 22.3%가 폐암으로 사망한다.

조 교수가 특히 우려하는 대목은 국내 폐암 유형의 변화다. 흡연자 폐암이 여전히 많지만 최근 10년 사이에 비흡연자 폐암 인구가 많이 늘어나고 있기 때문이다. 비흡연자 폐암의 주요 발생 원인으로는 간접흡연, 오래된 집의 라돈, 매연, 조리 생성 물질 등을 의심한다.

조 교수에 따르면 비흡연자 폐암이나 여성 폐암은 EGFR 돌연변이로 인한 경우가 많다. 비흡연자 폐암의 70%에서 EGFR 돌연변이가 발견된다. 조 교수는 "유전자에 돌연변이가 생기면 우리 몸이 이를 수선하지만, 수선이 안 되는 경우가 있다"라며 "비흡연 폐암 환자들은 폐에 생긴 만성염증이 EGFR 돌연변이 폐암을 일으킨다고 추정하고 있지만 확실히 증명되지 않았다"라고 했다.

폐암은 크게 소세포암과 비(非)소세포암으로 나뉜다. 소세포암은 암세포 크기가 작은 폐암으로, 암세포가 빨리 자라고 전이도 잘되기 때문에 치료가 어렵다. 주로 화학항암제로 치료한다. 대부분의 폐암은 비소세포암이다. 전체 폐암의 85%나 된다. 비소세포암 1~2기는 수술로 치료한다.

폐는 5개의 잎으로 구성되어 있다. 이를 폐엽(肺葉)이라고 한다. 폐엽은 왼쪽 폐에 2개, 오른쪽 폐에 3개가 있다. 암이 생긴 폐엽 하나를 완전히 절제하는 수술을 폐엽절제술이라고 한다. 암의 크기가 $2cm$ 이하일 경우 폐엽절제술 대신 구역절제술이나 쐐기절제술(삼각형 모양으로 자르는 수술 기법)을 한다.

간은 일부를 제거해도 조직의 상당 부분이 다시 재생된다. 그러나 폐 조직은 재생되지 않는다. 다행히 절제 수술 후에 폐 기능은 85~90%가 회복된다. 남아 있는 폐 조직이 절제한 폐의 기능을 대신하기 때문이다.

4기 폐암 치료 성적 크게 좋아져

3~4기 폐암은 암세포가 폐 근처 림프절을 침범했거나 다른 장기로 전이된 상태다. 이 단계에서는 수술이 아닌 항암제를 사용해 치료한다. 4기는 표적항암제, 면역항암제, 화학항암제를 한 종류만 사용하거나 두 종류를 함께 사용한다.

조 교수는 "같은 4기 폐암이라도 모두 같지 않다. 어떤 유전자에 돌연변이가 있냐에 따라 완전히 별개의 암으로 간주한다"라고 말했다. 유전자 돌연변이 여부나, 돌연변이 종류에 따라 치료법이 다르다. 4기 폐암의 경우 돌연변이 유전자가 발견될 경우에는 그 돌연변이를 공격할 수 있는 표적항암제를 쓴다. 그러나 공격할 유전자 돌연변이가 없는 경우에는 면역항암제를 사용하거나 면역항암제와 화학항암제를 함께 사용해 치료한다.

폐암 5년생존율은 2000년 13.7%, 2010년 27.6%, 2022년 40.6%로 꾸준히 증가하고 있다. 조 교수는 "4기 폐암 환자의 생존율 증가가 전체 생존율을 끌어올리고 있다"라며 "표적항암제와 면역항암제가 4기 생존율 향상에 가장 크게 기여한 것으로 본다"라고 말했다. 그는 이어서 "내가 전공의 또는 초년 교수였을 때는 화학항암제밖에 없었는데 지금은 4세대 표적항암제까지 개발되고 있다"고 말했다. 면역항암제도 굉장히 좋아졌고 수술기법과 방사선 치료기법도 많이 발달했다. 방사선치료와 표적항암제나 면역항암제를 함께 사용하는 병용요법도 많이 사용되고 있다. 병용요법은 화학항암제와 표적항암제, 면역항암제, 방사선치료 등을 다양하게 조합해 암에 대한 공격력을 극대화하는 치료법이다. 아직 성공하지는 못했지만 면역항암제 2종을 함께 사용하는 연구도 활발하게 진행 중이다.

조 교수는 "환자들로부터 표적항암제와 면역항암제를 함께 사용해달라는 요청을 많이 받는다"며 "이론적으로 표적항암제는 종양을 공격하고 면역항암제는 종양 주변에 있는 면역세포를 활성화시킬 수 있으므로 효과가 매우 높을 것으로 생각되지만 사용 결과 부작용이 너무 많아 함께 사용하지 않는다"고 설명했다.

엑스레이 검사로는 초기 암 못 찾아

폐암 1~2기 5년생존율은 79.8%이고 3기는 50.4%이지만 4기 5년생존율은 12.9%에 그친다. 따라서 조기진단과 조기치료가 무엇보다 중요하다.

그러나 폐암을 조기에 발견하기는 어렵다. 초기에는 특별한 증상이 없기 때문이다. 전형적인 폐암 증상은 기침, 가래, 호흡곤란, 흉통 등이지만 이런 증상들은 폐암에만 나타나는 것이 아니다. 심지어 아무런 증상이 없는 폐암 환자도 다수다. 폐에는 통증신경 수용체가 없기 때문에 웬만큼 손상되어도 자각 증상이 없기 때문이다.

조 교수는 "폐암과 관련된 증상이 나타날 경우 이미 상당히 진행된 병

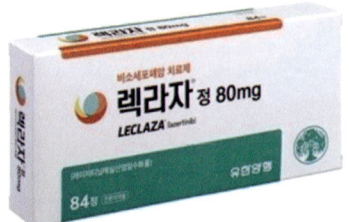
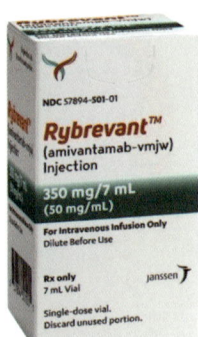

조병철 교수가 개발을 주도한 '국산 1호 항암제' 렉라자와 미국 제약사 얀센의 리브리반트(오른쪽). 폐암 EGFR 돌연변이 표적항암제다. photo 조병철

기일 가능성이 높다"고 했다. 폐암은 뼈나 뇌로 전이가 잘되기 때문에 다리나 허리가 아파서 병원에 갔다가 뼈 전이 폐암을 진단받는 경우도 있다. 뇌에 폐암이 전이될 경우 두통이나 뇌전증 발작이 나타날 수 있다.

국가건강검진 항목에 포함되어 있는 흉부 엑스레이 검사로는 1㎝ 미만인 초기 폐암을 발견하기가 매우 어렵다. 흉부 엑스레이 검사의 해상도가 떨어지고, 종양이 심장이나 큰 혈관, 뼈에 가려져 있을 경우 흉부 엑스레이 검사로는 탐지가 불가능하기 때문이다. CT검사를 하면 초기 암까지 진단할 수 있지만 방사선 노출 우려와 비용 문제로 인해 자주 이용할 수 없다. 이로 인해 저선량 흉부CT 검사에 대한 관심이 커지고 있다. 저선량 흉부CT는 방사선 노출량이 CT의 5분의1에서 10분의1 수준이며 3~5㎜ 크기의 작은 결절까지 찾아낸다.

조 교수는 "현재 저선량 흉부CT 검사는 흡연력이 있는 고위험군에게 연 1회 시행하도록 되어 있다"며 "이것이 폐암 사망률을 약 20% 감소시켰다고 본다"고 말했다. 현재 국가건강검진에서는 평생 동안 30갑년 이상 담배를 피운 50세 이상을 대상으로 연 1회 저선량 흉부CT 검사를 무료로 해준다. 갑년은 하루에 피운 담배 갑수와 흡연 햇수를 곱해 계산한다.

고위험군이 아닌 사람이 1~2년마다 정기적으로 저선량 흉부CT 검사를 받는 것은 어떨까. 조 교수는 "그건 진료지침에 없고 권고할 만한 의학적 근거도 없지만 자기 비용을 들여서라도 일정한 기간마다 검사를 하는 것은 나쁘지 않다"고 했다. 이어 조 교수는 "혈액을 뽑아 암을 진단하는 액체생검 기법도 초기 암을 찾아내는 데 활용폭을 넓히고 있다"며 "액체생검 진단은 10년 내에는 현재의 기술적 한계를 극복하고 대중화될 전망이다"라고 덧붙였다.

위장술 능한 도둑과 잘 속는 경찰관

폐암 발생 가능성을 조금이라도 줄이려면 어떻게 해야 할까. 가장 중요한 것은 금연이다. 아울러 간접흡연도 주의해야 한다. 고위험군은 정기적으로 저선량 흉부CT 검사를 받고, 숨이 차거나 객혈이 있는 등 오래된 호흡기 증상이 있을 경우 반드시 전문가 진단을 받아야 한다. 조 교수는 "만약 폐암 진단을 받더라도 표적항암제, 면역항암제 등 새로운 치료제가 꾸준히 개발되고 있기 때문에 희망을 잃지 말 것"을 당부했다.

폐암은 신약이 가장 활발하게 개발되고 있는 암종이다. 표적항암세에 이어 면역항암제도 연이어 개발되고 있다. 면역항암제는 면역세포인 T세포를 정상화해 암세포에 대한 공격력을 회복시키는 약이다. 암세포는

PD-L1이라는 단백질을 만들어 T세포 단백질인 PD-1의 활동을 방해한다.

조 교수는 "암세포의 PD-L1은 일반 시민으로 위장한 범인이고, T세포의 PD-1은 도둑의 위장술에 매번 속는 경찰관 관계"라며 "이들의 속이고 속는 관계를 차단해 T세포가 범인을 제대로 인식하고 처벌할 수 있게 해주는 것이 면역항암제의 기전이다"라고 쉽게 설명했다. 대표적인 면역항암제는 키트루다, 옵디보, 티센트릭, 임핀지 등이다.

최근 들어 크게 주목받고 있는 항암제는 항체-약물접합체(ADC)다. ADC는 이름 그대로 항체와 화학항암제 등을 묶어 암세포 안에 정확히 도달하게 한 뒤 약물을 터뜨려 암을 효과적으로 공격하는 혁신 신약이다. 조 교수는 "ADC가 기대하는 것처럼 기존의 치료법을 완전히 쓸어버릴 쓰나미가 될지는 두고 봐야겠지만 현재 ADC를 연구하지 않는 제약사가 없을 정도로 많은 제약사가 매달려 있다"고 말했다. 화학항암제뿐만 아니라 표적항암제, 면역항암제 등 다양한 약물을 항체에 붙이는 ADC 신약 연구도 활발히 진행되고 있다.

폐암을 잘 고치는 의사들

끝으로 조 교수에게 본인 외에 국내 폐암 진료와 연구에서 두드러진 성과를 내고 있는 의사들은 누구인지 물어봤다. 삼성서울병원 혈액종양내과 안명주 교수는 대한민국을 대표하는 여성 종양내과 의사다. 서울아산병원 종양내과 이대호 교수는 뛰어난 임상 전문가이며 서울대병원 혈액종양내과 김동완 교수는 ALK 표적항암제 연구·개발에서 특히 주목할 만한 성과를 내고 있다.

  세브란스병원의 주니어 교수들 중 종양내과 임선민 교수는 2018년 분쉬의학상 젊은연구자상을 수상한 유망주이며 홍민희 교수는 폐암 분야에서 괄목할 만한 임상연구 결과를 다수 내놓고 있다. 수술 분야에서는 흉부외과 이창영 교수가 젊은 실력자다.

조병철 교수의 '폐암 바로 알기'
◎ 폐암은 발생률 3위 암이지만 사망자 수는 전체 암 중에서 압도적 1위다.
◎ 최근 들어 담배를 피우지 않는 비흡연 폐암 환자가 크게 증가하고 있다.
◎ 비흡연자 폐암의 주요 발생 원인으로 간접흡연, 오래된 집의 라돈, 매연, 조리 생성 물질 등을 의심한다.
◎ 폐암 환자 30~40%는 유전자 돌연변이를 가지고 있어 표적항암제가 가장 활발히 개발되고 있다.
◎ 절제한 폐 조직은 재생되지 않지만 남은 폐만으로도 폐 기능은 85~90% 회복된다.
◎ 같은 폐암이라도 유전자의 돌연변이 종류에 따라 완전히 별개의 암으로 간주하고 치료법도 다르다.
◎ 표적항암제와 면역항암제 덕분에 4기 환자의 생존율이 크게 증가하고 있다.
◎ 표적항암제와 면역항암제를 같이 사용하면 부작용이 많아 함께 사용하지 않는다.
◎ 폐는 통증신경 수용체가 없어 손상되어도 자각 증상이 없기 때문에 조기진단이 어렵다.
◎ 고위험군이 아니더라도 1~2년마다 저선량 흉부CT 검사를 받는 것이 바람직하다.

PART 1
암 명의
대장암

PART 2
심뇌혈관질환 명의

PART 3
만성질환 명의

PART 4
난치·희귀질환 명의

정승용 교수

국립암센터 대장암센터장
서울대 암연구소장
서울대병원 대장암센터장
서울보라매병원 병원장
대한수련병원협의회 회장
(현) 서울대병원 대장항문외과 교수

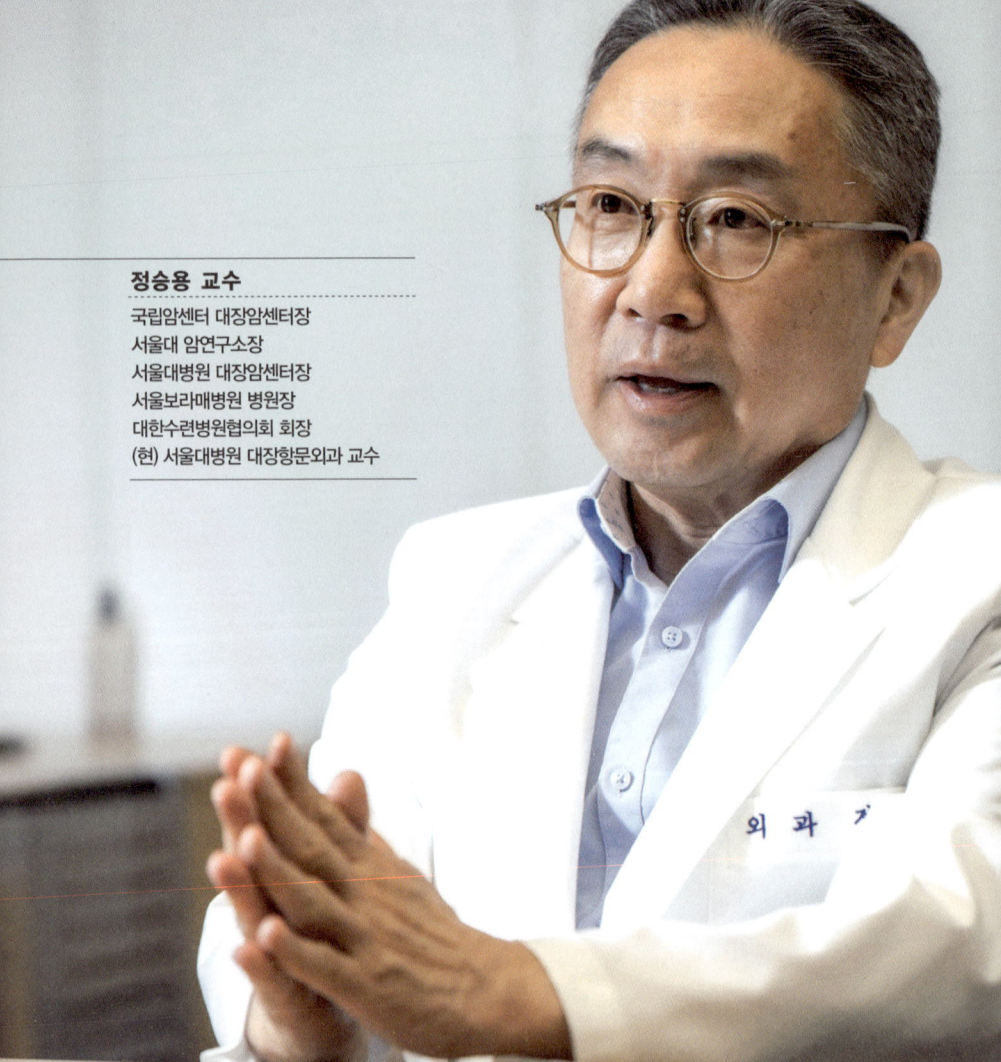

정승용

서울대병원
대장항문외과 교수

최소침습수술의 세계적 대가
"가장 근거 있는 대장암 예방법은 운동…
식이섬유 섭취도 도움"

"삶의 질을 좋게 하는 수술 방법에 관심이 크다." 정승용 서울대병원 대장항문외과 교수가 병원 홈페이지에서 밝힌 진료철학이다. 정 교수에게 '삶의 질을 좋게 하는 수술은 무엇인가'라고 물었더니, 그의 대답은 이랬다.

"수술 직후에 덜 아프고, 수술 상처가 작고, 빨리 회복되는 것을 말한다. 빨리 일상생활로 복귀하고, 배변기능과 성기능, 배뇨기능이 보존되게 수술을 하는 것이다. 이를 위해 복강경수술이나 로봇수술 등 최소침습수술을 많이 진행했고 연구도 많이 했다."

최소침습수술은 정상 조직을 되도록 적게 손상하는 수술을 말한다. 복강경수술과 로봇수술이 대표적이다. 이들 수술법은 배나 가슴을 크게 여는 개복수술에 비해 환자의 고통을 줄이고 회복을 앞당긴다. 요즘은 복강경수술 중에서도 구멍을 하나만 뚫어 수술을 진행하는 단일공수술이 주목받고 있다.

직장암 수술의 세계 지침을 바꾸다

정 교수는 우리나라 대장암 최소침습수술을 주도해온 의사다. 특히 대장암 복강경수술에서 1.5세대 의사 중 선두 주자라고 평가받고 있다. 그는 대부분의 직장암과 결장암 수술을 복강경수술이나 로봇수술로 시행한다. 현재까지 정 교수가 시행한 대장암 수술 건수는 5000여 건이다.

정 교수는 세계의 직장암 수술 표준을 바꾸는 데 기여했다. 그는 2014년 논문 '직장암에서 복강경과 개복수술의 장기 생존율 비교'를 발표해, 세계 최초로 직장암 복강경수술이 개복수술만큼 안전하고 결과도 좋다는 것을 입증했다. 이 논문은 유명한 국제학술지인 〈란셋 온콜로지〉에 게재됐으며, 국내외 대장암수술의 지침 개정에 큰 영향을 미쳤다. 정 교수는 "항문과 가까운 곳에 발생한 2~3기 직장암을 개복수술 했을 때와 복강경수술 했을 때를 비교한 세계 최초의 연구였다"며 "직장암 복강경수술은 재발률과 생존율에서는 개복수술과 차이가 없으면서 개복수술에 비해 덜 아프고, 회복이 빠르며, 배뇨·소화·배변 기능 등 삶의 질을 높인다는 것을 입증했다"고 말했다.

대장은 길이 150cm의 장기로, 결장과 직장으로 구성되어 있다. 대장의 대부분을 차지하는 결장에 생긴 암은 결장암이라고 하고, 아래쪽 항문과 연결된 직장에 생긴 암은 직장암이라고 한다. 직장의 길이는 15cm로 짧지만 여기에 암이 생기면 수술하기가 결장에 비해 까다롭다. 정 교수는 "직장암은 복부의 절개 구멍으로부터 거리가 멀어 복강경수술을 하기가 어려워 고도의 수술 기술이 필요하다"고 말했다. 골반 주변의 공간이 좁아 정교하게 종양을 절제하는 것도 까다롭다.

대장암은 순한 암이라고?

국내 대장암 환자는 2021년 한 해 동안 3만2751명이 새롭게 발생했다. 갑상선암에 이어 두 번째로 많다. 대장암 5년생존율은 74.3%로 양호한 편이다. 그러나 5년생존율이 크게 개선되지는 않고 있다. 대장암 5년생존율은 2010년 73.9%, 2022년 74.6%로 최근 10여년간 변화가 거의 없다. 이에 대해 정 교수는 "수술, 항암치료, 방사선치료로 거둘 수 있는 치료 성적은 이미 최대치에 도달했다"며 "생존율을 더 높이기 위해서는 조기진단과 새로운 치료 약물 개발이 필요하다"고 말했다.

대장암은 순한 암, 느린 암으로 알려져 있지만 정 교수는 이런 관점에 동의하지 않는다. 그는 "대장암은 폐암·췌장암처럼 속도가 빠르고 악성도가 높은 암과 비교해서 천천히 진행되고 악성도가 낮다는 건데, 대장암도 암이 진행되면 치명도가 올라가는 위험한 암이다"라고 강조했다. 대장암 병기별 5년생존율은 1~2기 94%, 3기 82.1%로 조기에 발견해서 치료할 경우 대부분은 생명을 건진다. 다행히 대장내시경이라는 조기진단 기법도 개발되어 있다. 그러나 4기 5년생존율은 20.6%에 불과하다.

대장내시경 검사는 40세 이후에 5년마다 한 번씩 하도록 권유된다. 그러나 최근 미국의학협회 종양학 학술지 〈자마 온콜로지〉에 흥미로운 연구 논문이 실렸다. 첫 대장내시경 검사에서 큰 문제가 없다면 두 번째 대장내시경 검사를 15년 후에 해도 된다는 연구 결과였다. 이 연구는 스웨덴 국가 등록 데이터를 이용해, 첫 대장내시경 검사에서 대장암 음성 판정을 받은 45~69세 11만74명을 추적 조사한 것이다. 연구 결과, 음성 판정 후 10년마다 대장내시경 검사를 받은 사람과 15년 뒤 검사를 받은 사람이 대장암 진단을 받거나 대장암으로 사망할 위험에서 차이가 거의 없었다. 하지만 정 교수는 "이 연구 결과는 국가 차원의 검진 권고안이기 때문에 이를 잘못 해석하면 안 된다"며 대장내시경 검사 지침을 자세히 설명했다.

"국가 차원의 국가검진 권고안과 개인에 대한 검진 권고안의 차이를 이해할 필요가 있다. 국가적으로는 비용 대비 효과, 대장내시경 검사 기관 수, 내시경 의사에 대한 접근성 등을 모두 고려하지만, 개인적으로는 개인이 어느 정도의 위험도를 감내할 수 있나에 달려 있다. 미국이나 유럽의 대장내시경 검사 가이드라인은 첫 검사에서 용종이 하나도 없이 정상이면 10년 후에, 저위험선종(3개 미만, 직경 1cm 미만, 융모형이나 이형성증이 아닌 경우)이면 5년 후에, 고위험선종(3개 이상, 직경 1cm 이상, 융모형이나 이형성증일 경우)이면 3년 후로 권고하고 있다."

정 교수에 따르면 대장내시경 권고 기준은 대장내시경 검사가 완벽하게 이루어졌을 때에 해당하고, 내시경 전문 의사가 내시경 관찰 시간을

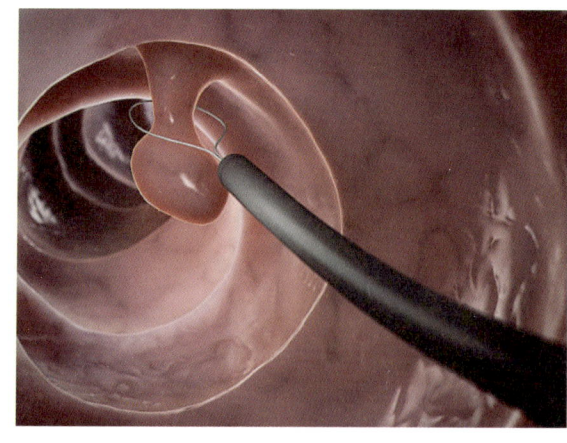

내시경으로 용종을 제거하는 모습. 대장암은 초기 5년생존율이 94%로 높기 때문에 정기적인 내시경검사를 통한 조기진단이 매우 중요하다. photo 게티이미지

충분히 갖고 세밀하게 진행했을 때를 전제로 정해진다. 장 청소도 완벽히 되어 있어야 한다.

정 교수는 "우리나라의 경우 성인의 30% 정도에서 대장용종이 발견된다"며 "우리의 대장내시경 검사 수가는 미국이나 유럽의 100분의1에서 20분의1에 불과하고 전국 어느 곳에서나 쉽게 받을 수 있기 때문에 국내 대장내시경 검사 지침을 따르는 것이 바람직하다"고 말했다. 대한대장항문학회는 대장내시경 결과가 정상일 경우 5년 후, 저위험 선종은 3년 후, 고위험 선종은 1년 후에 재검사를 하라고 권고한다.

톱니 모양 용종은 위험하다

대장내시경 검사 후에 '용종을 떼냈다'는 말을 흔히 듣는다. 대장 용종은 대장 점막 조직이 부분적으로 과도하게 증식하여 혹처럼 튀어나온 상태로, 모든 용종이 암이 되는 것은 아니다. 정 교수는 "용종 중에서 조직검사상 과형성용종, 염증성용종 등은 암으로 진행할 가능성이 없지만 선종은 암이 될 가능성이 있기 때문에 내시경으로 절제한다"고 설명했다. 특히 톱니형선종이나 융모형선종은 경각심을 가져야 한다. 톱니형선종은 암으로 진행되는 속도가 특히 빠르고 중년 이후 여성에게 많이 생기며 오른쪽 결장에 많이 발생한다.

대장암은 주로 조직검사를 해 진단하지만 최근에는 혈액 등 체액에서 암 세포를 찾아내는 액체생검도 시도되고 있다. 액체생검은 체액 속을 떠다니는 암 세포 DNA 조각 등을 분석해 초기암, 수술 후 잔존암, 재발암 등을 진단한다. 정 교수는 "액체생검은 정확도와 비용에 대한 이슈가 남아 있지만 유망한 암 진단 기술이다"라고 말했다.

대장암 수술은 종양이 대장 점막 아래 4개 층 중 두 번째 층 3분의1까지만 침범했을 때는 내시경으로 절제한다. 그러나 그 이상일 경우에는 종양 발생 부위 양쪽 정상 조직을 5cm 이상 절제하는 것이 원칙이다. 초기암이면 조금 절제하고 진행암이면 많이 절제하는 것이 아니라 1~3기 암 모두 절제 범위가 같다. 종양과 연결된 혈관과 림프관을 포함해서다. 정 교수는 "절제 범위는 혈관과 림프관을 기준으로 정한다고 보면 된다"고 했다. 대장암은 간과 폐에 전이가 잘 된다. 정 교수는 "다른 암은 전이되었을 경우 전이된 부위를 절제하는 것이 큰 의미가 없지만 대장암은 전이된 암을 원발 암과 같이 절제하면 5년생존율이 40~50%까지 올라가기 때문에 전이암도 적극적으로 제거한다"고 말했다.

항문 보존 수술이 항상 좋기만 할까

직장암은 골반 등으로 인해 수술하기가 까다롭고, 결장암에 비해 예후가 나쁜 편이다. 직장암 수술은 항문 보존 여부가 중요한 관심사다. 그래서 직장암 수술 병원이나 의사들은 항문 보존을 내세우는 경우가 흔하다. 그러나 정 교수는 "이전에는 가능하면 항문을 살리려고 노력했고 환자들도 항문 보존을 종양의 완벽한 절제만큼 중요하게 생각했다. 그러나 많은 환자들을 수술하고 지켜보면서 항문을 너무 억지로 살리는 것은 기능적인 면에서 환자들을 더 불편하게 할 수 있다고 생각한다"고 말했다. 이어 "오히려 장루(인공 항문)를 부착하는 것이 삶의 질을 위해 더 좋은 경우가 있다는 것을 깨달았다"고 했다. 그래서 정 교수는 배변 조절 기능의 소실 가능성이 매우 큰 경우에는 수술 전에 환자 및 가족들에게 비슷한 사례의 수술 경과에 대한 자신의 경험을 진솔하게 설명하고 수술 방법을 결정한다. 정 교수의 설명을 길게 인용해본다.

"많은 의사들이 '나는 항문을 살릴 수 있다'고 말한다. 나도 기술적으로는 전 세계 그 누구보다 직장 가장 아래쪽까지 살릴 수 있다고 자부한다. 그런데 그렇게 했더니 항문 모양은 있지만 기능이 원활치 않아 오히려 환자들이 불편해 하는 사례가 생겼다. 사실 환자들은 자기가 죽더라도 항문은 살려달라고 한다. 이렇게 해서 항문을 살려두면 변 조절이 안 되니까 정상적인 생활이 안 된다. 그래서 6개월이나 1년 후에 후회하며 다시 장루 수술을 해달라고 해서 실제로 그렇게 한 분들이 꽤 된다. 항문을 보존해도 괄약근 기능이 거의 없을 것으로 예상되면 아예 처음부터 장루를 부착하는 게, 수술을 두 번 하지 않고 기능적으로도 훨씬 더 편하다. 요즘은 장루 보조용품이 매우 발달해 표가 안 나고 냄새도 없으며 관리하기도 훨씬 편리해졌다. 하지만 환자 입장에서 이걸 받아들이기는 쉽지 않을 거다."

운동이 대장암을 예방한다

대장암을 예방하는 생활 수칙은 무엇일까. 정 교수에 따르면 통곡류, 현미, 식이섬유, 유제품, 칼슘보충제는 대장암 발생 위험을 낮추기 때문에 충분히 섭취하는 것이 좋다. 그러나 가공육, 적색육, 술 등은 대장암 발생 위험을 높이기 때문에 피하는 것이 바람직하다. 비만 또한 경계해야 한다. 정 교수는 특히 운동의 중요성을 강조했다. 그는 "가장 근거 수준이 높은 대장암 예방법은 운동"이라며 "식이섬유, 통곡류 섭취 등도 권장되지만 운동 다음 순위다"라고 했다. 운동은 대화가 힘든 수준 이상으로 해야 한다. 산보 수준의 운동은 대장암 예방에 도움이 별로 되지 않는다. 빨리 걷기, 가볍게 자전거 타기 등 중등도 운동을 1주일에 2시간30분 이상 하고, 등산·조깅·고속 자전거타기 등 격렬한 운동을 1주일에 1시간 15분 이상 하는 것이 좋다. 정 교수는 운동이 대장암 예방에 도움되는 3가지 이유를 설명했다.

"운동은 장 움직임을 빠르게 한다. 장 운동이 활발해지면 외부에서 들어온 음식물이 대장 점막과 접촉하는 시간이 줄어든다. 음식 속의 발암물질, 또는 대사 소화에서 생기는 발암물질이 대장과 만나는 시간이 길어질수록 대장암이 많이 생긴다. 두 번째로, 운동을 하면 발암 관련 호르몬이 줄어든다. 세 번째로, 암 유발의 주요 인자인 비만 해소에 도움이 된다."

끝으로 정 교수에게 국내 대장암 진료와 연구에서 가장 실력 있는 의사를 추천해달라고 요청했지만 정 교수는 난색을 표했다. 현재 대장암 수술에서 가장 뛰어난 실력을 보이는 것으로 평가받는 의사는 최규석 칠곡경북대병원 대장항문외과 교수다. 대장암 기초연구에서는 서울아산병원 박인자 교수, 국립암센터 오재환 교수가 특히 두각을 나타내고 있다.

정승용 교수의 '대장암 바로 알기'

◎ 결장암은 위쪽 대장에 생긴 암이고 직장암은 아래쪽 대장에 생긴 암을 말한다.
◎ 대장암은 순한 암·느린 암으로 알려져 있지만 3~4기로 진행되면 치료가 쉽지 않다.
◎ 대장내시경 검사는 5년마다 한 번 받지만 저위험 선종은 3년 후, 고위험 선종은 1년 후에 재검사를 받는 게 좋다.
◎ 톱니형선종이나 융모형선종이 발견되면 경각심을 가져야 한다.
◎ 대장암은 다른 암과 달리 전이된 암도 수술로 절제하면 치료가 비교적 잘 된다.
◎ 직장암 수술을 할 때 항문을 무리해서 살려두면 기능이 원활치 않은 경우가 있다.
◎ 통곡류, 현미, 식이섬유, 유제품, 칼슘보충제는 대장암 발생 위험을 낮춘다.
◎ 가공육, 적색육, 술 등은 대장암 발생 위험을 높인다.
◎ 가장 확실하게 증명된 대장암 예방법은 운동이다.

PART 1
암 명의
췌장암

PART 2
심뇌혈관질환 명의

PART 3
만성질환 명의

PART 4
난치·희귀질환 명의

장진영 교수

MD앤더슨 암센터 방문교수
한국 간담췌외과학회 편집위원
(현) 서울대병원 간담췌외과 교수
(현) 미국소화기학회지 심사위원
(현) 대한소화기학회 학술위원

장진영

**서울대병원
간담췌외과 교수**

**세계 치료 지침을 만드는 의사
"마흔 이후 혈당 갑자기 치솟으면
췌장암 의심… CT검사로 조기진단"**

장진영 서울대병원 간담췌외과 교수는 세계적 '칼잡이'다. 그는 2002년 서울대병원 조교수가 된 후 지금까지 3000례 이상의 췌담도암 수술을 했다. 세계 최다(最多) 수준이다. 같은 기간 서울대병원의 췌담도암 수술은 7000례로 이의 40% 이상이 장 교수의 손을 거쳤다. 그는 외과의사이면서도 연구를 많이 해 500편 이상의 논문을 여러 학술지에 발표하기도 했다. 개중엔 세계 췌담도암 치료 지침을 바꾼 논문도 있다. 장 교수는 5세대 수술로봇 개발 자문위원으로도 참여했으며, 2024년 11월엔 국내 의학계의 노벨상으로 불리는 제34회 분쉬의학상을 수상했다.

서울대병원 의생명연구원 건물 5층 외과대회의실에서 장 교수를 만났다. 그는 대형 TV 화면에 PDF 파일을 띄웠다. 화면에는 췌장암에 대한 나쁜 소식과 좋은 소식이 함께 펼쳐졌다. 나쁜 소식은 췌장암 증가 속도가 매우 가파르다는 것이었다. 그는 "췌장암 발생이 꾸준히 증가해 2030년에는 간암을 추월할 것으로 예상된다"며 "서구화된 식생활과 고령 인구 증가로 인해 환자 수가 계속 증가할 것이다"라고 전망했다.

"수술 환자 5년생존율 70% 내외"

그러나 이날 장 교수는 좋은 소식을 더 많이 전해줬다. 장 교수는 "신경내분비 종양, 점액성 종양처럼 예후가 좋은 췌장암까지 포함하면 서울대병원의 2022년 기준 수술 후 5년생존율은 70% 내외가 될 것"이라며 "이는 3기 이상에서 수술한 환자까지 합친 통계이기 때문에 놀라운 데이터라 할 수 있다"라고 말했다. 장 교수가 제시한 5년생존율 수치는 국가 평균 통계를 매우 상회한다. 국가암정보센터에 따르면 우리나라 모든 병기의 췌장암 5년생존율은 2022년 기준으로 15.9%에 그치고, 1~2기(국한)는 46.6%, 3기(국소) 22.9%, 4기(전이) 2.6%이기 때문이다.

장 교수는 췌장암 치료 성적이 크게 개선되고 있는 요인으로 '조기진단과 효과적인 선행항암 치료'를 꼽았다. 선행항암 치료는 항암제를 사용해 종양의 크기를 줄인 후에 수술을 실시하는 치료법을 말한다. 장 교수는 자신이 췌장암 치료를 처음 시작했던 2000년 이전과 이후를 비교하며 설명을 이어갔다.

"2000년 이전에는 암이 주변 혈관을 침범했거나 다른 장기로 전이된 3~4기 환자 비율이 85%나 됐다. 이들 대부분은 진단 후 6~9개월 안에 사망했다. 당시 수술할 수 있는 환자 비율은 15%에 그쳤지만 2022년엔 40% 가까이 증가했다. 같은 기간 수술한 췌장암 환자의 5년생존율은 9.2%에서 44.9%로 크게 증가했다."

췌장암 세계 치료 기준 수립

장 교수는 세계 췌장암 진단과 수술법 발전에 크게 기여해왔다. 그는 2011년부터 한국인 의사로는 유일하게 국제췌장학회(IAP) 진료지침위원회 위원으로 활동하면서 췌장암 전구(前驅)병변(췌장암으로 진행될 가능성이 매우 높은 췌장 종양) 가이드라인 개정에 참여하고 있다. IAP 진료지침위원회 위원은 전 세계 췌장암 학계에서 가장 명망 있는 학자 20여 명으로 구성되어 있으며, 췌장암에 대한 진단 및 치료 가이드라인을 6년마다 개정한다.

장 교수는 2016년 복강경수술과 로봇수술의 장점을 결합한 하이브리드 췌장 절제술을 세계 최초로 개발한 의사로도 알려져 있다. 조직을 절제할 때는 복강경수술을 이용하고 문합(꿰맴)할 때는 로봇수술을 이용하는 수술 방법이다.

"로봇수술을 하면 조직을 자를 때 조직의 감도를 의사가 느낄 수 없고 수술 시간도 상대적으로 오래 걸리기 때문에 복강경수술의 효용이 높다. 그러나 잘라낸 장기를 다시 붙일 때는 정교한 로봇수술이 매우 유용하다. 췌장 머리 부분을 절제할 때는 췌장은 물론이고 인접한 십이지장, 담도, 소장 등 5개 장기를 잘랐다가 다시 붙여야 한다. 특히 소화액이 흘

러가는 길인 췌관은 직경이 1~2mm밖에 안 되는데, 이를 5~6바늘 꿰맬 때는 로봇수술이 진가를 발휘한다."

수술 크게 한다고 성과 좋은 건 아냐

세계 수술법 변화를 이끌어낸 연구도 있다. 대표적인 연구는 표준절제술과 확대절제술의 생존율을 비교한 2014년 논문이다. 종양만 절제하는 표준절제술과 인근 장기에 붙어 있는 신경 등의 연부 조직까지 모두 박리하는 확대절제술의 결과를 비교한 연구로, 확대절제술이 표준절제술에 비해 합병증은 높지만 생존율을 높이는 효과는 없다는 것을 증명했다.

연구 결과 놀랍게도 표준절제술의 2년생존율은 44.5%로 확대절제술(35.4%)을 앞섰다. 2017년 발표한 후속 연구 결과에서도 표준절제술의 5년생존율은 18.4%로, 확대절제술(14.4%)을 앞섰다.

췌장암 2.5기에 대한 선행항암치료 도입도 장 교수가 주도했다. 췌장암 2.5기는 주요 혈관의 한쪽 면에만 종양이 닿아 있는 경우로, 혈관 전체가 종양에 둘러싸여 있는 3기와는 구분된다. 장 교수는 2.5기에서도 3기와 4기처럼 항암치료를 먼저 해 암의 크기를 줄인 후에 수술하면, 곧바로 수술하는 것에 비해 생존율이 40% 이상 개선된다는 연구 결과를 세계 최초로 임상연구를 통해 발표했다. 장 교수는 "2.5기에서도 선행항암치료를 하면 암세포의 미세 전이가 제어되기 때문에 생존율이 크게 높아진다는 것을 확인한 연구였다"며 "세계 표준치료를 바꾼 기념비적 연구라고 할 수 있다"고 했다.

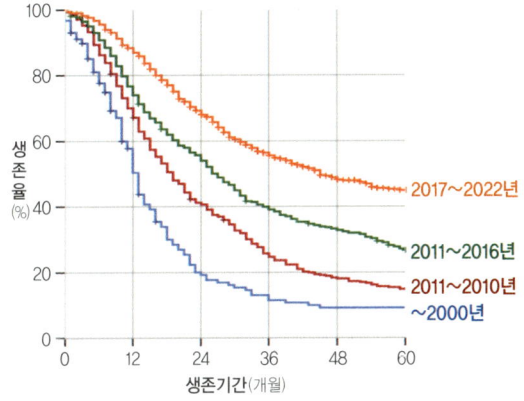

수술한 췌장암 환자 생존율 변화 추이

조기진단 증가와 선행항암치료 덕분에 췌장암 환자 생존율이 꾸준히 증가하고 있다. 도표는 서울대병원에서 수술한 췌장암 환자의 생존율 추이를 나타낸 것으로, 5년(60개월)생존율이 2000년 9.2%에서 2022년 44.9%로 크게 개선됐다. 자료: 장진영 교수

장 교수는 선행항암치료를 1기와 2기 췌장암까지 확대할 수 있을지에 대한 연구를 진행하고 있다. 아시아 지역 여러 국가를 포함해 약 600명을 대상으로 6년간 진행하는 대형 연구 프로젝트로, 세계에서 췌장암 관련 연구로는 규모가 가장 크다. 이 연구는 한국췌장외과학회와 대한항암요법연구회가 함께 시작했고, 국가과제로 선정되어 속도가 붙었다. 장 교수는 "연구 결과는 5년 후에 나올 예정"이라며 "1·2기 췌장암도 선행항암치료 후 수술이 더 효과적이라는 결과가 나올 경우 세계 치료지침을 바꿀 수 있는 중요한 연구가 될 것"이라고 말했다.

CT 방사선, 생각보다 덜 위험해

국가암정보센터에 따르면 췌장암 5년생존율은 2010년 8.6%에서 2022년 16.5%로 약 2배 증가했다. 장 교수는 "생존율 향상의 첫 번째 요인은

조기진단 증가"라고 했다. 수술, 항암 치료, 방사선 치료 등 치료법이 전반적으로 좋아졌지만, 무엇보다 조기진단이 '1등 공신'이라는 것이다. 그는 "조기진단 덕분에 1·2기 환자 수가 많이 늘고 있다"며 "서울대병원의 경우 췌장암 환자 중 1·2기 비중은 20년 전에는 20% 미만이었지만 지금은 36%로 증가했다"고 했다.

그러나 2021년 기준 우리나라 전체 췌장암 환자의 1·2기 진단 비율은 13.3%에 그친다. 그만큼 췌장암은 조기진단이 어렵다. 장 교수는 "현재 사용되고 있는 조기진단 수단 중에는 CT검사가 가장 유용하다"라고 말했다.

특히 췌장암 발생 위험이 높은 가족력이 있거나 췌장낭종이 있거나 40~50대 이후 갑자기 당뇨병이 생긴 경우에는 CT검사를 받을 필요가 있다. CT검사는 방사선 노출과 비용을 우려해 대부분의 의사들은 정기검진 수단으로는 권하지 않는다.

그러나 장 교수는 "요즘 CT는 약 20초 만에 촬영할 수 있기 때문에 방사선 위험 노출이 크지 않고 1~2년에 1회 CT검사로 노출되는 방사선 피폭량은 인체에 위험하지 않다는 것이 연구로 밝혀져 있다"고 했다. 장 교수는 "MRI검사는 CT검사보다 더 많은 정보를 주지만 검사 시간이 길고 비용이 CT에 비해 4배쯤 더 비싼 것이 단점이다"라고 말했다. 비보험 CT 검사 비용은 15만~20만원 수준이다.

췌장암 조기진단을 위해서는 췌장낭종이 있을 경우 이의 경과를 지속적으로 살펴보는 것이 매우 중요하다. 특히 췌장낭종 중 췌관에 발생하는 췌관내유두상점액종은 매년 1% 정도가 췌장암으로 진행하며, 전체 췌장암의 약 15%를 차지할 정도로 요주의 관찰 대상이다.

"췌장낭종은 여러 가지 종류가 있는데, 많은 경우 그냥 둬도 암으로 가지 않는다. 그러나 장기적으로 암으로 가는 낭종이 생각보다 매우 많다. CT와 MRI 등 영상진단기술이 발전하면서 요즘은 직경 5mm 이하 낭종까지 찾아낼 수 있다. 20년 전과 비교하면 거의 20배 이상 췌장낭종 발견이 증가했다."

4기 환자도 포기하지 않는다

췌장암 생존율 향상에는 3~4기 환자에 대한 선행항암치료도 큰 역할을 하고 있다. 췌장암은 효과적인 표적항암제와 면역항암제가 개발되어 있지 않아 전통적인 화학항암제를 조합해 선행항암치료에 사용한다. 폴피리녹스(Folfirinox), 젬시타빈(Gemcitabine), 아브락산(Aalbumin bound paclitaxel)이 대표적인 약제다. 장 교수는 "20년 전에는 췌장암 3·4기 환자의 경우는 절대 건드리지 말라고 배웠다"며 "지금도 이를 금과옥조로 생각하는 병원들이 있지만 적극적인 치료를 통해 생존율이 개선되고 있다"고 덧붙였다.

방사선 치료도 업그레이드되고 있다. 장 교수는 "방사선 기기와 MRI 기기를 결합한 스마트 뷰레이가 주목받고 있다"며 "스마트 뷰레이는 환자의 호흡과 함께 움직이는 종양을 MRI로 확인하면서 방사선을 조사(照射)하기 때문에 다른 장기의 손상을 줄이고 고농도로 방사선 치료를 할 수 있어 효과가 좋다"고 말했다.

담낭·담도암 생존율 개선이 더딘 이유

국가암통계에 따르면 '담낭 및 기타 담도암' 5년생존율은 2010년 27%에서 2022년 29.4%로 변화가 거의 없다. 췌장암은 서양인이 많이 걸리기 때문에 여러 가지 임상연구와 약제 개발이 많이 이뤄졌지만, 담도암은 아시아 사람들에게 많이 발생하고 서양인에게는 거의 없어 치료 약제 개발이 더디고 임상연구의 수준도 낮기 때문이다. 다행히 최근에 담도암에 대한 임상연구 시행이 늘고 있고, 효과를 보이는 약제들도 나오고 있어 치료 성적이 좋아지고 있다.

"담도암은 우리나라와 일본, 중국 등 아시아 지역에서 임상연구를 주도함으로써 새로운 약제를 개발해 환자의 생존율을 높여야 할 의무가 있다고 생각한다. 우리가 주도하고 있는 담도암에 대한 기초 생물학적 연구들이 최근에는 많이 나오고 있어서 새로운 약제를 임상에 적용하는 것도 조만간에 가능할 것으로 생각한다."

장 교수에게 가까운 지인이 췌장암에 걸렸지만 본인이 직접 진료할 수 없을 경우 어떤 의사를 추천할 것인지 물어봤다. 장 교수는 "우리나라 대형병원 췌담도암센터들은 연구 실적은 차이가 있지만, 임상적인 암 치료 성적에는 큰 차이가 나지 않기 때문에 이 병원, 저 병원 다니지 말고 현재 치료받는 의사와 라포(긍정적인 관계)를 형성해 성실히 치료받는 것이 바람직하다"고 원론적으로 답변했다.

췌담도암 수술 치료를 잘하는 국내 의사로는 서울아산병원 간담도췌외과 김송철 교수, 서울대병원 박준성 교수, 세브란스병원 간담췌외과 강창무 교수, 분당서울대병원 외과 윤유석 교수가 꾸준히 거명되고 있다.

장진영 교수의 '췌장암 바로 알기'

◎ 췌장암 환자가 꾸준히 증가해 2030년에는 간암 환자를 추월할 것으로 예상된다.
◎ 췌장암은 5년생존율이 16.5%이고 4기 암은 2.6%로 가장 독한 암이다.
◎ 조기진단과 치료법 발전 덕분에 일부 병원을 중심으로 생존율이 크게 높아지고 있다.
◎ 우리나라 전체 췌장암 환자의 1·2기 진단 비율은 13.3%에 불과하다.
◎ 가족력, 췌장낭종이 있거나 40~50대 이후 혈당이 갑자기 높아지면 CT검사를 히리.
◎ CT와 MRI검사로 직경 5㎜ 이하 낭종까지 찾아낼 수 있다.
◎ 담도암은 아시아인에게 많이 발생해 치료 약제 개발이 더디지만 치료 성적이 좋아지고 있다.

PART 1
암 명의

PART 2
심뇌혈관질환 명의

PART 3
만성질환 명의

PART 4
난치·희귀질환 명의

전립선암

곽철 교수
서울대병원 암병원 비뇨암센터장
서울대병원 로봇수술센터 센터장
대한비뇨기종양학회 학술이사
대한비뇨기종양학회 회장
(현) 서울대병원 비뇨의학과 교수

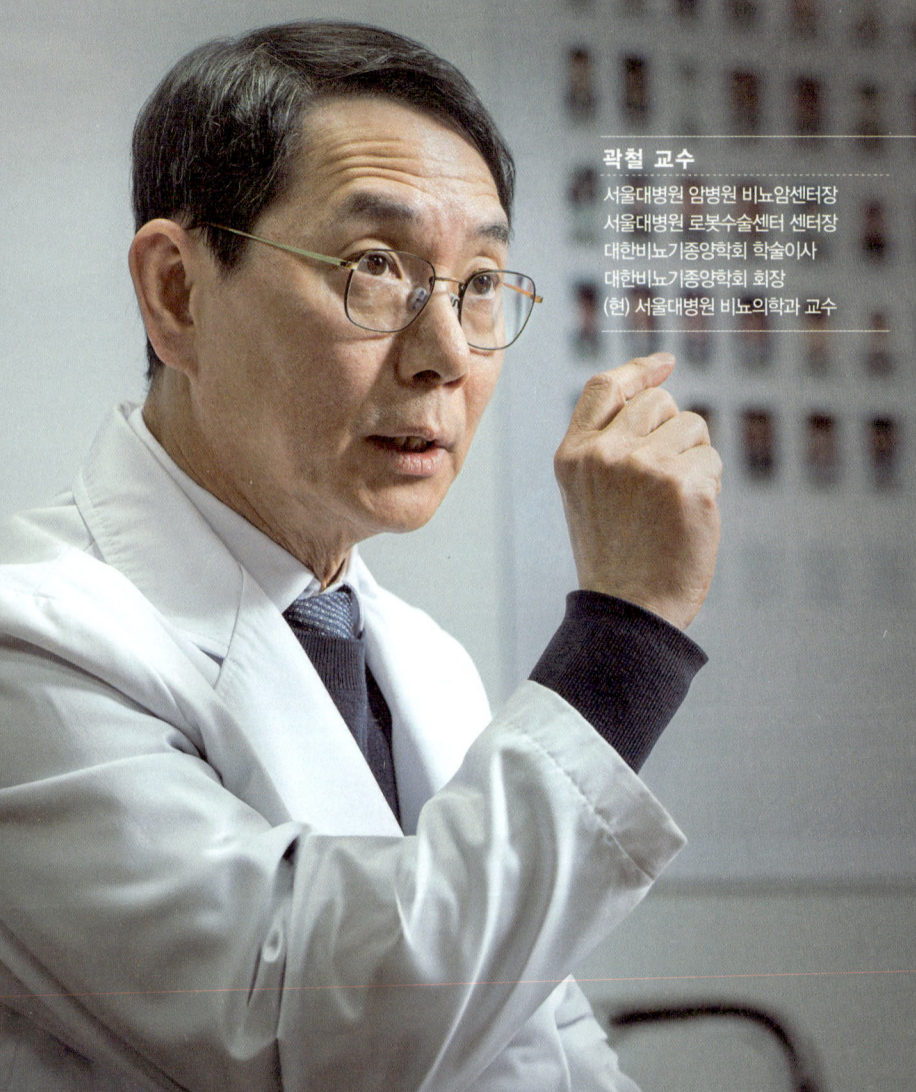

곽 철

서울대병원
비뇨의학과 교수

수술·약물 치료 세계 대가
"20년 사이에 15배 급증…
PSA 검사만 잘 해도 뼈 전이 피한다"

68세 동갑인 A씨와 B씨는 2년 전 전립선암 진단을 받았다. A씨는 다행히 암이 전립선 안에만 있는 1기라서 전립선 제거 수술을 받고 완치됐다. 반면 B씨는 암이 뼈까지 전이된 4기로 수술을 할 수가 없어 남성호르몬 차단 약물과 표적항암제 치료를 시작했다. 그러나 치료를 시작한 지 14개월이 지나면서 표적항암제가 더 이상 듣지 않아 화학항암제로 암과 힘들게 싸우고 있다.

전립선암은 '만만한 암'으로 생각하는 경향이 있다. 5년생존율이 96.4%(2022년 기준)로 매우 높기 때문이다. 그러나 암이 뼈나 다른 장기까지 전이된 4기의 5년생존율은 49.6%에 그친다. 발생자 수도 급증하는 추세다. 우리나라 전립선암 발생자 수는 2022년 2만754명으로, 20여년 전인 2000년에 비해 15배나 증가했다. 같은 기간 전체 암 발생자 수가 2.7배 늘어난 것과 비교하면 폭발적인 증가다.

'남성암 1위' 등극 코앞에

곽철 서울대병원 비뇨의학과 교수는 "전립선암은 환자 수가 가장 빨리 증가하고 있는 암"이라며 "2021년만 해도 남성암 중 4위였으나 불과 1년 만에 2위로 두 계단이나 뛰었다"고 말했다. 이어 "수년 안에 폐암을 제치고 남성암 1위를 차지할 전망이다"라고 했다.

곽 교수는 전립선암 치료에서 수술과 약물이라는 2개의 무기를 모두 잘 쓰는 의사로 알려져 있다. 그는 전립선암 로봇수술을 2000례 이상 집도했고 국산 신약 임상연구를 주도하는 등 약물요법에도 많은 성과를 내고 있다. 전립선암은 1~3기일 경우에는 수술이, 4기에는 약물치료가 표준 치료다.

곽 교수는 동아시아비뇨암학회(EAUOS) 회장을 지내는 등 국제 무대에서도 활발히 활동해왔다. 2019년에는 남성호르몬 수용체를 차단하는 표적항암제를 사용할 때도 남성호르몬 생성 자체를 억제하는 박탈요법을 병행하면 환자의 생존율을 높인다는 논문을 발표해 아시아태평양전립선학회 최고 논문상을 수상했다.

전립선암의 70~80%는 전립선 내의 말초구역에서 생긴다. 말초구역에 사정관이 지나가기 때문에 암이 심해지면 사정 시에 피가 보이기도 한다. 암이 더 커지면 요로까지 조여 전립선비대증처럼 빈뇨와 급박뇨 증상이 나타난다. 전립선비대증과 전립선암은 완전히 다른 질환이다.

  암이 전립선 안에만 있는 경우 전립선을 절제한다. 주로 개복수술이나 로봇수술을 한다. 과거에는 복강경수술을 했지만 요즘은 거의 실시하지 않는다. 전립선은 골반 안쪽 매우 깊숙한 곳에 위치해 있어 복강경수술이 매우 어려울 뿐만 아니라 수술 성적이 좋지 않기 때문이다. 곽 교수는 "로봇수술과 개복수술의 치료 성적은 비슷하지만 로봇수술이 개복수술에 비해 발기부전을 적게 가져오고 요실금 회복에 도움이 되며 출혈량이 적은 것이 장점이다"라고 했다.

남성호르몬을 먹고 자란다

  전립선암 1~2기는 5년생존율이 100%에 가깝다. 전립선을 절제함으로써 암을 일거에 제거하기 때문이다. 추가로 항암 치료나 방사선 치료를 하지 않는 경우가 많다. 3기 전반의 경우 수술 치료를, 3기 후반의 경우 주로 수술 치료 후에 약물 치료와 방사선 치료를 병행한다. 암이 전립선 외 다른 장기나 뼈에 전이된 4기의 경우 남성호르몬 차단제, 표적항암제, 화학항암제를 사용해 여기저기에 퍼진 암세포와의 전면전을 벌인다. 곽 교수는 "4기일 경우 전립선을 제거하는 것은 의미가 없다"며 "전립선을 제거해도 이미 다른 장기나 뼈에 전이된 암을 없앨 수 없기 때문이다"라고 말했다. 그래서 남성호르몬이 역할을 하지 못하게 하는 약물을 쓴다. 대부분의 전립선암은 남성호르몬을 먹고 자라기 때문이다.

  치료 약은 크게 두 가지 종류다. 하나는 고환에서 남성호르몬 자체가 생성되지 못하게 하는 약이다. 과거에는 고환을 적출했지만 요즘은 약으로 남성호르몬 생성을 막는다. 이를 화학적 거세라고 한다. 류프로라이드(Leuprolide), 고세렐린(Goserelin)이 대표적인 약이다.

또 하나의 약은 남성호르몬 수용체를 차단하는 표적항암제다. 암세포는 수용체를 통해 남성호르몬과 결합하는데, 표적항암제는 이 수용체를 찾아가 결합을 방해한다. 그러면 암세포가 남성호르몬을 받아들이지 못해 굶어죽는다고 이해하면 된다. 대표적인 약으로는 엔잘루타마이드(Enzalutamide), 아팔루타마이드(Apalutamide) 등이 있다. 곽 교수는 "몇 년 전까지는 남성호르몬 생성을 억제하는 약을 먼저 쓰고 2차로 남성호르몬 수용체를 차단하는 표적항암제를 썼지만 요즘은 대개 두 가지 약을 동시에 쓴다"라고 설명했다.

암세포의 표적항암제 회피 전략

표적항암제는 4기 전립선암 억제에 맹활약하는 획기적인 신무기다. 문제는 이들 표적항암제의 치료 효과가 영구적으로 지속되지 않는다는 데 있다. 이런 한계로 인해 4기 전립선암 환자의 평균 생존기간은 3년 6개월에서 5년 사이에 그친다. 평균이 그렇다는 거고 이보다 더 빨리 사망하거나 훨씬 더 오래 생존할 수도 있다.

현재 표적항암제는 여러 종이 나와 있지만 한 종의 약을 사용하면 보통 14~16개월간 치료 효과를 보인다. 시간이 경과하면서 암세포가 사용 중인 약을 피해 생존하는 방법을 터득하기 때문이다. 한 가지 표적항암제의 효과가 떨어지면 두 번째, 세 번째 표적항암제를 순차적으로 쓸 수 있지만 이럴 경우에는 건강보험 적용이 안 된다. 이에 대해 장 교수가 자세히 설명해줬다.

"표적항암제는 건강보험에서 약값의 95%를 보험급여로 지불해주기 때문에 환자는 월 10만원 정도의 비용만 내면 된다. 그러나 처음 사용한 표적항암제가 더 이상 듣지 않아 곧바로 2차 표적항암제를 사용할 경우 건강보험에서는 보험급여를 지불해주지 않는다. 대신 도세탁셀(Docetaxel) 같은 화학항암제를 쓰면 건강보험 지원이 계속된다. 만약 화학항암제의 치료 효과가 없어 2차 표적항암제를 사용할 경우에는 건강보험에서 다시 95%를 지불해준다."

남성호르몬 생성을 억제하는 약만으로 치료해도 효과가 좋은 경우가 있다. 곽 교수는 "암세포의 분화도가 좋은 환자 중에는 10년 넘게 약 효과가 지속되는 분들을 가끔 만난다"고 말했다. 그는 또 "요즘은 삼중 치료라고 남성호르몬 치료에 표적항암제와 화학항암제 주사를 함께 사용하기도 한다"며 "암이 여러 곳에 전이되어 있고 분화도가 나쁜 환자에게 세 가지 치료를 병용하면 생존기간이 연장된다는 보고가 있다"고 했다. 수술이나 약물 치료 없이 암의 경과를 지켜보는 적극적 감시요법을 시행하기도 한다.

60~70대 환자가 가장 많아

전립선암 급증은 고령인구 증가와 관련이 크다. 전립선암은 50대 이상

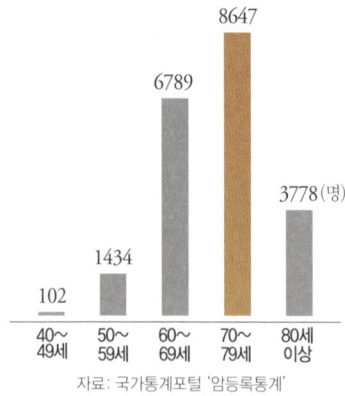

연령대별 전립선암 발생자 수(2022년)

전립선암은 50대 이상에서 증가하기 시작해 60대와 70대에 가장 많이 발생한다. 2022년 우리나라 전립선암 발생자 수는 40~49세의 경우 102명에 불과했지만 50~59세에 1434명, 60~69세 6789명, 70~79세 8647명으로 급증했다.

자료: 국가통계포털 '암등록통계'

에서 증가하기 시작하고 60대와 70대에 가장 많이 발생한다. 국가암통계에 따르면 2022년 기준으로 전립선암 발생자 수는 40~49세의 경우 102명에 불과했지만 50~59세에 1434명, 60~69세 6789명, 70~79세 8647명으로 급증했다. 80세 이상에서도 3778명이나 발생했다.

육류 섭취와 비만 인구 증가 또한 전립선암 유발 요인으로 꼽힌다. 곽 교수는 "식생활이 전립선암을 유발한다는 직접적인 증거는 빈약하지만 육류 섭취 증가가 전립선암 증가에 영향을 주는 것은 맞다고 본다"며 "미국에 이민 간 일본인들의 전립선암 발병이 일본 거주자보다 많다는 연구가 있다"고 말했다.

미국과 일본에서는 전립선암이 1위 남성암이다. 우리나라도 1위를 코앞에 두고 있다. 전립선암 급증에는 PSA(전립선특이항원) 검사가 결정적인 역할을 했다. PSA 검사 덕분에 조기진단이 크게 늘어난 것이다. PSA는 전립선에서만 생성되는 효소로, 혈액검사에서 PSA가 많이 검출되면 전립선암을 의심한다. 곽 교수는 "우리나라에도 PSA 검사가 본격적으로 시행되면서 초기 전립선암 환자가 많이 진단되고 있다"고 했다. 우리나라 전립선암의 90%는 1~2기에서 진단된다.

PSA는 정자 껍질을 벗기는 효소

PSA는 정자의 수정을 돕는 역할을 하는 효소다. 정자는 세메노겔린이라는 단백질에 싸여 있는데, 이 상태에서는 난자와 수정할 수 없다. PSA는 세메노겔린을 녹여 수정 가능한 정자로 바꾼다. PSA는 전립선 안에만 존재하지만, 전립선에 암이 생기면 혈관 기저막에 틈이 생겨 PSA가 혈관으로 스며든다. 그래서 혈액검사에서 PSA가 발견되면 전립선암을 의심한다.

전립선암은 조기진단 여부가 예후에 결정적 영향을 미친다. 보통 건강검진에서 PSA 수치가 4(ng/mL) 이상이면 전립선암 검사를 해보라고 한다. 그러나 다수의 대학병원들은 PSA 수치가 3을 넘으면 직장수지(手指)검사와 조직검사를 권한다. 직장수지검사는 의사가 손가락을 환자 항문에 넣어 직장에 인접한 전립선을 직접 눌러 혹이 만져지는지를 확인하는 검사다.

PSA 수치가 3~4를 넘을 경우 전립선암일 가능성이 30%에 이르고 10 이상이면 50%나 된다. 곽 교수는 "PSA 수치가 3이나 4 이상이면 전립선암을 의심할 수 있지만 전립선비대증, 전립선염 등 다른 질환에 의해서도 PSA 수치가 증가할 수 있다"며 "PSA 수치가 높게 나온 경우 전문가와의 상담 이후에 추가 검사를 받는 것이 중요하다"고 말했다.

50세 이상은 1~2년에 한 번 PSA 검사를 받는 것이 바람직하다. 아버지나 삼촌, 형제 중 전립선암이 있으면 45세로 검사 시기를 앞당기는 게 좋다. PSA 수치 변화도 눈여겨봐야 한다. PSA 수치가 50대 때 검사에서 1이었지만 60대에 3이 나왔다면 정상 범위라고 하더라도 직장수지검사, MRI 검사, 초음파 검사 등을 해볼 필요가 있다.

전립선암의 대부분은 남성호르몬의 영향을 받아 성장하지만, 드물게 남성호르몬과 전혀 관계없이 발생하는 전립선암도 있다. 이러한 암을 '신경내분비 전립선암'이라고 한다. 이 암은 전체 전립선암의 1%로 매우 드물지만 일반적인 전립선암보다 성장 속도가 빠르고 공격적인 성향을 보인다. 또한 이 암에는 남성호르몬 수용체가 없기 때문에 남성호르몬 박탈 요법의 효과가 없다. PSA 수치도 정상이거나 정상보다 약간 높다. 신경내분비 전립선암은 주로 화학항암제를 사용해 치료한다.

과도한 지방 섭취 주의해야

전립선암은 다른 암에 비해 음식 요인이 강조된다. 식습관이 남성호르몬에 영향을 줄 수 있기 때문이다. 곽 교수는 "아직 명확한 근거는 부족하지만 과도한 지방, 특히 포화지방 섭취가 전립선암 발병 위험을 높일 수 있다는 연구 결과가 있다"고 했다. 따라서 고기를 안 먹을 수는 없지만 붉은색 육고기는 섭취를 제한하고 채소를 충분히 섭취하는 것이 좋다. 이어 곽 교수는 "가장 많이 연구된 게 토마토 안에 있는 라이코펜 성분이 전립선암 예방에 도움이 된다는 거다"라며 "토마토를 생으로 먹기보다 끓이면 라이코펜이 더 많이 나온다"고 말했다.

곽 교수는 PSA 검사를 국내에 처음 도입한 이상은 전 분당서울대병원 비뇨의학과 교수(현 SNU건전비뇨의학과 원장)의 제자로, 복강경수술 및 로봇수술로 유명한 김현회 전 서울대병원 비뇨의학과 교수(현 명지병원 전립선&신장암 센터장)의 영향을 많이 받았다. 현재 서울대병원 비뇨의학과에서는 정창욱 교수가 곽 교수와 함께 괄목할 만한 임상연구를 많이 진행하고 있고 정승환 교수는 기초연구에 매우 강하다고 알려져 있다.

곽철 교수의 '전립선암 바로 알기'

◎ 전립선암 환자는 20년간 15배나 증가했고 수년 안에 남성암 1위에 오를 것으로 예상된다.
◎ 전립선암은 생존율이 매우 높지만 뼈에 전이되면 5년생존율이 50% 이하로 떨어진다.
◎ 전립선암과 전립선비대증은 일부 증상이 비슷하지만 완전히 다른 질환이다.
◎ 대부분의 전립선암은 남성호르몬의 영향을 받아 자라기 때문에 남성호르몬을 차단하는 약을 쓴다.
◎ 전립선암은 50대 이상에서 증가하기 시작해 60대와 70대에 가장 많이 발생한다.
◎ 육류 과다 섭취와 비만이 전립선암 발생 가능성을 높인다.
◎ 1~2년에 한 번씩 PSA 검사를 받으면 상당수의 전립선암은 조기발견 할 수 있다.
◎ 토마토에 많은 라이코펜 성분이 전립선암 예방에 도움을 준다.

PART 1
암 명의
유방암

PART 2
심뇌혈관질환 명의

PART 3
만성질환 명의

PART 4
난치·희귀질환 명의

한원식 교수

한국유방암학회 이사장
한국유전체학회 부회장
(현) 서울대병원 유방내분비외과 교수
(현) 서울대병원 암병원 유방센터장
(현) 〈국제유방암저널〉 편집위원

한원식

**서울대병원
유방내분비외과 교수**

수술 최다·재발률 최저의 실력자
"유방암은 단순해 보이지만 매우 복잡한 암… 음주가 주요 원인"

"한국은 세계에서 유방암 환자가 가장 빠르게 증가하고 있는 나라 중 하나다. 향후 1.5배 더 증가할 수 있다." 한원식 서울대병원 유방내분비외과 교수의 우울한 진단과 전망이다.

국가 통계도 한 교수의 말을 뒷받침한다. 2022년 한 해 동안 2만9528명이 유방암에 걸렸다. 이는 2000년 6104명에 비해 4.8배나 급증한 인원이다. 같은 기간에 국내 모든암 발생 인원이 10만3129명에서 28만2047명으로 2.7배 증가한 것에 비하면 유방암 증가세가 매우 가파르다는 것을 확인할 수 있다. 한 교수는 "서구 선진국은 유방암 발병률 증가가 안정적인 추세를 보이지만, 한국은 급증하는 추세라 연 5만명에 이를 수 있다"며 "주요 원인은 서구화된 식습관과 생활양식의 변화가 거명되고 있다"고 말했다. 발병 연령도 서구처럼 높아져 현재 53~54세 환자가 가장 많다.

'유방 성형술' 국내에 처음 도입

한 교수는 세계에서 유방암을 가장 많이 수술한 의사 반열에 든다. 현재까지 1만5000례 이상을 수술했다. 수술 후 '10년 내 국소 재발률'은 5% 이하로 세계 최저 수준이다. 국소 재발률은 수술한 부위에서 암이 다시 재발하는 비율로, 수술 성공을 가름하는 주요 지표 중 하나다.

한 교수는 '유방암 성형술'을 국내에서 가장 앞서 도입했다. 유방암 성형술은 유방암을 부분 절제할 때 외형을 최대한 복원하는 수술로, 유방을 완전히 절제한 후 인공으로 새로운 유방을 만드는 유방재건술과는 다르다. 한 교수는 "암을 제거한 후 유방의 모양이 망가지면 환자의 삶의 질이 떨어진다"며 "유방 내 다른 부위의 조직을 떼와 수술 부위의 함몰을 복구하고 양쪽 유방의 비대칭을 최소화하는 것이 유방암 성형술의 목적이다"라고 설명했다. 한 교수는 2008년부터 유방암 성형술을 시작했고, 2010년에는 유방암 성형술을 창시한 독일의 오드레치(Audretsch) 교수를 찾아가 술기를 더욱 가다듬었다.

유방암은 유전자 유형과 밀접한 관련이 있다. 그래서 유전자를 진단해 치료 방침을 정하는 것이 매우 중요한데, 한 교수는 한국형 유전자 검사 패널인 '온코프리' 개발을 주도해 상용화했다. 이 공로로 2021년 보건복지부장관상을 받았다.

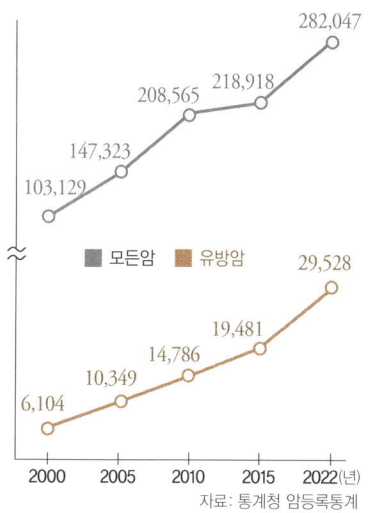

유방암과 모든암 발생 추이 비교 단위: 명

자료: 통계청 암등록통계

2022년 한 해 동안 2만9528명이 유방암에 걸렸다. 이는 2000년 6104명에 비해 4.8배나 급증한 인원이다. 같은 기간에 국내 모든암 발생 인원이 10만3129명에서 28만2047명으로 2.7배 증가한 것에 비하면 유방암 환자 증가세가 매우 가파르다는 것을 확인할 수 있다.

한 교수는 "온코프리는 미국의 온코타입 DX나 유럽의 맘마프린트와 같은 유전자 패널 검사와 비교할 때 성능 면에서 전혀 뒤지지 않는다"며 "해외 제품의 서비스 비용이 400만원 정도인 반면, 온코프리는 220만원 수준으로 훨씬 저렴해 가격 경쟁력도 있다"고 말했다.

4기 환자 생존율 증가세 뚜렷

국내 유방암 환자가 급증하고 있는 첫 번째 이유는 서구화된 생활양식이라고 학계는 추정한다. 또 다른 주요 원인은 비(非)출산과 늦은 출산이다. 한 교수는 "우리 어머니들은 아이를 일찍 많이 낳았지만, 최근 젊은 여성들은 출산율이 매우 낮다"며 "이들이 50~60대가 되었을 때 유방암 발병 위험은 더욱 높아질 수 있어 더욱더 걱정스럽다"고 했다.

출산을 하지 않거나 늦게 출산하면 왜 유방암에 취약해질까. 한 교수는 "아직 명확하게 규명된 것은 아니지만, 출산과 수유 과정에서 발생하는 호르몬 변화가 유방 세포의 돌연변이를 줄이고 유방 조직을 보호한다는 가설이 있다"고 설명했다.

국가암정보센터 통계에 따르면, 2022년 기준으로 유방암 5년생존율은 94.3%로 매우 높다. 작은 크기의 암이 유방에만 머물고 있는 국소 단계일 경우 5년생존율이 99.1%이고 암이 림프절에 전이된 국한 단계도 93%에 이른다. 그러나 암이 멀리 떨어진 다른 장기까지 퍼진 원격전이 단계(4기)의 경우 5년생존율이 49%로 뚝 떨어진다.

다행히 4기에서 생존율 개선이 뚜렷하다. 2022년의 4기 5년생존율은 1년 전인 2021년의 45.2%에 비해 8.4%포인트나 높아졌다. 한 교수는 "원격 전이된 유방암 환자의 생존율 증가가 최근 두드러진다"며 "새로운 표적항암제와 면역항암제 등 혁신적인 신약들이 지속적으로 개발되어 환자 치료에 사용되고 있기 때문이다"라고 설명했다. 이어 한 교수는 "우리나라는 최신 치료법을 빠르게 도입하고 치료에 적용하는 시스템을 갖추고 있기 때문에 생존율 향상은 지속될 것이다"라고 전망했다.

유방암은 한 종류가 아니다

유방암은 단순하다고 생각하기 쉽지만 유형이 다양하다. 유형에 따라 암의 성격이 판이하고, 치료 방법과 치료 후 경과도 다르다. 유방암의 유형은 암 세포가 어떤 수용체(receptor)를 가지고 있느냐에 따라 1차로 분류된다.

수용체는 암 세포의 '입' 역할을 한다. 암 세포는 수용체를 통해 호르몬 등의 물질이나 신호를 받아들여 성장하는 것이다. 유방암의 70%는 여성호르몬 수용체를 통해 여성호르몬을 받아들여 성장한다. 이런 유형의 유방암을 '여성호르몬 수용체 양성 유방암'이라고 한다. 암 세포에 여성호르몬 수용체가 없을 경우, 몸에 여성호르몬이 아무리 많이 있어도 암에는 영향을 주지 않는다.

HER2 수용체가 있는 암은 'HER2 수용체 양성 유방암'이라고 한다. 유방암의 15~20%를 차지한다. HER2는 '사람 상피세포 성장인자 수용체 2'라는 다소 난해한 말로 번역되지만, 쉽게 말해 세포의 성장에 관여하는 단백질을 받아들이는 수용체다. HER2가 암 세포 안에 많이 존재할 경우 성장인자를 지나치게 많이 받아들여 암세포를 과도하게 성장하게 하는 것이다.

여성호르몬 수용체나 HER2 수용체가 있을 경우 표적항암제로 치료한다. 표적항암제가 암세포에 있는 수용체를 '표적'으로 삼아 공격해 암을 무력화하는 것이다. 정확한 비유는 아니지만 암 세포의 '입'을 봉쇄해 암을 굶겨 죽인다고 생각하면 이해가 쉽다. 여성호르몬 수용체 양성 유방암은 타목시펜 같은 항호르몬 치료제가 효과를 발휘하고 있다. HER2 양성 유방암 치료도 트라스투주맙 같은 다양한 표적항암제가 개발되어 치료 성적이 크게 향상됐다.

수용체를 가지고 있지 않은 유방암도 있다. 이를 삼중음성 유방암이라고 하다. '삼중음성'은 3개의 수용체, 즉 여성호르몬인 에스트로겐과 프로게스테론, 그리고 HER2 수용체가 모두 없다는 뜻이다. 삼중음성 유방암에는 표적항암제를 사용할 수 없다. 공격 표적으로 삼을 수용체가 없기 때문이다. 삼중음성 유방암은 치료가 상대적으로 어렵고 전이도 잘되는 것으로 알려져 있다. 그러나 최근엔 키트루다 같은 면역항암제가 효과를 발휘하고 있어 기대감이 커지고 있다.

폐경 전후 유방암 특성 달라

여성호르몬 수용체 양성 유방암은 루미날(Luminal) A형과 B형으로 다시 한번 나뉜다. 한 교수는 "루미날 A형은 암세포의 성장 속도가 비교적 느리며, 항호르몬 치료가 잘되는 편이지만 루미날 B형은 암세포의 성장 속도가 빠르고 항호르몬 치료에 대한 반응이 상대적으로 낮아 항암 화학요법을 병행하는 경우가 많다"고 설명했다.

또한 유방암은 폐경 전이나 후나에 따라서도 다른 특성을 보인다. 폐경이 오면 여성호르몬 환경에 큰 변화가 오기 때문이다. 폐경 이후 여성에게도 여성호르몬 수용체 양성 유방암이 가장 많이 발생하지만, 다행히 폐경 전에 비해 항호르몬 치료 반응이 좋다. 폐경 전에는 난소에서 많은 양의 여성호르몬이 분비되기 때문에 난소 기능을 억제하는 치료를 병행하기도 한다. 한 교수는 "과거에는 난소 제거 수술을 시행하기도 했지만, 최근에는 졸라덱스나 루프린 같은 약물을 사용하여 난소 기능을 억제하는 치료를 주로 시행한다"고 설명했다. 35세 이하의 여성은 유방암에 잘 걸리지 않는다. 그러나 암이 발생할 경우 여성호르몬 수용체 양성이라 하더라도 항호르몬 치료의 효과가 떨어진다. 또한 공격적인 성향을 보여 재발률과 전이율도 높은 편이다.

유방암은 다른 암에 비해 치료가 잘되지만 재발률이 높고 재발의 양상도 유형별로 다르다. HER2 수용체 양성 유방암이나 삼중음성 유방암은 치료 후 2~3년 내에 재발하는 경우가 상대적으로 많다. 반면에 여성호르몬 수용체 양성 유방암은 5년 내 재발률은 10% 내외로 낮은 편이지만 10년, 20년까지 꾸준히 재발 위험이 있어 장기적인 관찰이 중요하다.

림프절 수술이 줄어들고 있다

유방암은 전이가 심한 경우가 아니면 수술을 한다. 절제 범위는 암의 크기뿐만 아니라 암 세포의 종류, 주변 조직으로의 침윤 정도, 환자의 유방 크기 등 다양한 요인을 고려해 결정한다. 수술은 암 경계로부터 전후좌우로 1cm 여유를 두고 절제한다. 1cm 크기의 암이라면 3~4cm의 유방조직을 제거하는데, 그 이유는 미확인된 암이 있을 수 있기 때문에 '안전 마진'을 확보하기 위해서다. 한 교수는 "최근에는 종양의 특성에 따라 안전 마진의 범위를 조절해 적게 절제하는 연구도 진행되고 있다"고 말했다. 수술로 인해 유방 조직의 손실이 많을 경우 유방 내 다른 조직을 떼와 유방암 성형술을 시행한다. 그러나 최근에는 초기 진단 비율이 높아져 유방암 성형술은 감소하는 추세다.

유방암 수술에서 겨드랑이 림프절 절제도 중요한 관심사다. 과거에는 림프절 전체를 제거하는 '림프절 곽청술'이 활발히 이뤄졌지만 림프 부종 등 부작용이 많아, 최근 들어 림프절을 제거하지 않거나 적게 제거하려는 노력이 이뤄지고 있다. 한 교수는 "요즘은 림프절 1~2개에 전이가 있을 경우 경과를 관찰하거나 방사선 치료를 하는 경우가 많다"고 했다. 이어 한 교수는 "유방암 크기가 2cm 이하이고, 여성호르몬 수용체 양성, HER2 수용체 음성인 폐경 후 여성의 경우에는 부분 절제 후 방사선 치료만 시행하고, 겨드랑이 림프절 수술 자체를 생략하는 경우도 있다"고 설명했다.

자가검진보다 엑스레이 검사를

유방암은 조기진단이 중요하다. 가장 손쉬운 진단 방법은 자신의 유방을 손으로 눌러 멍울이 만져지는지를 확인하는 '유방자가검진'이다. 그러나 한 교수는 "유방자가검진의 효과에 대해서는 학계에서도 반신반의하고 있는 상태"라며 "자가검진보다는 유방 엑스레이 검사를 정기적으로 하는 것이 더 중요하다"고 강조했다.

유방암을 예방하는 특별한 방법은 없다. 한 교수는 "가임기 여성의 경우 가능한 한 빨리 첫 출산을 하고, 모유 수유를 하는 것이 유방암 예방에 도움이 될 수 있지만 이를 유방암 예방 목적으로 권장하기에는 현실적인 어려움이 있다"고 했다. 그 외에 살이 찌지 않게 주의하고 건강한 식단에, 규칙적인 운동이 도움된다.

유방암은 음주와 관련이 크다. 음주가 여성호르몬 농도를 높여 유방암 발병 위험을 증가시킬 수 있다는 연구 결과들이 꾸준히 나오고 있다. 특이하게도 흡연은 유방암 발병과 관련이 적다. 한 교수는 "대부분의 암은 흡연을 주요 원인 인자로 보지만 흡연과 유방암은 연관성이 크지 않다는 연구 결과들이 있다"고 했다.

한 교수에게 장기 해외연수 등으로 유방암에 걸린 지인을 직접 진료할 수 없을 경우 어떤 의사를 추천할 것인지를 물어봤다. 한 교수는 "당연히 서울대병원의 문형곤 교수나 이한별 교수에게 진료를 의뢰할 것이다. 두 분 모두 뛰어난 실력을 갖추고 있고, 서울대병원에는 훌륭한 유방암 전문의들이 많다"라고 말했다. 타 병원 의사의 경우 추천이 곤란하다고 했다. 학계에서는 삼성서울병원 유방외과분과 이정언 교수, 서울아산병원 유방외과 김희정 교수, 강남세브란스병원 유방외과 정준 교수 등이 대표적인 실력자로 거명되고 있다.

한원식 교수의 '유방암 바로 알기'
◎ 우리나라는 세계에서 유방암 환자가 가장 빨리 증가하고 있다.
◎ 서구화된 식생활과 비(非)출산이 유방암 발생 증가의 주요 요인으로 꼽힌다.
◎ 4기 환자의 5년생존율은 50% 이하지만, 표적항암제와 면역항암제 덕분에 크게 개선되고 있다.
◎ 유방암은 여성호르몬 수용체와 HER2 수용체 유무에 따라 완전히 다른 암이다.
◎ '여성호르몬 수용체 양성 유방암'이나 'HER2 수용체 양성 유방암'은 표적항암제를 사용할 수 있다.
◎ 삼중음성 유방암은 수용체가 없어 표적항암제를 사용할 수 없지만 면역항암제가 사용되기 시작했다.
◎ 유방암은 다른 암에 비해 치료가 잘되지만 재발률이 높기 때문에 꾸준한 관리가 중요하다.
◎ 조기발견을 위해 자가검진보다 엑스레이 검사를 정기적으로 하는 것이 좋다.
◎ 음주가 여성호르몬 농도를 높여 유방암 발병 위험을 증가시킬 수 있다.

PART 1
암 명의
PART 2 심뇌혈관질환 명의
PART 3 만성질환 명의
PART 4 난치·희귀질환 명의

간암

서경석 교수
서울대병원 간담췌외과 분과장
서울대암병원 원장
대한간암학회 회장
대한외과학회 이사장
대한간학회 회장
(현) 서울대 외과학교실 교수

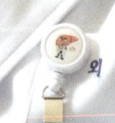

서경석

**서울대
외과학교실 교수**

'세계 최초 수술법'을 만들어가는 의사
"B형간염 간암은 감소, 지방간 간암은 증가… 비만을 조심하라"

'새로운 수술법 만들어가는 게 외과 의사 숙명입니다.' 서경석 서울대 외과학교실 교수를 만나기에 앞서 서울대병원 홈페이지를 먼저 살펴봤다. 서 교수는 홈페이지에서 자신의 '진료 철학'을 위와 같이 소개했다. 적절한 문구라는 생각이 들었다. 그는 간이식 수술에서 국내는 물론 세계 최초 수술법을 꾸준히 '만들어왔기' 때문이다. 서 교수는 간이식 분야에서 세계적 석학으로 꼽히는 이승규 서울아산병원 간이식·간담도외과 교수와 함께 국내 간 이식술 발전을 주도해온 의사다. 서 교수에게 "왜 새로운 수술법 개발을 숙명으로 생각하나"라는 질문부터 했다. 그의 답변은 이랬다.

"외과 의사는 수술을 잘하는 것이 가장 중요하지만 외과 의사과학자로서 새로운 수술을 개발해야 더 많은 사람을 살릴 수 있다. 나는 후배 의사들에게 항상 강조한다. 지금은 절대로 꿈도 꾸지 못하는 수술법이 미래에는 표준이 된다. 의학이 너무 발전해서 새로운 수술법이 없다고 생각하지만 분명히 새로운 것은 다시 나온다."

간은 절제해도 80% 이상 되살아난다

간은 우리 몸에서 가장 큰 장기로, 겉보기에는 단순해 보이지만 매우 복잡하고 중요한 기능을 수행한다. 소화, 호르몬 대사, 해독, 살균 등 생명 유지와 직결된 기능들이다. 간은 인체 내부 장기 중 유일하게 재생이 된다. 서 교수는 "간을 30%만 남기고 다른 사람에게 이식해줘도 수술 후 일주일이 지나면 남은 간의 2배는 재생되고 4개월 후에는 수술 전의 80%까지 회복한다"고 말했다. 이러한 특징 덕분에 간 공여는 다른 장기 공여에 비해 활발해 생체 간이식이 비교적 많이 시행되고 있다.

서 교수는 1998년 서울대병원 조교수 부임 후 지금까지 간이식, 간절제수술 외길을 걸어왔다. 그는 조교수 부임 초기에 사체 공여자(뇌사자) 1명의 간을 2명의 수혜자에게 이식하는 분할이식수술에 성공하며 일찌감치 세계 간이식 학계로부터 주목받았다. 공여자의 간을 두 개로 나눠 작은 쪽을 3세 소아 환자에게, 큰 쪽을 33세 성인 환자에게 이식한 것이다. 국내 최초이며 아시아 두 번째였다. 보조간이식도 서 교수가 국내 최초였다. 보조간이식은 수혜자의 간을 전부 또는 일부 보존한 상태에서 간을 추가로 이식하는 수술 방법이다. 서 교수는 심장사(死) 공여자 간이식도 국내 최초로 성공했고, 3~4㎏의 저체중 소아 간이식 수술도 처음 시행했다. 서 교수는 "저체중 환아 간이식은 공여자의 간을 나누고 또 나눠 무게 200g의 매우 작은 간을 이식하는 까다로운 수술이다"라고 설명했다.

세계 최초 타이틀 다수 보유

서 교수는 국내 최초보다 세계 최초 타이틀을 더 많이 가지고 있다. 대표적인 수술은 우후구역간이식과 우전구역간이식이라는 다소 난해한 이름을 가진 간이식 수술이다. 간이식은 주로 공여자의 오른쪽 간을 수혜자에게 이식하는데, 우후(右後)는 오른편 간인 우엽(右葉)의 뒤쪽을 뜻하고 우전은 우엽의 앞쪽을 의미한다. 서 교수는 "생체 간이식을 할 때 공여자의 간이 지나치게 작거나 해부학적으로 이상하면 일반 절제 수술로는 공여자의 생명이 위험해질 수 있다"며 "우후·우전구역간이식은 공여자 좌우측 간의 균형을 맞추기 위해 우측 간의 앞쪽이나 뒤쪽 분절을 절제해 사용하는 수술로 난이도가 높다"라고 설명했다.

그는 또 2007년 공여자 우측 간 복강경 절제 수술을 세계 최초로 시행했다. 공여자 복강경수술은 복강경을 이용해 이식할 간 부위를 잘라낸 후, 하복부를 최소한 적게 절개해 절제한 간을 추출하는 기술이다. 이렇게 하면 통증이 덜하고 수술 후 회복이 빠르며 흉터가 거의 남지 않는다. 서 교수는 "현재까지 복강경 절제술을 500례 정도를 시행했다"며 "세계 최다(最多)일 것으로 생각된다"고 했다.

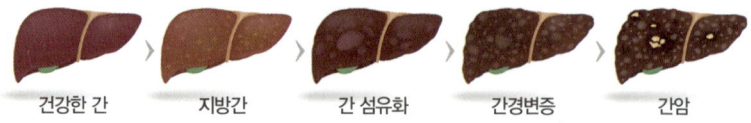

간암 진행 과정

건강한 간 › 지방간 › 간 섬유화 › 간경변증 › 간암

간 질환은 지방간이나 만성간염, 간 섬유화, 간경변증을 거쳐 간암으로 진행될 수 있어 조기 진단과 치료가 중요하다. photo 게티이미지

 그는 복강경수술을 공여자뿐만 아니라 수혜자에게로 넓혔다. 수혜자는 복수가 있고 출혈이 많이 생기며 혈액 응고가 잘 안되는 경우가 많아 수술이 까다롭다. 또한 서 교수는 문합(장기와 장기를 결합하는 기술)을 좀 더 쉽게 하는 로봇 간절제 이식수술을 세계 최초로 시행했다. 서 교수가 지금까지 시행한 간이식 건수는 약 2000건이다.

 서 교수가 집도를 주도하는 간이식팀의 수술 성공률은 세계 최고 수준이다. 서 교수에 따르면 전 세계 간이식 수술 환자의 평균 사망률은 10~15% 수준이지만 서 교수 간이식 팀에서는 사망자가 몇 년간 발생하지 않은 적도 많다. 서 교수는 "전체 간이식 성공률도 95%로 세계에서 가장 우수하다고 할 수 있다"며 "비단 서울대병원뿐만 아니라 국내 주요 대학병원들의 간이식 수술 기술이 매우 뛰어나 세계 생체 간이식을 선도하고 있다"고 말했다. 서 교수가 새롭게 개발한 수술 방법들은 세계 표준 기법으로 사용되는 경우가 많다.

 서 교수는 2014년 대한간암학회 회장, 2015년 한국간담췌외과학회 이사장, 2016년 대한외과학회 이사장, 2021년 대한간학회 회장, 2022년 대한소화기학회 회장, 2023년 대한이식학회 회장 등 국내에서 간 관련 주요 학회들을 두루 이끌어왔다. 그는 2008년 산악인 고 박영석 대장과 함께 간이식 수혜자 7명, 공여자 3명과 함께 히말라야 6183m 원정을 성공적으로 마쳐, 간이식 수술을 해도 정상인처럼 건강하게 살 수 있다는 것을 과시하기도 했다.

10년생존율이 매우 낮은 이유

서 교수는 간이식뿐만 아니라 간암 절제 수술 권위자다. 그는 지금까지 약 3000례의 간암 절제 수술을 집도했다.

국내 간암 발병은 전반적으로 감소 추세이며, 남성이 여성에 비해 3~4배 더 많이 발생한다. 국가암정보센터에 따르면 2022년 기준 간암 5년생존율은 39.4%로 췌장암 16.5%보다는 많이 높고 폐암(40.6%)과 비슷하다. 특이하게도 간암은 10년생존율이 매우 낮다. 서 교수는 그 이유를 이렇게 설명했다.

"최근에는 5년생존율이 많이 올라갔지만 10년생존율은 17%로 여전히 매우 낮다. 다른 암들은 치료 후 5년간 생존했다면 완치됐다고 말하지만 간암은 5년 후에도 안심할 수 없다. 그 이유는 간암은 간 전반에 간경변이 있는 상태에서 진단받는 경우가 많아서 수술 후 남아 있는 부위에 암이 생길 가능성 있기 때문이다. 그래서 간암은 절제를 잘해도 5년이 지나면 50~70%가 재발한다. 이러한 특징 때문에 간암은 재발암 치료와 간이식이 매우 중요하다."

특히 간암 4기 5년생존율은 3.5%로 암종 중 최악인 췌장암 2.6%와 비슷하다. 왜 이런 결과를 보일까. 이에 대해 서 교수는 "4기의 경우 효과적인 치료법이 마땅히 없다"며 "면역항암제나 표적항암제의 치료 성적이 약간 좋아지고 있지만 이 또한 한계가 있다"고 설명했다.

간암의 주요 원인은 B형간염, 술, 지방간이다. 특히 B형간염은 간암 원인의 50~60%를 차지하며 간암 발생 위험을 100배나 높인다. B형간염 바이러스가 생산하는 종양 단백질인 온코프로테인(oncoprotein)이 정상세포 악성화를 유도하고 바이러스 유전자가 정상세포의 유전자 변이를 유발하기 때문이다. B형간염 바이러스가 만성염증과 간경변을 가져와 간암 발생을 촉진하기도 한다.

음주 줄이고 간경변 치료하라

다행히 B형간염으로 인한 간암은 감소 추세다. 서 교수는 "20년 전에는 B형간염이 간암 발병 원인의 70% 이상이었지만 2021년 기준 58%로 줄어들었다"며 "이는 엄마로부터 신생아에 옮겨지는 수직감염 감소와 간염에 대한 적절한 치료 덕분이다"라고 했다. 대신 술이 원인인 환자가 8.7%에서 12.3%로, 지방간으로 인한 환자가 10%에서 13.6%로 증가했다.

서 교수는 "우리나라는 음주에 대해 아주 너그러운 경향이 있다. 특히 여성 음주가 늘고 있는데, 같은 양이라도 여성은 더 큰 피해를 입는다"며 관대한 음주 문화를 경고했다. 술은 장내 세균 변화를 가져오고, 이로 인해 생성된 독성 물질이 만성간염을 일으킨다. 이 중 일부는 암으로 변이될 수 있다. 일부 지방간은 비알코올성 간염을 일으키며 이 역시 간암으로 진행될 수 있다. 특히 비만이 심하거나 당뇨병 등 대사질환이 있는 사람이 지방간까지 가지고 있으면 간암 발생 확률이 더 높아진다. 서 교수에 따르면 한국인은 지방간이 많이 생기는 유전자를 가진 민족으로 분류되며, 실제로 건강한 사람도 검사에서 30%는 지방간으로 진단받는다. 다행히 일반적인 지방간은 생활 패턴을 바꾸거나 체중을 줄이고 운동을 하면 대부분 정상으로 돌아온다.

간암을 예방하려면 무엇보다 간 질환이 간경변증까지 가지 않게 관리하는 것이 중요하다. 서 교수는 "간경변증이 생기면 간은 쪼그라들고 딱딱해져 다시 정상으로 돌아오지 않는다"며 "이는 피부에 심한 상처가 나면 흉터가 없어지지 않는 것처럼 암 발생 가능성을 상당히 높인다"고 설명했다.

고위험군은 6개월마다 AFP 검사를

간암은 조기 발견이 매우 중요하다. 현재 B형간염이나 C형간염으로 인한 간경변증이 있는 고위험군에게는 6개월마다 알파태아단백(AFP) 검사나 초음파 검사를 국가가 지원해준다. AFP는 태아 발생 초기에 생성되어 출생 후 8~10개월 후 수치가 감소하는데, 만약 성인에게 AFP 수치가 높게 관찰되면 간암, 간경변, 간염 등을 의심해 볼 수 있다. 간암은 조직검사를 하는 경우가 드물며 CT나 MRI 검사를 통해 95% 이상 정확하게 진단한다.

간암 치료는 수술을 통한 간 절제가 우선이다. 서 교수는 "과거에는 환자 10%만 절제 수술을 했지만 요즘은 20%까지 높아졌다"며 "최근 간암 환자 30~40%는 조기 발견되기 때문에 수술 비율이 많이 늘었다"고 말했다. 50% 이상은 복강경수술을 하고 로봇수술도 도입되어 환자의 고통을 대폭 줄였다.

간 기능이 아주 나쁠 경우 수술 대신 고주파열치료를 시행한다. 종양 크기가 3cm보다 작고 종양 개수가 3개 이하일 때 해당한다. 고주파열치료 성적은 수술과 비슷하다. 암이 여러 곳에 발생했을 경우 경동맥화학색전술이나 방사선색전술을 시행한다. 그러나 3기 말~4기 간암은 화학항암제와 표적항암제, 면역항암제를 단독 또는 결합해서 복합적으로 치료한다. 종양이 1개이고 크기가 5cm 이하이거나 종양이 3개 이하이고 각각 3cm 이하일 때는 간이식을 하면 치료 성적이 가장 좋다. 간 절제만 하면 재발률이 50~70%지만 간이식을 하면 종양의 연결고리를 대부분 끊을 수 있기 때문이다. 서 교수에 따르면 간암 치료에서 간이식은 조건이 맞았을 때 80~90%의 성공률을 보인다.

서 교수는 "우리가 처음 간이식 수술을 했을 때는 간암이 전체 간이식 환자 중에 20~30%를 차지했지만 최근에는 50%를 넘는다"고 말했다. 수술이 불가능한 경우에 일부 환자에서 방사선 치료를 할 수 있고 중입자 치료도 기대를 모은다.

서 교수에게 간암 절제 수술과 간이식에서 가장 뛰어난 의사들을 추천해달라고 요청했지만 "특정인을 추천하면 후폭풍이 불 것"이라며 사양했다. 서울대병원 의사를 제외하고, 간 절제 수술이나 간이식 수술을 잘하는 의사로는 삼성서울병원 이식외과분과 김종만 교수, 서울아산병원 간이식·간담도외과 김기훈 교수, 세브란스병원 간담췌외과 최기홍 교수, 고려대 안암병원 간담췌외과 김동식 교수 등이 알려져 있다.

서경석 교수의 '간암 바로 알기'

◎ 절제수술 후 남은 간은 일주일 후면 2배가 재생되고 4개월 후에는 수술 전의 80%까지 회복한다.
◎ 간암은 발생이 꾸준히 감소하고 있지만 10년생존율이 매우 낮은 암이다.
◎ 간암은 절제를 잘해도 5년이 지나면 50~70%가 재발하기 때문에 재발암 치료와 간 이식이 중요하다.
◎ 간암의 주요 원인은 B형간염, 술, 지방간이다.
◎ B형간염은 간암 원인에서 50~60%를 차지하며 간암 발생 위험을 100배 높인다.
◎ B형간염으로 인한 간암은 감소하고 있지만 지방간으로 인한 간암이 증가하고 있다.
◎ 간암을 예방하려면 간 질환이 간경변증까지 가지 않게 관리하는 것이 중요하다.
◎ AFP 검사가 간암 조기진단에 도움을 준다.
◎ 3기 말~4기 간암은 화학항암제와 표적항암제, 면역항암제를 단독 또는 결합해서 복합적으로 치료한다.

| PART 1
암 명의 | PART 2
심뇌혈관질환 명의 | PART 3
만성질환 명의 | PART 4
난치·희귀질환 명의 |

두경부암

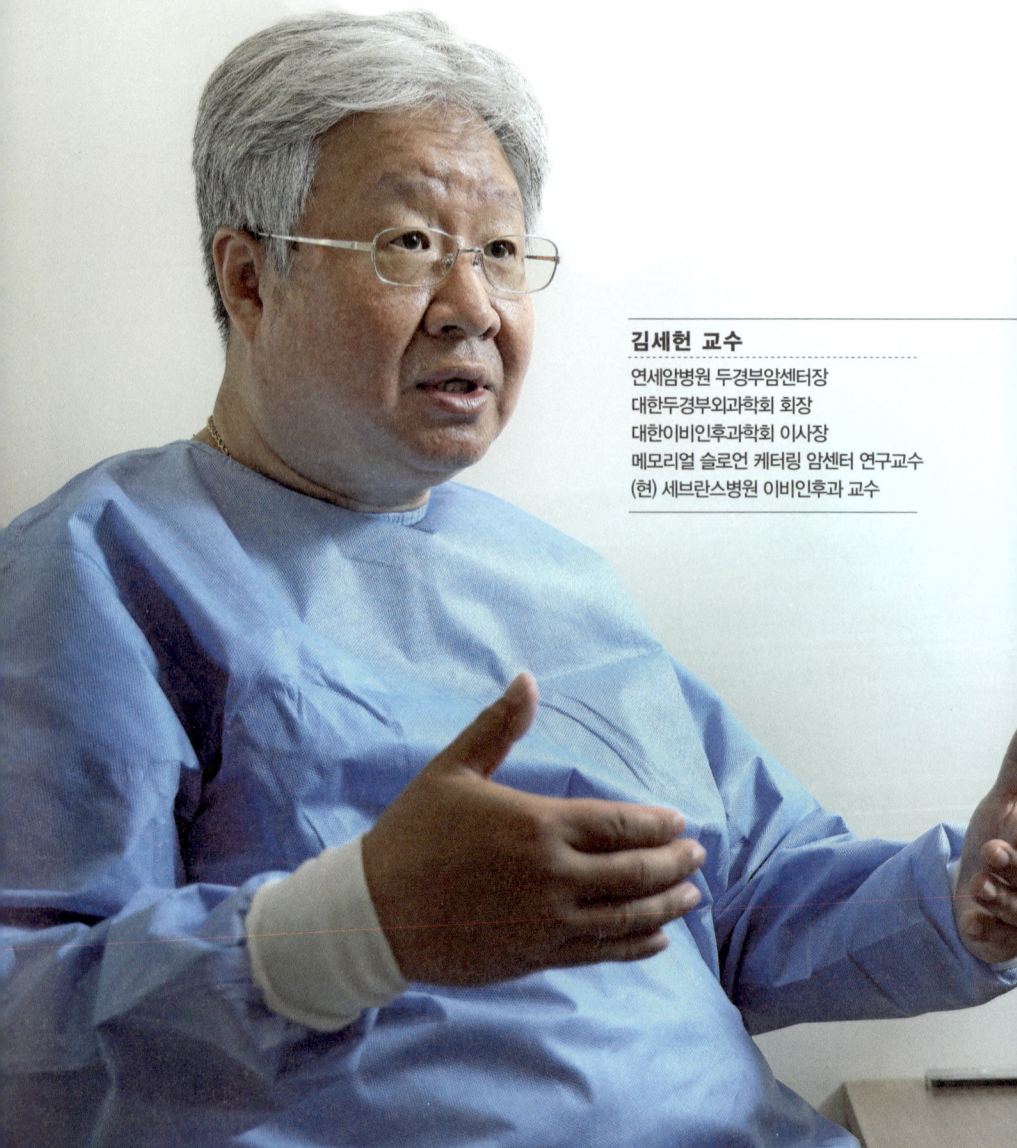

김세헌 교수

연세암병원 두경부암센터장
대한두경부외과학회 회장
대한이비인후과학회 이사장
메모리얼 슬로언 케터링 암센터 연구교수
(현) 세브란스병원 이비인후과 교수

김세헌

세브란스병원
이비인후과 교수

세계 최초 후두암 로봇수술
"치료 까다로운 두경부암,
로봇 덕분에 생존율 크게 개선"

두경부암은 빗장뼈와 뇌 사이에 발생하는 암을 말한다. 갑상선암과 안암(눈에 발생하는 암)은 보통 따로 분류된다. 주요 두경부암을 보면 입 안에 발생하는 구강암과 편도나 혀뿌리 부분에 발생하는 구인두암, 말하고 숨쉬는 후두(성대)에 발생하는 후두암, 후두 뒤쪽의 하인두암 등이다. 후두는 공기를 폐로 보내고 하인두는 음식물을 식도로 내려보내는 통로다. 용어가 생소하지만 구인두암, 후두암, 하인두암은 모두 목구멍에 발생하는 암이라고 이해하면 쉽다.

김세헌 세브란스병원 이비인후과 교수는 "두경부암은 치료하기가 가장 까다로운 암으로 분류된다"며 "그 이유는 얼굴과 목 안쪽은 구조가 매우 복잡해 수술을 하기가 쉽지 않기 때문이다"라고 말했다. 뇌에서 나오는 모든 신경과 혈관들이 목을 통해서 지나가며, 숨 쉬고 말하고 먹는 기본 기능이 다 목에 있기 때문에 수술 후 삶의 질을 유지하는 것도 매우 중요하다. 소화 장기 등 몸 안의 장기는 수술하고 봉합하면 끝이지만 두경부암은 수술 후 호흡, 발성, 발음, 삼킴 기능 및 외모 유지까지 신경 써야 한다.

아이맥스 영화처럼 크고 선명하게

두경부암은 치료하기가 만만치 않지만 최근 20여년 사이 생존율이 크게 증가했다. 국가암통계에 따르면 2021년 기준으로 입술·구강·인두암 5년생존율은 69.3%이고 후두암은 80.3%다. 이는 전체암 5년생존율 72.1%와 비슷하거나 높다. 김 교수는 "두경부암이 굉장히 무서운 암이고 치료 성적이 좋지 않지만 병의원을 운영하는 이비인후과 의사들의 진단 수준이 높아 조기암을 잘 찾아낸다"며 "예전에 비해 암을 빨리 발견하는 비율이 높기 때문에 국가 통계에서도 생존율이 높아진 것으로 보인다"고 해석했다. 여기에다 2005년 도입된 로봇수술이 큰 역할을 했다. 로봇팔을 이용해 입과 목 안 깊숙한 곳에 발생한 종양까지 절제할 수 있게 된 덕분이다. 특히 2018년부터 구강암 수술 전용 로봇수술 기기가 사용되면서 수술 성공률이 크게 향상됐다.

로봇수술이 도입되기 이전에는 혀뿌리암을 수술하려면 턱뼈와 혀를 절제하고 접근해야 했다. 혀를 모두 잘라내는 경우도 많았다. 이 때문에 환자는 생존하더라도 상당한 장애를 안고 살아가야 했다. 편도암 수술도 턱뼈와 혀를 갈라 편도를 노출한 후에 암을 제거했다. 김 교수는 "편도 주변에는 심장에서 뇌로 올라가는 경동맥이 있어 과거에는 입 안으로 손을 넣어 수술하기가 상당히 어려웠다"며 "경동맥을 잘못 건드려 터지면 대량 출혈이 발생해 환자가 사망할 수 있어서 대부분은 수술을 포기하고 항암치료나 방사선치료로 대신했다"고 말했다. 김 교수는 "로봇수술이 두경부암 수술의 패러다임을 바꿨다"며 설명을 이어갔다.

 "로봇수술은 로봇팔과 내시경 카메라를 입 안으로 집어넣어서 진행한다. 카메라는 10배 이상 확대한 3차원 영상으로 병변을 보여주기 때문에 마치 아이맥스 영화처럼 종양을 크고 선명하게 볼 수 있다. 로봇팔 3개를 입을 통해 목 안으로 넣어 혀뿌리나 편도, 후두, 하인두까지 접근할 수 있다. 그래서 턱뼈와 혀를 가를 필요가 없고, 다리 등 다른 부위에서 살을 떼어 이식할 필요도 없어졌다. 수술 시간도 기존의 수술법보다 5~6시간이 더 단축됐다. 또한 장기의 정상적 부분을 최대한 살리기 때문에 말하거나 먹거나 숨 쉬는 기능을 최대한 보존할 수 있게 되었다."

세계 최초로 하인두암·후두암 로봇수술

 김 교수는 국내외 두경부암 로봇수술을 선도한 의사로 꼽힌다. 그는 2008년 아시아에서 두경부암 로봇수술을 처음 실시했고 세계 최초로 하인두암과 후두암 로봇수술을 했다.

 그는 2008년 미국 펜실베이니아대학에서 로봇수술 과정 연수를 받으며, 두경부암 로봇수술을 처음 접했다. 혀뿌리암과 편도암에 대한 로봇

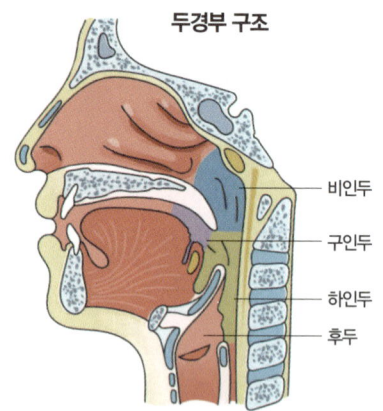

두경부 구조

- 비인두
- 구인두
- 하인두
- 후두

두경부암은 코, 입, 목 안에 주로 발생하는 암으로, 수술하기가 까다롭지만 로봇수술 기술의 발달로 생존율이 크게 개선되고 있다. photo 게티이미지

수술이었다. 그는 같은 해 귀국 후 세브란스병원에서 혀뿌리암과 편도암 로봇수술을 처음 진행했다. 그는 여기에 그치지 않고 같은 해 혀뿌리나 편도보다 더 아래쪽에 위치한 하인두암과 후두암 치료에 로봇수술을 가장 먼저 적용했다.

"우리나라에는 특이하게 하인두암과 후두암이 많이 발생한다. 자극적이고 뜨거운 음식이나 독한 술을 원인으로 의심하지만 확실치 않다. 후두나 하인두에 암이 생기면 대부분은 후두를 모두 잘라냈다. 성대를 잘라내니 환자의 삶의 질이 어마어마하게 나빠진다. 그래서 후두를 살리기 위해서 어떤 방법이 있을까 고민하던 중에 로봇수술을 시도해 성공했다."

전통적인 수술로 후두를 제거하면 호흡 통로를 만들어주기 위해 목 앞쪽에 구멍을 뚫어야 한다. 그러나 로봇수술을 하면 종양만 정밀하게 도려낼 수 있어 후두 전체를 제거하는 경우가 획기적으로 줄어들었다.

로봇수술 초기에는 어려움이 많았다고 한다. 초창기 수술로봇은 대장암이나 전립선암을 수술하기 위해서 개발되었기 때문에 부피가 커 입 안으로 로봇팔과 카메라를 집어넣기가 쉽지 않았다.

2018년 두경부암 수술에 특화된 획기적인 로봇수술 기기가 개발됐다. 기존 수술로봇과 같은 인튜이티브서지컬사(社) 다빈치 제품이었지만 몸에 구멍을 하나만 뚫는 단일공 로봇이었다. 이 로봇은 크기가 작아진 3개의 로봇팔과 내시경이 직경 2.5cm의 단일 통로로 들어가 목 안에서 전개되므로, 수술의 편의성과 유효성을 크게 높였다. 3차원 카메라를 부착한 내시경이 자유자재로 구부러져 목 안을 세밀하게 관찰하기가 한결 수월해졌다. 김 교수는 2018년 10월 세계에서 두 번째로 들여온 단일공 로봇수술 기기를 이용하여 세계 최초로 수술을 시연하고 생중계했다.

판소리 가수의 생명을 구했지만…

　김 교수가 두경부암 로봇수술을 적극적으로 시작하게 된 계기가 있다. 2000년 초반 조교수 시절 김 교수는 50세 전후의 후두암 환자 A씨를 수술했다. 암이 많이 진행된 상태였기 때문에 후두를 모두 절제하고 목에 구멍을 뚫어 숨쉬는 통로를 만들었다. 수술은 성공적이었다. A씨는 이후 경과도 좋아 외래에서 정기적으로 점검했다. 그런데 5년쯤 되는 시점에 A씨가 오지 않았다. 이유를 알아 보니 스스로 생을 마감했다는 소식이었다. A씨의 직업은 판소리 가수였다.

　"그 환자가 판소리 가수라는 것을 그때 처음 알았다. 그에게 후두는 생명보다 더 소중했을 것이다. 나는 그때까지만 해도 의사 입장에서 병만 보고 병만 낫게 해주면 내가 할 일을 다했다고 생각했는데, 병을 낫게 한다고 모든 것이 해결되는 것은 아니라는 것을 깨달았다. 그래서 장기의 기능을 최대한 살리면서 암도 절제하는 방법이 없을까 하고 최소침습 수술 방법을 고민하던 차에 마침 수술로봇이 개발됐다. 로봇수술 덕분에 두경부암 수술에서도 기능을 크게 고려할 수 있게 됐다."

김 교수는 2005년에 편도암과 혀뿌리암의 70%는 인유두종 바이러스(HPV)와 관련이 있다는 의미 있는 연구 결과도 발표했다. 그는 "바이러스도 두경부암의 원인일 수 있다고 생각해, 세브란스병원 병리과 조남훈 교수 팀과 공동연구를 했다"며 "우연히 시작한 연구였지만 편도암과 혀뿌리암의 70%가 HPV인 것을 확인하곤 깜짝 놀랐다"고 회고했다. 지금은 HPV가 편도암과 혀뿌리암의 가장 큰 유발인자라는 것이 정설로 돼 있다.

두경부암은 왜 남자에게 잘 생길까

국가암통계에 따르면 2021년 기준으로 입술·구강·인두암 발병 인구 4371명 중 남자는 3159명이고 여자는 1212명이다. 후두암이 발병한 1302명 중 남자는 1226명으로 여자(76명)에 비해 압도적으로 많다. 두경부암은 왜 남자에게 많이 발생할까.

김 교수는 흡연이 가장 큰 요인인 것으로 추정했다. 김 교수에 따르면 흡연은 두경부암의 가장 큰 유발인자다. 흡연으로 연기를 들이마시면 연기가 후두 쪽을 긁고 지나가면서 여러 가지 문제를 일으키기 때문이다. 흡연자가 두경부암에 걸릴 확률은 비흡연자에 비해 15배 이상 더 높다는 연구 결과가 있다. 김 교수는 "흡연이 세포에 손상을 주는데, 세포핵의

DNA까지 손상된 세포가 정상세포로 회복되지 못하고 비정상적으로 증식을 계속하는 사이클로 들어가면 암이 된다"고 했다. 음주도 관련이 있다. 앞에서도 설명한 것처럼 인유두종 바이러스도 혀뿌리암 및 편도암의 유발인자로 꼽힌다.

두경부암 증상은 다양하다. 구강암은 입 안에 궤양이 발생한 후 잘 낫지 않으면 의심할 필요가 있다. 통증이 지속되고 종괴가 형성되기도 한다. 후두암은 목소리가 쉬거나 목에 이물감이 느껴질 수 있다. 목 주위로 혹이 만져지거나, 심하면 호흡곤란이 오기도 한다. 하인두암 역시 목에 이물감이 느껴질 수 있으며 음식을 삼킬 때 불편감과 통증이 올 수 있다. 목 주위에 혹이 만져지기도 한다. 병원에서는 내시경 검사와 CT, MRI 검사, 조직검사 등으로 두경부암을 진단한다.

두경부암은 다른 암과 마찬가지로 조기 발견이 무엇보다 중요하다. 따라서 목소리에 이상이 있거나 목에 이물감이 지속적으로 느껴지는 등의 증상이 있을 경우에는 전문의 진료를 받아보는 것이 좋다.

한국의 두경부암 수술 성적은 세계 1위

김 교수는 "두경부암은 까다로운 암이긴 해도 1~2기는 80~90%의 높은 생존율을 보이기 때문에 조기진단이 매우 중요하다"고 말했다. 3~4기 진행암인 경우 수술을 해도 기능적·미용적 장애를 남길 가능성이 있기 때문에 사소한 증상이 있어도 조기에 병원 진료를 받는 것이 바람직하다. 김 교수는 조기치료의 중요성을 거듭해서 강조했다.

"이제 1~2기 후두암, 하인두암 생존율은 거의 90% 이상이다. 우리가 로봇수술을 한 환자의 생존율은 세계 최고다. 특히 1~2기 편도암이나 혀뿌리암은 거의 100%에 가깝게 완치된다. 그래서 세계에서도 대한민국의 두경부암 수술 성적이 최고라고 인정한다."

진행된 3~4기 암일 경우 수술 전에 화학항암제를 사용해 종양의 크기를 줄인 후에 로봇수술을 한다. 이후 필요하면 방사선치료를 추가한다. 김 교수는 "이러한 수술 방법으로 3~4기 두경부암 생존율을 크게 높였다"고 말했다. 이어 "3~4기 후두암과 하인두암은 5년생존율이 50% 이하로 매우 안 좋지만 최근 우리 병원 데이터를 보면 5년생존율이 75%를 상회한다"며 "특히 후두를 잘라내지 않고 성대 기능을 보존하면서 높은 생존율을 이루는 것에 큰 의미가 있다"고 말했다. 두경부암은 재발을 잘 하는 편이지만 로봇수술 덕분에 재발률도 감소하고 있다. 김 교수는 "두경부암 치료에서 가장 중요한 건 환자의 치료 의지다"라며 "훌륭한 수술법이 많이 개발이 되고 또 좋은 결과를 보이고 있기 때문에 환자나 가족들은 실망하지 말고 치료를 잘 받는 것이 중요하다"고 강조했다.

가장 실력 있는 두경부암 의사는 누구?

김 교수에게 국내 두경부암 치료에서 가장 실력 있는 의사 몇 명을 추천해달라고 요청했더니 3명을 추천했다. 서울대병원 이비인후과 안순현 교수는 특히 두경부 재건 분야에 관심이 많고 업적도 많다. 두경부암 수술 후 환자들의 정상적 생활을 위해 재건은 매우 중요하다. 안 교수는 김세헌 교수가 대한이비인후과학회 이사장으로 재임했을 때 개최한 2023년 세계구강암학회의 총무이사를 역임했고, 대한두경부암학회 차기 회장으로 내정되어 있다. 고려대 안암병원 이비인후과 백승국 교수는 두경부암과 갑상선암 로봇수술은 물론 두경부암 연구에서도 많은 업적을 내고 있다. 2023년 세계구강암학회의 학술프로그램을 총괄했다. 중앙대 이세영 교수는 두경부암과 인유두종 바이러스 연구의 대가로 많은 임상 업적을 가지고 있으며, 2023년 세계구강암학회의 재무를 총괄했다.

김세헌 교수의 '두경부암 바로 알기'

◎ 두경부암은 빗장뼈와 뇌 사이에 발생하는 암을 말하며, 갑상선암과 안암은 제외한다.
◎ 두경부암은 얼굴과 목 안쪽의 구조가 복잡해 치료하기가 매우 까다로운 암이다.
◎ 조기진단과 로봇수술 덕분에 두경부암 환자의 생존율이 꾸준히 높아지고 있다.
◎ 편도암과 혀뿌리암의 70%는 인유두종 바이러스(HPV)와 관련이 있다.
◎ 두경부암은 남자에게 많이 발생하고 가장 큰 원인은 흡연이다.
◎ 목소리에 이상이 있거나 목에 이물감이 지속적으로 느껴시는 경우 전문의 진료를 받아보는 것이 좋다.
◎ 두경부암 수술 성적은 한국이 세계 최고다. 1~2기 후두암, 하인두암, 편도암, 혀뿌리암은 90% 이상 완치된다.

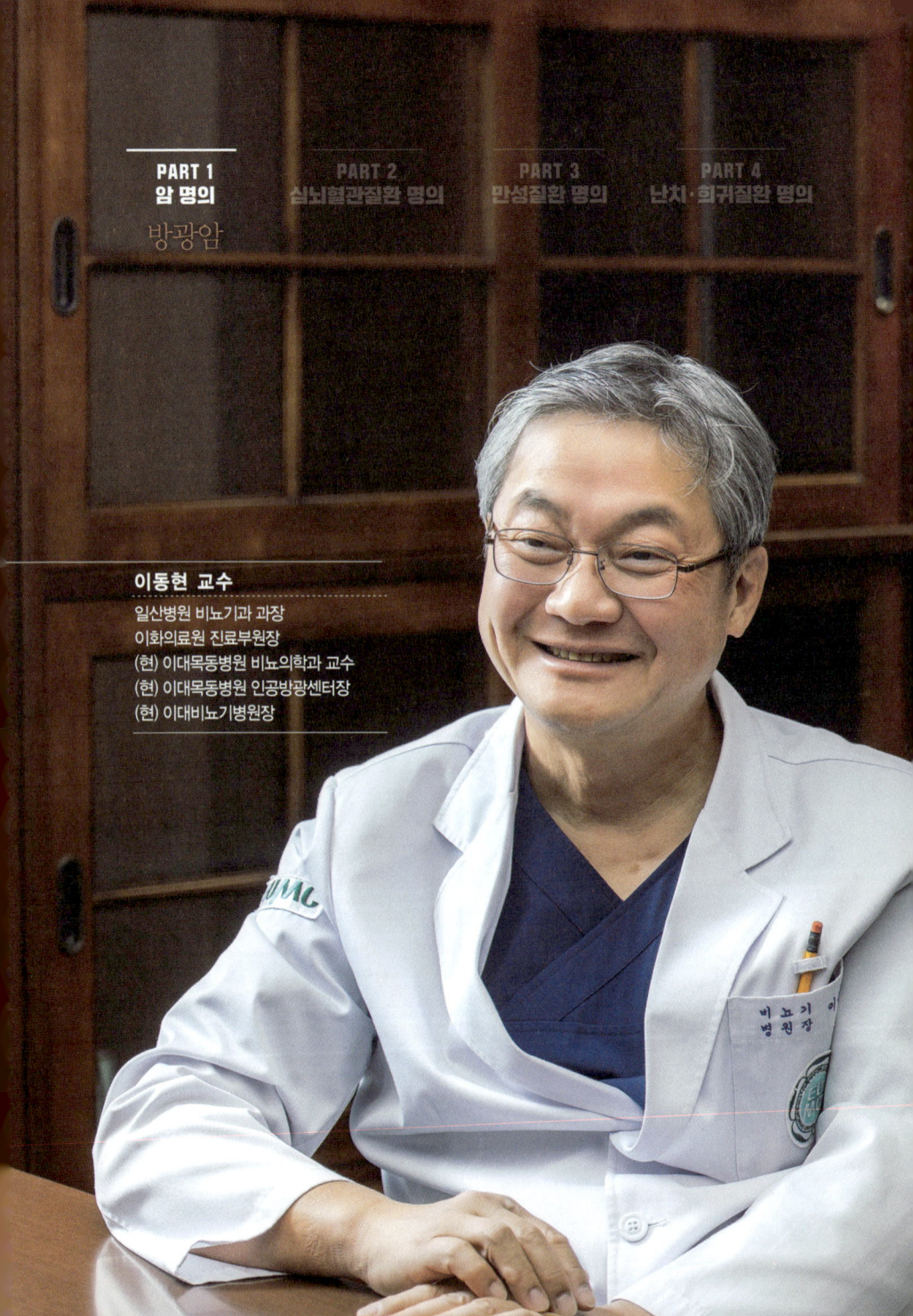

PART 1
암 명의
방광암

PART 2 심뇌혈관질환 명의
PART 3 만성질환 명의
PART 4 난치·희귀질환 명의

이동현 교수
일산병원 비뇨기과 과장
이화의료원 진료부원장
(현) 이대목동병원 비뇨의학과 교수
(현) 이대목동병원 인공방광센터장
(현) 이대비뇨기병원장

이동현

**이대목동병원
비뇨의학과 교수**

**인공방광수술 세계 리더
"소장으로 만든 인공방광,
소변주머니 없이 정상 생활"**

 이동현 이대목동병원 비뇨의학과 교수(이대비뇨기병원장)는 오후 5시 30분에 인터뷰 장소인 병원장실에 왔다. 약속보다 30분이 늦은 시각이었다. '수술이 길어지고 있다'고 미리 양해를 구했던 이 교수는 "오늘 하루 3건의 수술을 했는데, 마지막 40대 환자의 인공방광수술에 1시간이 더 걸렸다"고 설명했다. 이 교수의 경우 인공방광수술에 보통 3시간 정도가 소요되는데, 마지막 수술 환자는 비만해서 수술이 길어졌다는 것이었다. 비만이 있으면 왜 수술 시간이 더 길어질까. 이 교수의 설명은 이랬다.

 "인공방광수술은 방광을 완전히 떼낸 후, 소장으로 방광을 새로 만들어 기존 방광을 대체하는 수술이다. 소장은 장간막(위창자관을 배 속 벽에 고정하는 두 겹의 복막)에 달라붙어 있는데, 복부비만이 있으면 장간

막이 두껍고 기름이 잔뜩 끼여 있어 잘 당겨지지 않아 애를 먹는다. 예전에는 복부비만 환자는 아예 인공방광수술을 하지 못했지만 이런저런 시도를 한 끝에 요즘은 아주 심한 비만이 아니면 소장을 당겨와 인공방광수술을 할 수 있다."

소변주머니를 없애다

종양이 방광의 점막이나 점막 바로 아래층에만 있을 경우 수술로 종양만 절제한다. 그러나 종양이 방광의 근육층을 침범한 경우에는 방광절제술을 시행한다. 방광을 완전히 절제할 경우 소변을 내보낼 경로가 없어지므로 요로(尿路)를 새로 만들어주는데, 방법은 크게 두 가지다. 전통적인 방법은 회장도관술이다. 소장 아래 부분(회장)을 잘라 콩팥에서 이어지는 요관과 연결한 후, 배꼽 부근에 구멍을 뚫어 요관을 피부 밖으로 노출한다. 이 경우 소변을 모으기 위해 별도의 주머니를 만들어 배 바깥쪽에 부착한다. 따라서 환자는 해수욕장이나 대중목욕탕에 가기를 피하게 되고 소변 주머니를 정기적으로 비워야 하는 등 불편이 따른다. 인공방광수술은 회장도관술의 불편함을 개선한 수술 방법이다. 몸속 인공방광에 소변이 저장되었다가 요도를 통해 밖으로 배출되기 때문에 불편함이 거의 없다.

이 교수는 우리나라 인공방광수술의 선구자로 꼽힌다. 1996년 인공방광수술을 처음 시도한 후 꾸준히 수술 건수를 늘리면서 인공방광수술 발전을 주도했다. 이 교수는 지금까지 약 1800례의 인공방광수술을 시행했다. 국내에서 최다(最多)이며 세계에서도 가장 많을 것이라고 이 교수는 말했다. 그는 "국내 인공방광수술 중 절반은 이대비뇨기병원에서 이뤄진다"고 덧붙였다.

"연세의대 비뇨기과학교실 연구강사 시절에 은사님이 '미국에서는 인공방광수술을 한다는데 한번 해보라'고 했다. 온갖 문헌을 찾아 분석해 은사님의 환자에게 인공방광수술을 시도해 성공했다. 인공방광수술을 해보니 환자들이 참 편하고 좋아했다. 처음에는 1년에 10~20례 정도였지만 2010년 이후 이 수술을 많은 사람들에게 알려야겠다고 생각했다."

2010년만 해도 의사들은 주로 회장도관술을 시행했고, 인공방광수술이 있다는 것을 환자에게 알려주지 않았다고 한다. 이 교수가 언론 인터뷰 등을 통해 인공방광수술의 장점을 적극적으로 홍보한 결과, 인공방광수술이 빠른 속도로 알려졌고 지금은 보편적인 수술이 됐다. 인공방광수술의 정식 이름은 정위신방광술이지만 이 교수가 이해하기 쉽게 인공방광수술로 이름을 바꿨다고 한다.

인공방광수술 후 1년 안에 정상 기능

인공방광수술을 하기 위해서는 길이 5~6m인 소장 끝부분을 40~70cm 길이로 자른다. 절제 길이에 차이가 나는 이유는 소장 직경이 크면 적게 잘라내고 소장 직경이 작으면 많이 잘라내기 때문이다. 잘라낸 소장 한쪽을 활용해 풍선처럼 동그란 모양의 주머니를 만들어 위쪽은 콩팥 쪽 요관과 연결하고 아래쪽은 요도와 연결해 소변이 배출되게 한다. 주머니

용량은 처음엔 250cc지만, 6개월에서 1년 후면 보통 성인 방광의 용량인 500cc로 커진다.

인공방광을 만들 때는 수백 바늘을 촘촘히 꿰매야 한다. 소변이 밖으로 새지 않아야 하기 때문이다. 이 교수는 "하루에 3례의 인공방광수술을 할 때도 있는데, 이런 날은 1000번을 꿰맨다"며 "초기에는 손목이 아파서 냉장된 맥주 캔으로 냉찜질까지 했지만 요즘은 익숙해져서 괜찮다"고 말했다.

인공방광수술에 로봇수술이 확대되는 추세다. 그러나 이 교수는 개복수술만 고수하고 있다. 그 이유는 수술로봇은 꿰매는 속도가 느려 수술에 더 많은 시간이 소요되기 때문이다.

소장이 방광 기능을 하는 비결

소장과 방광은 각각 소화와 배설을 담당하기 때문에 완전히 다른 신체 기관이다. 그럼에도 소화기관이 어떻게 배설기관을 대체할 수 있을까. 이 의문에 대해 이 교수가 자세히 설명해줬다.

"방광은 소변을 저장하는 기능과 소변을 짜 밖으로 내보내는 기능을 가지고 있다. 소장에는 이런 기능이 없지만 수술 후 1년만 지나면 환자는 인공방광수술을 한 걸 잊어버릴 정도로 자연스러워진다. 인공방광은 소변이 마렵다는 것을 기존 방광과는 다른 방식으로 인식한다. 소변이 차면 소장에 음식이 차 있을 때와 같은 불편감을 느낀다. 수술 후에는 요도도 더 민감해져 자연스러운 배뇨를 돕는다."

방광 절제 후 인공방광수술을 하는 과정

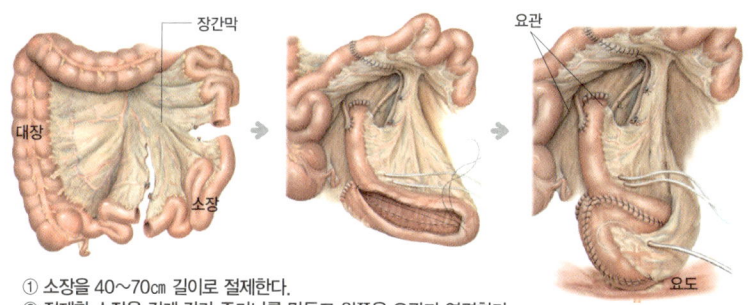

① 소장을 40~70㎝ 길이로 절제한다.
② 절제한 소장을 길게 갈라 주머니를 만들고 위쪽을 요관과 연결한다.
③ 300바늘 정도 꿰매 인공방광을 완성한 후 아래쪽 요도와 연결한다. 자료: 이동현 교수

 이 교수는 자신의 인공방광수술 기술이 외국에 비해 몇 년이 앞서 있다고 했다. 인공방광수술은 복잡하고 어렵지만 수술을 많이 하다 보니 노하우가 쌓여 수술 시간을 8시간에서 3~4시간으로 절반 이상 줄였다고 한다. 수술 시간 감소는 합병증 감소로 이어져 "지금은 수술에 실패하는 경우는 전혀 없고 합병증 또한 거의 없다"라고 강조했다. 인공방광수술 초기에는 하복부에서 배꼽 위까지 25~30㎝를 크게 절개했지만 요즘 이 교수는 배꼽 아래 13~15㎝만 절개한다. 또한 대부분의 수술은 수혈 없이 진행한다. 과거에는 많은 양의 수혈을 했지만 요즘은 수술법이 개선되어 10~50cc의 혈액만 유출되기 때문에 무수혈 수술을 한다는 것이다.
 인공방광수술 후 합병증이 발생할 수 있다. 가장 대표적인 합병증은 대사성 산증이다. 소장으로 만든 인공방광은 원래 소장의 습성을 가지고 있

기 때문에 요독과 함께 알칼리 성분을 배출해 몸이 산성화되는 것이다.

"이를 대사성 산증이라고 한다. 몸이 산성화되면 식욕이 떨어지고 몸에 힘이 없어 일어날 수 없고 심하면 생명을 잃을 수도 있다. 과거에는 대사성 산증으로 고령의 환자가 사망하기도 했지만, 요즘은 산성을 알칼리화하는 약을 처방하거나 물을 많이 먹게 해서 대사성 산증을 막는다. 이렇게 1년 정도 지나면 정상으로 돌아간다."

장 폐색 또한 흔한 합병증이다. 소장은 복막에 싸여 있는데, 방광을 제거하면서 아래가 뚫려 빈 공간이 생긴다. 이 빈 공간으로 장이 아래로 쏟아져 인공 방광과 골반 사이에 끼여 폐색이 일어나면 염증이 생길 수 있는 것이다. 이 교수는 "인공방광수술을 하면 대부분의 환자에서 장이 아래로 내려오지만 90%는 한 달 안에 정상으로 돌아온다. 그렇지 않은 경우에 수술을 해 장의 협착된 부위를 잘라낸 후 정상 장끼리 연결해 치료한다"라고 설명했다.

이 교수는 2018년 덴마크 코펜하겐에서 열린 유럽비뇨기과학회에 초청받아 장폐색 합병증을 치료하는 수술법을 시연했다. 그는 실크 실을 이용해, 아래로 내려온 장을 장막에 붙여 고정하는 '바울 서스펜션 메서드' 수술법을 처음 선보여 학회 참석자들의 주목을 받았다. 이 수술법은 유명한 국제 외과 학술지인 〈인터내셔널 저널 오브 서저리〉에 게재됐다.

30대 여성 방광암 증가

2021년 한 해 동안 우리나라에서 5169명에게 방광암이 발생했다. 이는 10년 전인 2011년 3692명에 비해 약 40% 증가한 인원이다. 환자 증가 요인의 첫 번째 요인은 인구 고령화라고 학계는 추정한다. 실제로 방광암은 60대 이후 남성에게서 가장 빈번히 발생한다. 이 교수는 "최근 들어 30대 여성 환자가 눈에 띄게 많아져 주목하고 있다"며 "원인은 아직 밝혀지지 않았다"고 했다. 이어 이 교수는 "과거에는 젊은 방광암은 독하다고 했지만 내가 경험해보면 꼭 그렇지만은 않다"고 덧붙였다. 방광암 5년생존율은 2021년 77%로 2010년 77.3%와 비슷하다. 이 교수는 방광암 생존율 개선이 없는 이유로 저조한 신약 개발을 꼽았다. 방광암 치료에는 30~40년간 백금 계열의 화학항암제 시스플라틴이 주로 사용되고 있다는 것이다.

최근 들어 획기적인 방광암 항암제가 개발되어 크게 주목받고 있다. 항체약물접합체(ADC) 신약 파드셉(성분명 엔포투맙베도틴)이다. 이 약물을 전이성 요로상피암 1차 치료에 면역항암제 키트루다(성분명 펨브롤리주맙)와 함께 사용할 경우 기존 화학항암제에 비해 무진행 생존기간이 약 2배 연장된다. ADC는 항체에 약물을 붙여 특정한 세포나 조직에 전달함으로써 치료 효과를 높이는 신기술로 최신 항암제에 많이 적용되고 있다. 이 교수는 "방광암 약물 치료에는 30여년간 백금 기반의 화학항암제가 맹주로 있었지만 파드셉이 이것을 깨뜨렸다"며 "앞으로는 파드셉이 더 많이 사용될 것으로 보인다"고 했다.

이 교수에 따르면 방광암은 뿌리가 얕은 암, 뿌리가 깊은 암으로 크게 분류한다. 뿌리가 얕은 암(1~2기)은 내시경으로 암을 잘라내고, 뿌리가 깊은 암(3기)은 방광을 잘라낸다. 4기는 이미 암 세포가 다른 장기에 전이된 상태이기 때문에 항암제를 사용하면서 경과를 지켜본 후 6개월~1년 동안 전이암 재발이 없을 경우 방광절제수술을 시행한다.

통증 없는 혈뇨를 조심하라

방광암 치료에는 결핵 치료제인 BCG를 사용하기도 한다. BCG를 사용해 방광 점막에 결핵을 유발시켜 심한 염증을 일으킨 후 우리 몸의 백혈구가 결핵균뿐만 아니라 암세포도 함께 잡아먹도록 유도하는 방식이다.

방광암 5년생존율을 보면 1~2기는 85.1%이지만 암이 진행되는 3기는 49.3%로 낮아지고 4기는 11.5%로 크게 떨어진다. 조기 발견이 중요한 이유다. 조기 발견을 위해서는 무엇보다 혈뇨를 가볍게 보면 안 된다. 통증이 있는 혈뇨일 경우는 방광염일 가능성이 크지만 통증이 없는 혈뇨일 경우 주의할 필요가 있다. 특히 70대 무통성 혈뇨일 경우에는 경각심을 가져야 한다고 이 교수는 강조했다. 전립선비대증 약을 복용하지만 증상이 개선되지 않을 때도 방광암을 의심해볼 필요가 있다. 방광암을 예방하는 생활 수칙으로 검증된 것은 없다. 이 교수는 "가죽 제조 과정에서 나오는 화학물질 등을 발병 요인으로 의심하지만 나는 아직 이런 환자를 만난 적이 없다. 머리 염색약을 의심하기도 하지만 증거가 없다"라고 말했다.

끝으로 이 교수에게 "아주 가까운 지인이 방광암에 걸렸지만 자신이 장기 해외 연수 등으로 인해 지인을 직접 진료할 수 없을 경우에 어떤 의사를 추천하겠나"라고 물어봤다. 이 교수는 "우리 병원(이대비뇨기병원)은 나 혼자가 아니라 시스템에 의해서 진료한다"며 "비뇨기과 김명수 교수와 류호영 교수를 추천한다"고 했다. 비뇨기과 학계에서는 고려대 안암병원 강석호 교수, 분당서울대병원 오종진 교수, 국립암센터 서호경 교수 등이 방광암 수술 치료의 실력자로 거명되고 있다.

이동현 교수의 '방광암 바로 알기'

◎ 방광암은 60대 이후 남성에게서 가장 빈번히 발생한다.
◎ 최근 들어 30대 여성 방광암 환자가 증가하고 있다.
◎ 종양이 근육층을 침범한 경우에는 방광을 절제하고 요로를 새로 만들어준다.
◎ 인공방광수술은 소장 일부를 잘라 방광을 새로 만들어 기존 방광을 대체하는 수술이다.
◎ 방광암 생존율 개선은 정체되어 있지만 ADC 신약이 주목받고 있다.
◎ 방광암 1~2기는 내시경으로 암만 잘라내고 3기는 방광을 전부 절제한다.
◎ 통증이 있는 혈뇨는 방광염일 가능성이 크지만 통증이 없는 혈뇨는 방광암을 의심할 필요가 있다.
◎ 약을 먹어도 전립선비대증이 개선되지 않는다면 방광암 검사를 받는 게 좋다.

PART 1
암 명의

PART 2
심뇌혈관질환 명의

PART 3
만성질환 명의

PART 4
난치·희귀질환 명의

백혈병

김동욱 교수

가톨릭대서울성모병원 혈액내과 교수
아시아태평양만성골수성백혈병연구회 위원장
한국백혈병세포유전자은행 대표
(현) 의정부을지대병원 혈액종양내과 교수
(현) 유럽백혈병네트워크 패널위원
(현) 세계만성골수성백혈병재단 이사

김동욱

**의정부을지대병원
혈액종양내과 교수**

**표적항암제 치료 기준을 만드는 의사
"50~60대에 많이 걸리는 백혈병…
혈액검사로 조기진단 가능"**

'암과의 전쟁에서 새로운 탄약이 등장했다.' 미국 시사주간지 〈타임〉 2001년 5월 28일 자는 이 문구로 표지를 채웠다. '기적의 표적항암제' 글리벡이 세상에 알려진 순간이었다. 〈타임〉의 문구는 과장이 아니었다. 글리벡은 암세포를 정확하게 공격해 백혈병의 한 종류인 만성골수성백혈병 환자의 10년생존율을 86%로 끌어올렸다. 이때까지 쓰였던 인터페론은 10년생존율이 10%에 불과했다. 평생 면역억제제를 써야 했던 골수이식 환자의 10년생존율도 60% 수준이었다.

글리벡이 출시된 지 24년, 그동안 만성골수성백혈병 표적항암제 8종이 새롭게 나왔다. 신약들은 공격성을 지속적으로 강화하며 2세대, 3세대로 진화했고 이제 4세대에 진입했다. 4세대 신약 개발의 목표는 14%인 사망

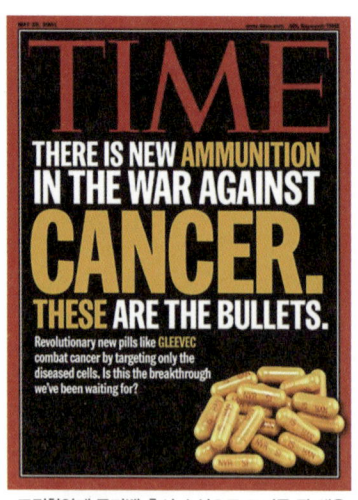

표적항암제 글리벡 출시 소식으로 표지를 꽉 채운 미 시사주간지 〈타임〉 2001년 5월 28일 자 표지.

자를 최대한 살리는 한편, 약 복용을 중단할 방법을 찾는 것이다.

표적항암제 질주의 맨 선두에 한국인 의사가 있다. 김동욱 의정부 을지대병원 혈액종양내과 교수다. 김 교수는 만성골수성백혈병 분야에서 세계 최고 석학들과 어깨를 나란히 하고 있다. 특히 표적항암제 연구·개발에서 국내는 물론 글로벌 제약사들이 앞다퉈 그를 찾는다. 그는 2002년 글리벡 국내 도입을 이끌어 공급심의 위원장을 맡았으며, 글리벡 국내 치료 기준을 제시했다. 또한 국산 표적항암제 슈펙트 개발에 크게 기여해 표적항암제 약값을 획기적으로 낮췄다는 평가를 받는다.

만성골수성백혈병 환자 25%를 진료

김 교수가 현재 치료 중인 환자는 약 2200명. 국내 만성골수성백혈병 환자 약 8000여명 중 25% 이상을 김 교수가 진료하고 있는 셈이다. 또한 김 교수는 2011년부터 현재까지 유럽백혈병네트워크 멤버로서 세계 백혈병 치료 기준을 제시하고 있다. 멤버 35명 중 아시아인은 최근 추가된 중국 베이징대 교수 1명을 제외하면 김 교수가 유일하다.

백혈병은 혈액세포에 발생한 암을 말한다. 비정상적인 백혈구가 과도하게 증식해 백혈구, 적혈구, 혈소판의 생성을 억제함으로써 패혈증, 빈혈, 출혈 등을 일으키고 심하면 사망에 이르게 한다.

백혈병은 세포의 기원에 따라 크게 골수성과 림프성으로 나눈다. 골수성과 림프성은 다시 급성과 만성으로 분류한다. 김 교수에 따르면 백혈병 발생 비율은 급성골수성백혈병이 50%를 넘고 급성림프성백혈병이 20~25%, 만성골수성백혈병이 15%, 만성림프성백혈병이 1~3%다. 이들 백혈병 4종은 성격이 완전히 다른 암이라서 치료법도 다르다.

만성골수성백혈병의 발생 비율은 15%에 불과하지만 실제 환자 비율은 전체 백혈병 환자의 50%에 육박한다. 표적항암제 덕분에 장기 생존 환자가 크게 증가했기 때문이다. 김 교수는 "초년 교수 시절 4종 백혈병 환자를 모두 진료했지만 환자가 많고 한 가지 질환만 집중적으로 연구해 세계 최고의 경쟁력을 유지하기 위해 만성골수성백혈병 환자만 진료하고 있다"고 말했다.

35배 더 강력한 표적항암제를 개발하다

김 교수는 1986년 가톨릭대 의대 전공의 시절 김춘추 혈액내과 교수에게 선발되어 백혈병을 주 전공으로 택했다. 김춘추 교수는 골수이식 치료의 대가로, 제자 또한 골수이식 치료의 맥을 잇길 원했다. 그러나 이 무렵 김 교수는 획기적인 신약 개발 소식을 접했다. 표적항암제 글리벡이 미국, 유럽 등에서 임상시험을 하고 있다는 소식이었다. 그는 글리벡 제조사인 노바티스에 편지를 보내 한국도 임상시험에 참여하고 싶다고 했지만 거절당했다. 대신 동정적 치료 프로그램에 참여할 기회를 주겠다는 응답을 받았다. 동정적 치료는 아직 승인받지 않았지만 암 등 위급한 불치병 환자에게 큰 이익을 줄 수 있을 것이라고 기대되는 신약을 무료로 공급하는 응급 조치다. 그러나 이번엔 식품의약품안전처가 걸림돌이었다. 수십 명의 환자가 동정적 치료 승인을 기다리고 있었지만 당시 식품의약품안전처는 3~6개월이나 걸리는 승인 절차를 고수했다고 한다.

"승인을 재촉하는 편지를 청와대에 보내달라고 환자들에게 부탁했다. 이런 노력 끝에 조기 사용 승인이 났고, 나는 글리벡 공급심의 위원장을 맡아 약 320명의 환자에게 무료로 투약할 수 있었다. 2001년 5월 15일 사경을 헤매던 첫 번째 환자를 시작으로 많은 환자들이 일주일 만에 기적같이 좋아져 퇴원했다."

김 교수의 열정은 국산 표적항암제 슈펙트 개발로 이어졌다. 일양약품 슈펙트는 글리벡보다 35배 더 강력한 2세대 표적항암제다.

"당신이 다국적 제약사 사외이사인가?"

2002년 일양약품은 글리벡 복제약을 만들기로 하고 김 교수에게 도움을 요청해왔다. 그러나 당시에는 이미 글리벡의 내성 문제가 부각되어 제조사인 노바티스도 미국 하버드의대와 함께 2세대 신약 타시그나를 개발하고 있었다. 김 교수는 일양약품에 2세대 신약 개발을 제안했고, 슈펙트는 2008년 1상 임상시험을 시작해 2012년 1차 치료에 실패한 환자를 대상으로 하는 2차 치료제로 출시됐다.

"슈펙트는 약값을 3분의1로 낮춰 더 많은 환자에게 경제적 혜택을 줄 수 있었다. 당시 〈월스트리트저널〉은 한국이 개발한 신약으로 인해 전 세계 약값이 떨어지고 있다고 보도했고 실제로 다국적 회사들의 약값이 한국에서 가장 낮았다."

김 교수는 "슈펙트 개발 덕분에 '매국노'라는 오해도 풀었다"며 일화 하나를 들려줬다. 그가 글리벡 도입에 앞장설 무렵 국내외 의학계는 골수이식파와 표적항암제파가 팽팽히 맞섰다. 골수이식파의 선봉인 스승 김춘추 교수는 표적항암제 치료를 주도하는 김 교수를 향해 "당신이 다국적 제약사 사외이사냐"라고 공개적으로 비난하기도 했다고 한다. 그러나 2006년 유럽백혈병네트워크가 "만성골수성백혈병의 1차 표준치료는 표적항암제 글리벡이다"라고 선언하면서 골수이식과 표적항암제를 둘러싼 논란은 종지부를 찍었다. 이후 김춘추 교수도 새로운 지침을 인정하며 김 교수를 크게 격려했다고 한다.

'게임체인저' 기대되는 4세대 표적항암제

현재 만성골수성백혈병 표적항암제는 1세대부터 4세대까지 9종이 개발되어 있다. 처음 진단을 받은 환자에게는 1세대 글리벡과 2세대 스프라이셀, 타시그나, 슈펙트를 처방한다. 이들 약물은 건강보험 적용을 받는다. 1차 약물에 내성이 생기면 여기에 아이클루식이나 1차 요법으로 사용하지 않은 약물을 선택할 수 있고, 2가지 이상 약물 치료에 실패한 경우에는 4세대인 샘블릭스(성분명 애시미닙)를 사용할 수 있다. 샘블릭스는 2023년 7월부터 건강보험 적용이 되고 있다.

김 교수는 요즘 4세대 표적항암제 개발에 많은 열정을 쏟고 있다. 현재 글로벌 제약사 엔리븐, 턴즈, 선파마에서 개발 중인 ELVN-001, TERN-701, 그리고 보도바티닙에 대한 임상시험을 진행하고 있고 국내 바이오 기업 이뮤노포지와 함께 또 다른 4세대 표적항암제 KF1601을 임상 개발 중이다.

이미 상용화된 표적항암제만으로도 10년생존율이 86%로 매우 높은데도 불구하고 왜 신약 개발에 속도를 내고 있을까. 김 교수는 "현재 화두는 완치율을 더 높이고 약 복용을 아예 중단하는 것이기 때문에 암세포를 제로로 만드는 강력한 신약을 경쟁적으로 개발하고 있다"고 말했다. 김 교수는 자신이 치료 중인 환자 2200명 중 15%인 300여명은 약 복용을 중단했으며, 이들 중 절반에게는 암이 재발했고 절반에게는 암이 사라졌다고 밝혔다.

애시미닙 등 3·4세대 신약은 표적항암제의 새로운 게임체인저로 기대를 모으고 있다. 김 교수에 따르면 3·4세대 신약은 고용량 처방 시에 1·2세대 신약이 제압하지 못했던 315번 점 돌연변이를 강력하게 억제할 수 있다.

60대 환자가 10대보다 3배 더 많아

만성골수성백혈병 발병 원인은 일부 X선, 감마선, 중성자선 등의 방사선이나 벤젠, 톨루엔 같은 화학물질이 거론되고 있지만 명확하지 않다. 그러나 연령 요인은 비교적 명확하다. 백혈병은 19세 이하 소아청소년들에게 많이 발병하는 것으로 알려져 있지만 실제로는 연령이 증가할수록 발병률이 더 높다. 건강보험심사평가원 집계를 보면 2018년 백혈병 진료 인원은 2만932명에서 2022년 2만5583명으로 약 20% 증가했다. 2022년 기준 연령별 구성은 10대 2283명, 50대 4530명이며 60대가 5560명으로 가장 많다. 김 교수는 고령인 백혈병 환자가 많은 이유를 "나이가 들수록 세포 다양성이 크게 떨어져 세균에 대한 대항력이 떨어지기 때문"이라며 "세포 소멸에 대한 반작용으로 세포가 급격히 증식하면서 백혈병이 발생하는 경우도 있다"고 설명했다.

만성골수성백혈병은 피로감 외에 특별한 증상이 없으며, 병이 진행되면서 비장이 커져 있는 경우가 많다. 따라서 명확한 조기진단법은 없지만 혈액검사에서 백혈구와 혈소판이 증가해 있으면 전문가 진료를 받아보는 것이 좋다.

김 교수에 따르면 조기진단을 위해서는 차세대염기서열분석(NGS) 검사가 가장 효과적이다. 유전자 수십~수백 개만 추출해 한 번에 검사하면 몇 년 후 백혈병 발병 가능성을 예측할 수 있다는 것이다. 그러나 현재 NGS 검사는 회당 비용이 100만~300만원에 이른다. 김 교수는 "인공지능(AI)을 활용한 개인 맞춤형 NGS 검사 분석 방법을 연구하고 있다"며 "머지않아 실제 건강검진에 사용할 수 있을 것"이라고 말했다. 이어서 "많은 환자들은 이미 6개월에서 1년 전에 백혈병에 걸렸지만 백혈구

개수가 30만~40만개로, 정상보다 30~40배 많아졌을 때 병원에 온다"며 "국가검진에서 빈혈 검사만 할 것이 아니라 백혈구와 혈소판 검사를 추가하면 좀 더 많은 환자를 조기진단 할 수 있다"고 강조했다.

만성골수성백혈병은 표적항암제를 사용하더라도 암세포 개수가 적을 때 치료하면 유리하다. 왜냐하면 암세포가 많아질수록 약물에 내성을 가지는 암세포도 그만큼 많아지기 때문이다.

치료 성공의 절반은 환자 몫

만성골수성백혈병 환자 대부분은 매일 표적항암제를 복용해야 하기 때문에 환자 교육이 매우 중요하다. 김 교수는 "골수이식은 똑똑한 의사를 만나 의사의 지시대로 치료받으면 되지만 표적항암제 치료는 환자가 제때 약을 복용해야 하기 때문에 치료의 몫이 의사 50%, 환자 50%다"라며 "환자 교육을 위해 환우회를 적극적으로 지원하고 있다"고 말했다. 김 교수는 2005년부터 환우 모임 '루산우회'와 '샛별회'를 운영 중이다. 회원수 2000여명인 루산우회는 연 2회 정기 모임을 가진다. 5월에는 충청남도의 한 수련원에서 1박 2일 캠프를 진행하고 9월에는 병원 강당에서 실내 행사를 연다. 매회 300~400명이 참석해 친목을 도모하고 복약 지도, 새로운 연구결과 특강 등 최신 지식을 얻고 일상 생활 관리를 배운다. 약 30명의 50~70대 여성 환자들로 구성된 샛별회는 매일 병원 외래에서 다른 환자들에게 다양한 정보를 제공하고 복약 방법 등을 설명하는 고참 환자들의 봉사 모임이다.

환자와의 교류는 온라인에서도 이어진다. 환자들은 유전자 검사 결과 등을 전용 앱을 통해 확인하고 궁금한 점이 있으면 루산우회 상담실 '교수님과의 대화' 방에 질문을 올리고 김 교수는 답변을 한다.

김 교수에게 혈액암 진료와 연구에서 뛰어난 성과를 거두고 있는 의사 추천을 요청했다. 김 교수는 림프종 분야에서 삼성서울병원 김석진 혈액종양내과 교수를 추천했다. 김석진 교수는 림프종에 특화되어 있고, 환자가 많고 겸손하며 해외 학회에도 적극적으로 참가해 연구 결과를 많이 발표한다. 은평성모병원의 혈액내과 신승환 교수도 미래가 주목된다. 과묵하고 성실하며 백혈병과 다발골수종을 진료하지만, 미국 연수에서 컴퓨터공학을 전공한 지도교수를 선택할 정도로 최근 글로벌 트렌드를 혈액학 분야에 가장 잘 접목할 가능성을 가지고 있다고 보기 때문이다.

김동욱 교수의 '백혈병 바로 알기'
◎ 백혈병은 혈액세포에 암이 생겨 백혈구가 과도하게 증식함으로써 패혈증, 빈혈, 출혈을 일으키는 암이다.
◎ 백혈병은 소아청소년들에게 많이 발병하는 것으로 알려져 있지만 실제로 50~60대에게 많이 발생한다.
◎ 백혈병은 크게 골수성백혈병과 림프성백혈병으로 나눈다.
◎ 백혈병 환자의 50%는 만성골수성백혈병 환자다.
◎ 표적항암제 덕분에 만성골수성백혈병 환자의 10년생존율이 86%까지 높아졌다.
◎ 건강검진 항목에 백혈구와 혈소판 검사를 추가하면 백혈병을 조기에 진단할 수 있다.
◎ 혈액검사에서 백혈구와 혈소판이 증가해 있으면 전문가 진료를 받아야 한다.

PART 1
암 명의

PART 2
심뇌혈관질환 명의

PART 3
만성질환 명의

PART 4
난치·희귀질환 명의

암 일반

김의신 교수
MD앤더슨병원 암센터 핵의학과 과장
MD앤더슨병원 암센터 종신교수
미국 핵의학회 회장
경희대 의학전문대학원 석학교수
가천대 메디컬캠퍼스 석좌교수
서울대 융합과학기술대학원 분자의학과 WCU교수

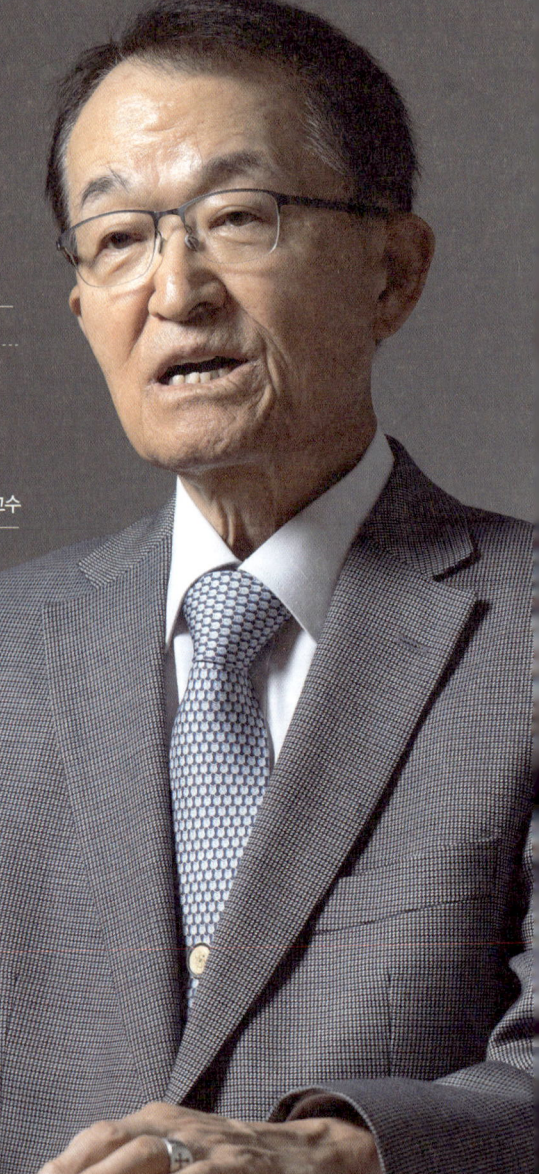

김의신

MD앤더슨병원 암센터
종신교수

'미국 최고의 의사'에 11회 선정
"암은 전신질환이자 만성질환⋯ 고혈압처럼 관리하며 공존해야"

1979년 암 진단과 치료에서 새로운 지평이 열렸다. 방사선 동위원소와 면역 항체를 결합해 암을 진단하고 치료하는 신기술이 개발된 것이다. 이 혁신 기술의 주역은 두 사람이었는데, 그중에 한 명은 한국인이었다. 김의신 MD앤더슨병원 암센터 종신교수가 바로 그다. 김 교수는 "요즘은 암 진단과 치료에서 방사선 동위원소 면역 치료가 매우 활발히 시행되고 있지만 50년 전엔 '하나의 꿈'이었다"며 "세계적 면역학자인 데이비드 골든버그 교수와 내가 세계 최초로 방사선 면역학적 암 진단과 치료 기법을 개발한 것은 개인적으로도 매우 큰 영광이다"라고 말했다. '방사선 면역학(Radioimmunotherapy)'은 이때 김 교수가 만든 학술 용어다. 방사선 면역 진단·치료는 방사선 동위원소를 이용해 질병을 진단하거나 치료하는 기법으로, 특히 암 진단과 치료에 폭넓게 사용되고 있다.

올해 82세인 김 교수는 요즘 미국과 한국을 오가며, 평생 쌓은 암에 대한 통찰을 나누고 있다. 한국에서는 서울대 융합과학기술 대학원과 서울대 의과대학에서 분자의학과 핵의학을 강의하고 있다. 김 교수를 만난 이유는, 부동의 사망 원인 1위인 암의 본질은 무엇인지를 세계적 암 전문가에게 직접 들어보기 위해서였다. 또 암에 대한 한국인의 생각과 대처 방법은 선진국과 무엇이 다른지도 궁금했다.

39세에 세계 최고 병원 종신교수가 되다

김 교수는 서울대 의과대학 대학원에서 예방의학 석사 과정을 마친 후 1969년 미국으로 건너갔다. 김 교수가 미국으로 간 첫 번째 이유는 "지방 고교(전주고) 출신이 서울대 교수가 될 가능성이 거의 없었기 때문"이었다. 그의 첫 유학생활은 존스홉킨스대학 내과에서 시작됐다.

"그 무렵에 CT(컴퓨터단층촬영) 기술이 처음 나왔다. 이 혁신 기술을 꼭 배워야겠다는 마음이 생겨 미네소타대학에 가서 방사선의학을 공부했고, 이후 워싱턴대학에서 핵의학을 연구했다. 그다음에 면역학도 공부해 골든버그 교수와 함께 3년간 치열하게 연구한 끝에 방사선 면역 진단·치료법을 개발했다."

이 일로 인해 김 교수는 날개를 달았다. MD앤더슨병원에 스카우트되어 39세에 종신교수가 되었고 이후 32년간 종신교수로 재직하며 세계적 암 의학자로서 입지를 굳힌 것이다. 또한 2년에 한 번 선정하는 '미국 최

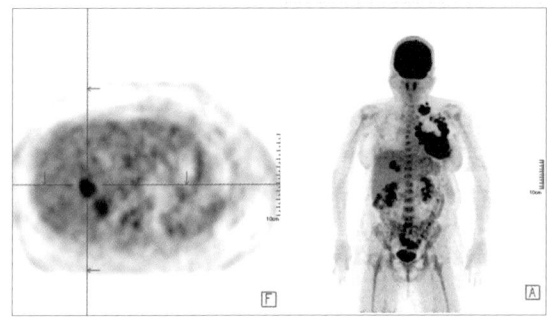

PET(양전자 방출 단층 촬영) 영상. PET는 양전자가 방출하는 감마선을 포착해 신체의 어느 부위에 암이 있는지를 알려준다. 김의신 교수는 미국 워싱턴대학 재직 시에 세계 최초로 PET를 환자 임상시험에 사용했다. photo 게티이미지

고의 의사'에 11차례나 선정됐다. 김 교수는 미국 워싱턴대학 재직 시에 세계 최초로 PET(양전자 방출 단층 촬영)를 환자 임상시험에 사용하기도 했다.

암은 유전자병이자 전신질환

김 교수는 "암은 유전자병이자 전신질환이다"라고 정의했다. 그 이유는 이렇다.

"모든 암은 유전자의 변이로 인해 생긴다. 그래서 유전자병이라고 말하는 거다. 유전자 변이의 20%가량은 부모에게서 잘못된 유전 인자를 물려받아 발생한다. 나머지 80%의 유전자 변이는 스트레스, 환경과 음식 등 다양한 요인으로 인해 발생한다. 또한 암은 전신질환이다. 암은 특정 부위에만 발생하는 국소병이라고 흔히 생각하지만, 유전자 변이는 특정 부위에만 일어나는 것이 아니라 전신에서 일어나기 때문에 전신질환이라고 봐야 한다."

유전자 변이를 일으키는 요인은 매우 다양하다. 김 교수는 첫 번째 요인으로 스트레스를 꼽았다. 김 교수에 따르면 스트레스는 면역을 억제하는 세포들을 많이 만들고 면역 T세포를 줄여 면역 체계를 망가뜨린다. 스트레스 호르몬인 코르티솔 등이 분비되어 암세포 증식을 촉진한다. 또한 스트레스는 활성산소를 많이 생성하고, 이 활성산소가 DNA를 손상시켜 유전자 변이를 일으킨다.

한국 재벌들이 암에 많이 걸리는 이유

김 교수는 MD앤더슨병원 암센터 진단 분야 책임자로 있을 때 삼성, 현대, LG 등 국내 대표적인 그룹 회장들의 암 진료에 많은 도움을 줬다고 한다. 이들은 대개 폐암을 치료하기 위해 MD앤더슨병원을 찾아왔는데, 김 교수는 이들의 암을 직접 진단하고 치료 방향 설정을 도왔다. 김 교수는 "당시에 만난 한국 재벌들이 암에 걸린 이유도 과도한 스트레스 때문인 것 같다"고 말했다.

"회사 경영 부실로 잠을 못 자는 이도 있었고 회사 승계 문제로 마음의 상처를 크게 입어 열흘간 음식을 입에 못 댄 이도 있었다. 그들을 보면서 암에 안 걸릴 수가 없겠다라는 생각이 들었다. 그들은 생각이 경직되어 있고 스트레스 관리의 중요성을 잘 모르는 것 같았다. 미국 재벌들은 평소에 다방면의 책을 많이 읽어 아는 것도 많고 생각이 유연하다. 근데 한국 재벌들은 책 읽는 것을 못 봤다. 자기가 아니면 안 된다는 착각이 병적이다. 미국 재벌들은 높은 자리에 갈수록 다른 사람한테 다 맡기고 자기는 중요한 결정을 한두 개만 한다. 한국 재벌들은 남을 못 믿고 자기 아니면 안 된다고 생각하니 얼마나 바쁜가. 그래서 스트레스가 많아 암에도 잘 걸리는 것이다."

흡연, 과음도 만성염증을 일으켜 암 발생 가능성을 높인다. 과식과 운동 부족은 복부 지방세포를 증가시키고, 이로 인해 발생한 비만도 만성염증을 가져와 암을 유발한다. 또한 비만은 인슐린 호르몬을 증가시키고 여성의 경우 에스트로겐 호르몬까지 증가시켜 암 발생을 촉진한다.

김 교수는 암 유발 가능성이 있는 음식을 주의해야 한다고 강조했다. 특히 지방이 잔뜩 낀 육류는 만성염증과 산화 스트레스를 일으키며 DNA를 손상시키고 담즙산 분비를 증가시켜 대장암을 일으킬 수 있으며, 장내 미생물 환경을 불균형하게 만들어 췌장암과 폐암을 일으킬 수 있다고 했다. 미세먼지 같은 환경오염도 암 유발 인자다.

국소치료로 암 물리칠 수 없어

김 교수는 "암은 유전자병이자 전신질환이기 때문에 치료 또한 암의 특성에 맞게 이뤄져야 한다"고 강조했다.

"상당수의 한국 사람들은 국소치료만 하면 되는 줄 안다. 수술이나 방사선 치료로 암을 잘라버리거나 태워버리면 암이 모두 죽을 것이라고 생각한다. 그러나 국소치료만으로는 암을 물리칠 수 없다. 약 20년 전부터 암 치료 방향이 확 달라졌다. 미국에서는 나쁜 암은 될 수 있으면 수술을 안 하려고 한다. 요새는 복강경수술이나 로봇수술로 필요한 부위만들어내고 근본 치료는 화학항암제나 표적항암제, 면역항암제, 호르몬 치료를 한다. 약물을 먼저 사용하기도 한다. 서양 사람들에게 '우선 약으로 치료합시다'라고 말하면 대부분은 동의한다. 그래서 약을 사용해 전신을 돌아다니는 세포를 죽인 뒤 한두 달 후에 남아 있는 암을 싹 들어낸다. 그러나 한국 사람에게 똑같이 설명하면 그때부터 잠을 못 자고 고민하다가 다른 병원에 가서 수술로 암을 떼내달라고 하는 경우가 많다."

수술은 가장 근본적인 암 치료 기술로 받아들여지고 있다. 김 교수의 주장 또한 수술이 불필요하다는 의미가 아니라 '수술이 만능이다'라는 생각이 잘못되었다는 의미로 읽혔다. 역시 무엇보다 중요한 것은 조기 발견이다.

"1기에 조기진단을 하면 수술도 쉽고 항암제도 잘 듣는다. 암은 매일 매일 악질로 변한다. 1cm 크기의 암에는 암 세포가 10억개나 있다. 더구나 우리가 치료하려고 하면 암은 살아남기 위해서 바이러스처럼 계속 변한다. 그러니까 변화무상하게 변하지 않고 작은 부위에만 머물러 있을 때 발견해 치료하는 것이 매우 중요하다."

암의 본질은 인간의 '죄성'과 같다

김 교수는 이미 진행된 암은 완치하기가 매우 어렵다며 암의 본질을 인간의 '죄성(罪性)'에 비교하며 설명을 이어갔다.

"암을 완치하기가 어려운 것은 사람을 바꿀 수 없는 것과 똑같다. 죄인을 교도소에 보내고 별짓을 다 해도 바뀌지 않는다. 인간이 가지고 있는 나쁜 마음, 즉 죄성 때문이다. 성직자들도 죄성을 가지고 있는 것은 똑같다. 그래서 암이 더 이상 작동하지 못하게 정지시키는 것이 최선의 방법이다."

김 교수는 "이를 위해서는 암을 보는 관점을 바꿔야 한다"며 "죽을 때까지 암과 함께 살아간다는 마음을 가져야 한다"고 강조했다. 암도 당뇨나 고혈압 같은 만성질환으로 여기고 지속적으로 치료, 관리하는 자세를 갖는 것이 중요하다는 것이다. 그러면서 다음과 같이 주문했다. 길게 옮겨본다.

"다수의 한국 사람들은 암에 걸리면 세상이 끝난 것처럼 낙심하지만 미국 사람들은 완치가 안 되는 만성질환쯤으로 생각한다. 따라서 암에 걸리면 전문가의 말을 잘 듣고 꾸준한 치료와 관리를 해야 한다. 장기간에 걸쳐 약물치료를 잘 하기 위해서는 체력을 잘 유지하는 것이 매우 중요하다. 잘 먹고 잘 마셔야 체력이 유지된다. 암 치료는 잘못된 단백질을 때려부수는 것이 핵심이기 때문에 암 환자는 단백질이 부족하지 않도록 잘 보충해야 한다. 내가 미국에서 만난 한국 암 환자들은 암에 걸리면 채소만 먹고 단백질을 안 먹어 빈혈이 많이 왔다. 빈혈이 오면 암을 치료하는 약도 잘 듣지 않는다. 또한 백혈구 수가 줄어들어 면역력이 저하되고 혈소판 수가 감소하면 뇌출혈 위험이 높아진다."

김 교수는 단백질 중에서 닭가슴살 같은 지방이 적은 육류나 두부 같은 식물성 단백질, 그리고 생선의 단백질이 좋다고 했다. 소고기나 돼지고기 등 지방이 많이 포함된 육류는 권하지 않는다. 채소나 버섯도 꾸준히 섭취해 체중을 균형 있게 유지하는 것도 중요하다.

가난했던 시절의 식단이 '최고 건강 식단'

김 교수는 "육체는 마음의 하인"이라며 "긍정적 사고를 해 스트레스를 줄이는 것도 필수다"라고 강조했다. 기분이 나쁘면 아무리 좋은 음식이나 약을 먹어도 장이 이를 흡수하지 않는다는 것이다.

"우선 마음이 편해야 한다. 특히 자산을 많이 가진 사람들은 암에 걸리면 억울해한다. 자기가 죽을 고생해서 이렇게 일궜는데 써보지도 못하고 죽게 됐다고 생각하기 때문이다. 마음이 이렇게 불안하다면 치료가 잘될 수가 없다."

암에 걸렸을 때도 친구나 주변 사람들을 만나야 한다. 그래야 식욕도 더 생기고 스트레스도 준다. 또한 수술은 반드시 제2의 의견을 물어보고 하는 것이 바람직하다. 한국에는 불필요한 수술이 많이 이뤄지고 있다고 보기 때문이다.

세계적인 암 학자의 건강 유지법은 무엇일까. 기본은 걷기다. 걸으면 자연스럽게 유산소운동이 되고 다리 근육도 튼튼해질 뿐만 아니라 뇌 건강에도 도움을 준다. 김 교수는 "나는 병원에서도 가급적이면 걷는다. 골프를 칠 때도 카트를 안 타고 걸어다닌다"며 걷기의 생활화가 중요하다고 강조했다. 음식의 경우, 가난했던 어린 시절 군산에서 먹었던 식단을 가급적이면 지키려고 노력한다고 했다.

"우리는 6·25전쟁을 거치며 가난하게 살았으니까 육류는 생일 때나 먹었고 주로 생선에 채소, 보리밥, 상추쌈, 된장찌개가 주식이었다. 돌이켜보면 그게 최고의 건강식단이었다. 요즘도 기름진 고기와 튀긴 음식과 가공식품을 피하고 균형 있게 음식을 섭취하려고 한다."

김 교수는 국내 지인이 암에 걸려 시급한 진료가 필요할 경우에 어떤 의사를 추천할 것인가라는 질문에 즉답을 피했다. 그러면서 "수술이나 방사선치료를 할 경우에는 병원 한 곳을 더 방문해 제2의 의견을 받아 보는 것이 바람직하다"고 강조했다.

김의신 교수의 '암 바로 알기'
◎ 모든 암은 유전자의 변이로 인해 생기므로 유전자병이다.
◎ 유전자 변이의 20%는 부모에게서 물려받고 80%는 후천적 요인으로 발생한다.
◎ 암은 유전자 변이가 전신에서 일어나기 때문에 전신질환이라고 봐야 한다.
◎ 스트레스는 면역 체계를 망가뜨리기 때문에 암 유발의 첫 번째 요인이다.
◎ 비만은 만성염증을 가져와 암 발생 가능성을 높인다.
◎ 암은 전신질환이기 때문에 수술이 만능이라고 생각하면 안 된다.
◎ 암은 인간의 '죄성(罪性)'과 비슷하기 때문에 작동을 정지시키는 것이 최선의 방법이다.
◎ 암을 당뇨나 고혈압 같은 만성질환으로 여기고 지속적으로 치료, 관리하는 자세를 가져야 한다.
◎ 암 환자가 단백질을 먹지 않으면 빈혈이 와서 치료 약이 잘 듣지 않는다.
◎ 닭가슴살, 생선, 두부를 많이 먹고, 지방이 많은 육류는 피하는 것이 좋다.

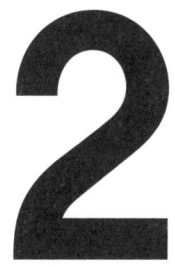

심뇌혈관질환,
글로벌 명의들은 이렇게 고친다

치매_ 김상윤 분당서울대병원 신경과 교수
혈액검사 치매 조기진단법 개발

심혈관질환_ 김효수 서울대병원 순환기내과 교수
세계적인 심장병 전문가

부정맥_ 김영훈 고려대안암병원 순환기내과 명예교수
부정맥 시술 1만5000례의 세계 권위자

진전증_ 장진우 고려대안암병원 신경외과 교수
초음파뇌수술 세계 권위자

뇌졸중_ 이승훈 서울대병원 신경과 교수
지주막하출혈 혁신 치료제 개발 중

대동맥질환_ 송석원 이대서울병원 심장혈관흉부외과 교수
대동맥 수술의 세계 기준 제시

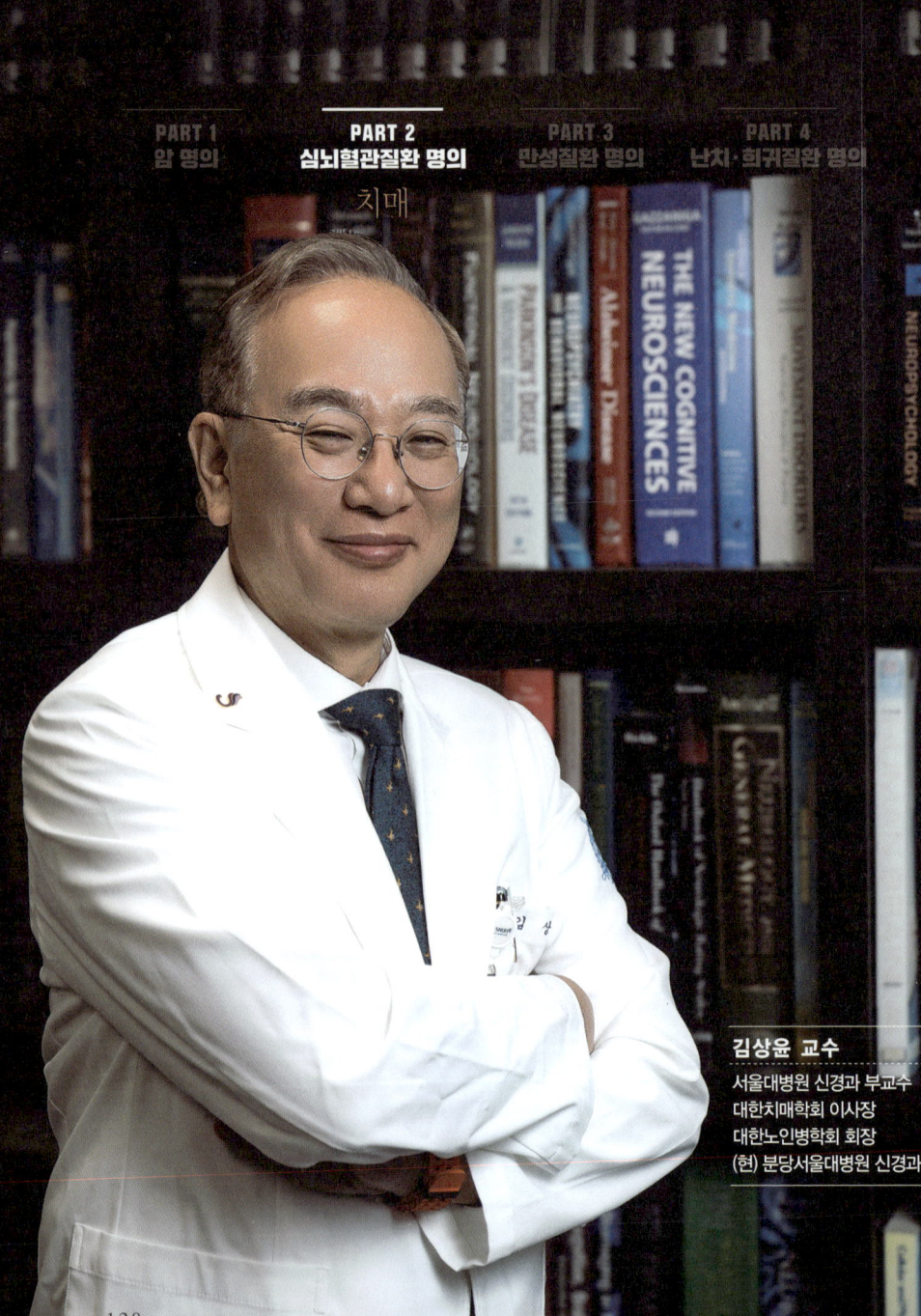

김상윤 교수
서울대병원 신경과 부교수
대한치매학회 이사장
대한노인병학회 회장
(현) 분당서울대병원 신경과 교수

김상윤

**분당서울대병원
신경과 교수**

혈액검사 치매 조기진단법 개발
**"재미있게 사는 게 치매 예방 지름길…
혁신 치료제 연구·개발 중"**

    치매 환자를 주로 진료하는 김상윤 분당서울대병원 신경과 교수는 '치매'라는 말을 되도록 사용하지 않는다. 그 이유는 "치매는 비정상이고, 치매가 아니면 정상이라는 식으로 치매는 매우 부정적인 의미로 받아들여지고 있기 때문"이다. 김 교수는 인터뷰 당일 오전에도 수십 명을 진료했는데, 치매라는 말을 한 번도 쓰지 않았다고 했다. 대신 "인지기능이 많이 떨어지셨다"고 했다. 김 교수는 "치매와 경도인지장애는 인지기능이 저하된 상태를 의미하는 것이지 특정 질환의 명칭은 아니다"며 "경도인지장애와 치매 상태는 경계가 명확하지 않다"고 말했다. 이어 "인지기능이 떨어져도 혼자서 생활을 할 수 있으면 경도인지장애이고 남의 도움이 필요하면 치매 상태라고 이야기할 수 있다"고 말했다.

김 교수는 2003년 분당서울대병원 설립과 함께 이 병원 신경과에서 알츠하이머병 등의 인지장애 환자를 진료해왔다. 그는 세계 치매 학계에 영향을 준 굵직한 연구결과를 여러 차례 발표한 의사과학자이기도 하다. 대한치매학회 이사장과 대한노인병학회 회장을 지냈다.

혈액검사로 치매를 조기에 진단

김 교수는 2019년 세계 최대 알츠하이머 학술대회인 알츠하이머협회 국제 콘퍼런스에서 매우 의미 있는 연구결과를 기조연설로 발표했다. 혈액검사로도 알츠하이머병을 조기진단할 수 있다는 내용이었다. 알츠하이머병은 PET(양전자 방출 단층 촬영) 검사와 뇌척수액 검사로 진단하기 때문에, 김 교수의 발표는 매우 획기적인 내용이었다. 김 교수는 "이건 참 흥미로운 이야기"라며 알츠하이머병 혈액 진단 기법을 발표하기까지의 과정을 설명했다.

"제가 20년 전에 '혈액으로도 알츠하이머병 진단이 가능하다'라고 했더니 학계에서는 불가능한 이야기라고 했다. 당시에는 뇌척수액 검사로 알츠하이머병을 진단할 수 있지 않을까 하는 개념이 막 나왔을 무렵이었다. 그 후 10년쯤 지난 후에는 '혈액으로 진단할 수도 있을 듯한데 매우 힘들 거야'로 바뀌었고 2019년에 내가 연구결과를 발표하자 다들 받아들이는 분위기가 되었다."

현재 주요 진단법으로 사용되고 있는 PET 검사와 뇌척수액 검사는 비용이 많이 든다. 뇌척수액 검사는 허리 부위에 주삿바늘을 삽입하고 이를 통해 척수액을 추출하기 때문에 불편함이 따른다. 반면에 혈액검사는 시행이 간편하고 저렴하며 반복해서 검사할 수 있다는 것이 장점이다.

김 교수는 연구결과를 바탕으로 국내 한 바이오기업과 공동으로 혈액 진단기법을 개발했다. 알츠하이머병은 뇌 속의 베타-아밀로이드 단백질들이 서로 합쳐지고, 신경세포 안에서 타우 단백질이 축적되면서 뇌 구조와 기능에 변화가 일어나 발생한다. 이런 과정은 25년을 넘게 장기간 진행된다. 김 교수는 알츠하이머병이 만들어지는 초기에 베타-아밀로이드 단백질이 집합체(올리고모)를 형성하는 것을 주목하고, 혈액검사로 그 형성 속도를 측정해 알츠하이머병 진행 가능성을 조기에 진단하는 기법을 개발한 것이다.

'근본적인' 치매 치료제 개발 성공할까

또한 김 교수는 획기적인 알츠하이머병 치료 신약 임상시험을 주도하고 있다. 또 다른 국내 바이오기업과 함께 진행 중인 신약 후보 물질 AR1001의 아시아 임상연구다. 김 교수는 "3상 시험이 성공하면 현재 외국에서 주도하고 있는 전 세계 알츠하이머병 치료제의 주도권을 일부라도 우리가 가져올 수도 있을 것으로 기대한다"며 "이는 엄청난 일이다"라고 강조했다.

AR1001은 기존 알츠하이머병 치료제들과는 작동 방식이 다르다. 김 교수에 따르면 지금까지 개발된 알츠하이머병 치료제 대부분은 베타-아밀로이드나 타우 단백질, 그리고 이들이 일으키는 뇌의 염증을 제어하는

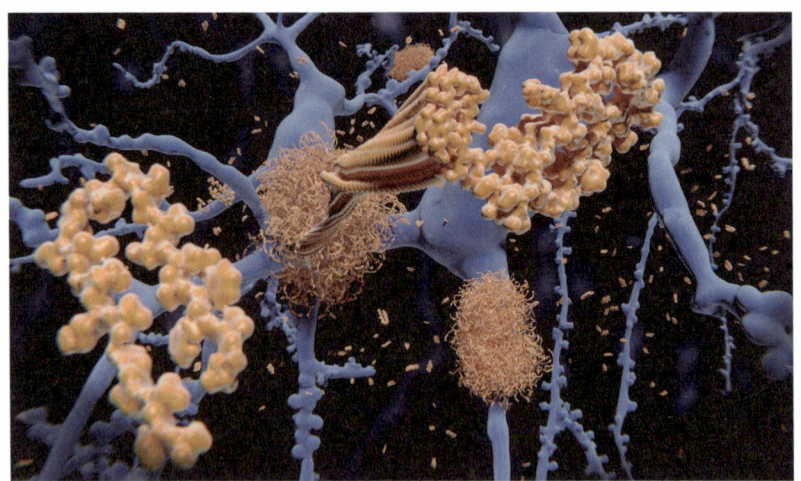

치매의 70%를 차지하는 알츠하이머병은 베타-아밀로이드와 타우 단백질이 축적되고, 축적된 플라크가 뇌 신경세포를 손상시켜 신경전달물질인 아세틸콜린의 공급을 저해함으로써 발생한다. photo 게티이미지

데 초점이 맞춰져 있다. 이와 달리 AR1001은 세포 안에서 작용하기 때문에 근본적인 치료가 가능할 것으로 기대된다는 것이다. 영국 글로벌 데이터 분석 및 컨설팅사인 글로벌데이터(GlobalData)는 향후 상업적 성공 가능성이 큰 알츠하이머병 치료제로 AR1001을 최근 선정하기도 했다.

치매 인구 100만명 시대

김 교수에 따르면 알려진 치매 발생 요인은 100가지가 넘는다. 알츠하이머병으로 인한 치매가 70%로 가장 많고 뇌졸중 등으로 인한 혈관성 치매가 그 뒤를 따른다. 파킨슨병 등의 뇌 신경 질환과 교통사고로 인한 외상이나 연탄가스 중독으로도 치매가 올 수 있다.

2023년 한 해 동안 62만4187명이 알츠하이머병으로 병원 치료를 받았다. 이는 2013년 23만8882명에 비해 10년 사이에 약 3배 급증한 규모다. 김 교수는 "환자 급증은 진단 기술 발전과 고령인구 증가 때문이라고 해석하지만 아무도 모르는 다른 이유가 있을 수 있다"며 이렇게 말했다.

"내가 전공의였던 1989~1992년 3년 동안 알츠하이머병 환자를 한 명도 만나지 못했다. 노인인구의 증가와 진단 기술의 발전 외에도 알츠하이머병이 증가하는 다른 이유가 있는 것이 분명하다. 그러나 명확하게 입증된 것은 없다. 개인적 추측으로는 알츠하이머병 급증에는 공기오염이나 환경호르몬이 영향을 미치는 것 같다. 또 패스트푸드 같은 음식 변화도 눈여겨본다. 우리 몸에는 장뇌축(gut-brain axis)이 있어 음식으로 인해 장내 미생물 환경이 나빠지면, 뇌에 좋지 않은 영향을 줄 수 있기 때문이다. 사고와 외상, 스트레스도 주의할 필요가 있다."

경도인지장애는 치매로 진단할 만큼 중증은 아니지만 인지기능이 일정 수준 이하로 떨어진 상태를 말한다. 김 교수는 "65세 이상 인구의 25%는 경도인지장애에 해당한다"고 말했다. 2024년 12월 기준 우리나라 65세 이상 인구가 1000만명을 돌파했음을 감안하면, 현재 우리나라 경도인지장애 인구는 250만명에 이르는 셈이다. 김 교수는 "얼굴이 약간 흰 사람 수가 몇 명인지를 알기 어려운 것처럼 경도인지장애 인구를 정확하게 추산하기는 어렵다"며 "보통 65세 이상 치매 인구의 약 3배라고 추정한다"고 설명했다. 국내 치매 인구는 100만명에 육박한다고 본다.

알츠하이머병은 베타-아밀로이드와 타우 단백질이 축적되어 발생한다. 김 교수는 "뇌 신경에 염증이 생기고 베타-아밀로이드와 타우 단백질이 쌓이면서 뇌 신경세포가 죽기 시작한다"며 "베타-아밀로이드와 타우 단백질이 함께 존재해야 알츠하이머병으로 진단받는 충분조건이 된다"고 했다.

우리 뇌의 기억력과 판단력 등 인지기능은 아세틸콜린이라는 신경전달물질에 의해 작동한다. 알츠하이머병에 걸리면 아세틸콜린을 생산하는 부위가 손상되어 아세틸콜린이 제대로 공급되지 못해 심각한 인지기능 장애를 초래한다. 기존의 알츠하이머병 치료제로는 아세틸콜린 분해를 억제함으로써 결과적으로 뇌 속의 아세틸콜린 농도를 증가시켜 알츠하이머병의 증상을 일부 호전시키는 것이 핵심 기전이다. 그러나 아세틸콜린 분해 억제제는 일시적인 증상 호전에 도움을 주지만 병의 진행을 막지는 못한다.

알츠하이머병 진행 속도 늦추는 신약

최근 들어 2종의 알츠하이머병 치료 주사제 레켐비(성분명 레카네맙)와 키선라(성분명 도나네맙)가 출시되어 기대를 모으고 있다. 레켐비는 2024년 11월 국내에도 도입되어 병원에서 처방되고 있고 키선라는 2024년 7월 미국 FDA 승인을 받았다. 레켐비는 아밀로이드 단백질이 뭉치는 것을 막아주고 키선라는 아밀로이드 덩어리를 풀어줘 알츠하이머병 진행 속도를 늦추는 효과를 발휘한다. 김 교수는 "이들 신약은 알츠하이머병의 항체 치료제로, 병의 경과를 변화시킬 수 있는 최초의 약물로 주목 받고 있다"고 말했다. 그러나 "인지 저하 속도를 30% 전후로 낮춰주는 효과를 보여 환자나 의사가 만족할 만한 수준은 아니다"라며 "부작용이 적고 효과가 좋으며 저렴한 신약 개발이 매우 중요하다"고 강조했다.

일상생활 속에서 치매나 경도인지장애를 예방하거나 늦추는 생활수칙이 따로 있을까. 김 교수는 머리에 외상을 입지 않도록 주의하고 폭음과 흡연을 피하라고 했다. 이와 함께 고혈압, 당뇨, 심장질환, 우울증이 있다면 이를 치료해야 한다. 또한 신체활동, 정신활동, 사회활동을 직극적으로 늘릴 것을 김 교수는 권고했다. 그는 특히 젊은 시절 뇌 손상을 주의해야 한다며 사례를 하나 소개했다.

"며칠 전 40대에 교통사고를 크게 당했다는 60대 치매 환자가 외래를 방문했다. 뇌손상을 입었지만 남아있는 뇌 신경세포들이 충분해 20년간 특별한 불편함 없이 살아왔는데, 나이가 들면서 이들 뇌 신경세포마저 줄어들면서 인지기능의 저하가 시작된 것으로 진단됐다. 사람의 뇌 신경세포는 재생이 안 되기 때문에 이를 보충하기 위해 당장 사용하지 않는 여유분을 가지고 있다.

우리 뇌는 특정 기능을 담당하는 100개의 신경세포가 있다고 가정한다면 30개로도 정상 기능을 할 수 있다. 이 환자는 교통사고로 뇌 신경세포 50개를 잃어버렸지만 50개를 가지고 있어 별문제가 없었지만 나이가 들면서 뇌 신경세포가 점점 줄어 30개 밑으로 가면서 증상이 나타난 것으로 보인다. 그러므로 젊은 시절 뇌 손상을 피해야 한다. 아이들이 머리 외상을 입을 우려가 있는 활동을 할 때는 반드시 머리 보호 장비인 헤드기어를 씌워주어야 한다."

젊을 때 뇌 운동을 많이 해두라

김 교수는 치매에 대한 잘못된 정보와 오해가 많다고 지적했다. 대표적인 것이 치매 예방약이나 뇌 영양제를 맹신하는 것이다. 김 교수는 "인터넷에 치매 예방약들이 많이 올라오는데 이들 약물이 치매 예방에 좋다는 근거는 없다"며 "치매에는 예방법은 있지만 예방약은 없다"고 단호하게 말했다.

이어 "특히 치매를 앓고 있는 부모님을 간병하는 이들 중에는 자신도 치매에 걸릴 것을 우려해 미리 예방할 목적으로 치매 예방약에다 소화제, 수면제까지 복용하고는 기억력이 떨어진 상태로 병원에 오는 경우가 있다"며 "이런 환자에게 적절한 진료를 통해 복용하고 있는 약들을 크게 줄이면 대부분은 인지기능이 개선된다"고 했다.

또한 김 교수는 "신문과 방송에서 치매라는 용어를 사용하면서 구독자와 청취자들에게 겁을 주는 경우가 생각보다 많다"며 "대중매체에서 치매 증상을 너무 강조하다 보니 불안해서 매년 병원에 검사하러 오시는 분들도 있다"고 했다.

김 교수는 "치매 예방을 위한 유일한 방법은 '규칙적인 운동과 재미있게 생활하는 것'"이라고 강조했다. 알츠하이머병에 걸려도 젊었을 때 뇌 훈련을 많이 해두면 증상이 훨씬 덜하다.

김 교수에게 가까운 지인이 알츠하이머병에 걸렸지만 자신이 장기 연수 등으로 진료할 수 없는 경우 어떤 의사를 추천할 것인지를 물어봤다. 김 교수는 특정 의사를 추천하는 것은 곤란하다며 "대한치매학회 회원들은 치료 방식에 대해 수시로 정보를 교환하고 새로운 치료법을 함께 습득하기 때문에 누구나 적절한 치료를 제공할 수 있다"고 했다. 이어 "특정 의료인을 찾기보다는 집 가까이 위치해 있고 성의 있는 진료를 제공해줄 수 있는 의료기관을 찾으면 된다"고 강조했다.

김상윤 교수의 '치매 바로 알기'
◎ 치매의 70%는 알츠하이머병이고, 혈관성치매 등 100종이 넘는다.
◎ 혈액검사로 알츠하이머병을 조기에 진단할 수 있다.
◎ 알츠하이머병은 베타-아밀로이드 단백질과 타우 단백질이 축적되어 발생한다.
◎ 우리나라 치매 인구는 100만명, 경도인지장애 인구는 250만명에 이른다.
◎ 치매 진행 속도를 늦추는 약은 있지만 근본적인 치매 치료제는 아직 없다.
◎ 폭음, 흡연, 고혈압, 당뇨병, 우울증, 심장질환이 치매의 원인이 될 수 있다.
◎ 젊었을 때 입은 뇌 손상이 20년 후에 치매로 나타날 수 있다.
◎ 치매 예방약이나 뇌 영양제 광고에 속지 말라.
◎ 유일한 치매 예방법은 규칙적으로 운동하고 재미있게 생활하는 것이다.
◎ 젊었을 때 뇌 훈련을 많이 해두면 치매에 걸려도 증상이 덜 심하다.

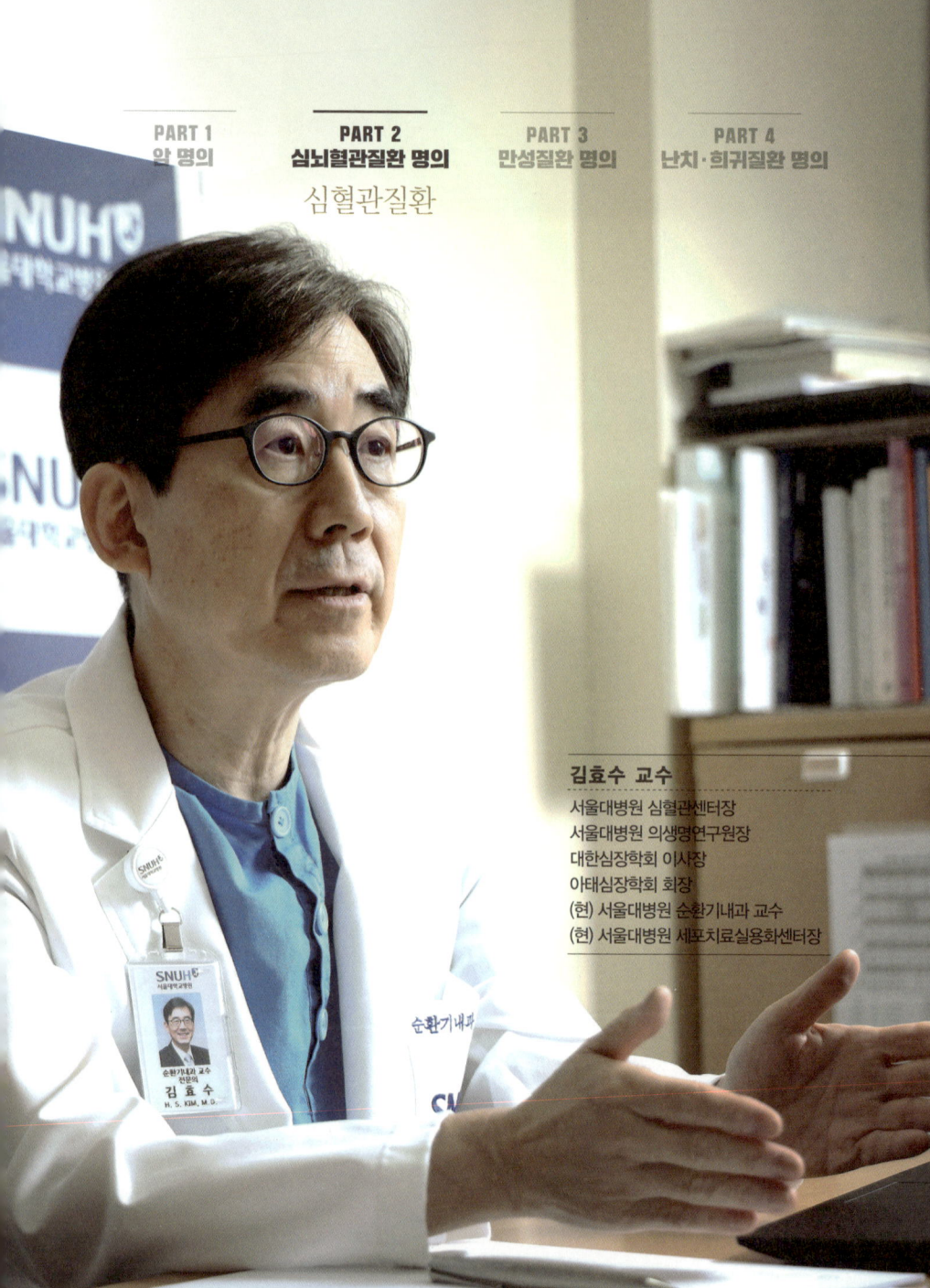

PART 1
암 명의

**PART 2
심뇌혈관질환 명의**
심혈관질환

PART 3
만성질환 명의

PART 4
난치·희귀질환 명의

김효수 교수

서울대병원 심혈관센터장
서울대병원 의생명연구원장
대한심장학회 이사장
아태심장학회 회장
(현) 서울대병원 순환기내과 교수
(현) 서울대병원 세포치료실용화센터장

김효수

**서울대병원
순환기내과 교수**

**세계적인 심장병 전문가
"심장 건강 망치는 주범은 LDL…
낮을수록 좋다"**

낮 12시 정각, 김효수 서울대병원 순환기내과 교수는 푸른색 수술복 차림으로 서울대병원 본관 3층 심혈관조영실 내 면담실로 왔다. 이곳이 김 교수의 연구실인 셈인데, 인터뷰를 진행하면서 그가 왜 연구실을 조영실 안에 뒀는지 알 것 같았다. 그는 인터뷰 도중 몇 차례나 전임의들의 보고를 받으면서 방금 시술한 환자의 예후를 살폈다. 그가 인터뷰를 점심시간에 하자고 한 것도 오후 진료와 회의 일정에 지장을 주지 않기 위해서였다. 그는 30여년 전부터 점심식사를 하지 않는데, 그 이유는 점심시간 1~2시간을 줄여 환자 진료를 빨리 마침으로써 환자의 편의를 돕고 나머지 시간을 연구 등에 집중하기 위해서라고 했다. 김 교수는 방금 진행한 시술부터 설명했다.

"숨이 가빠서 못 참겠다고 호소하는 준응급상황의 환자 시술을 전임의 선생 4명과 함께 잘 끝냈다. 대동맥판막협착이 있는 환자로, 30분간 인공판막 삽입 시술을 했다. 예전 같으면 가슴을 절개해서 판막을 대체하는 데 4시간이 소요되는 큰 수술이었지만 요즘은 주로 시술로 치료한다."

수술 없이 대동맥 판막을 교체하는 시술을 TAVI(타비·경피적대동맥판막치환술)라고 한다. TAVI는 사타구니 혈관을 통해 카테터(가느다란 튜브)를 집어넣어 문제의 판막을 제치고 인공판막을 끼우는 고난이도 시술로, 15년 전 서울대병원에 처음 도입했다. 김 교수는 국내 TAVI 선도자로 지금까지 약 600례를 시술했다.

김 교수는 국내외 심혈관질환 치료와 연구에서 큰 족적을 남겨왔다. TAVI 시술뿐만 아니라 완전히 막힌 관상동맥을 뚫는 CTO(만성폐쇄성관동맥질환) 시술도 도입 초창기부터 주도해 높은 시술 성공률을 보이고 있다. CTO 시술은 사타구니 동맥을 통해 유도 철선을 삽입해 막힌 혈관을 뚫고 스텐트를 펼쳐 혈관을 확장하는 기법이다.

김 교수는 "CTO는 날카로운 철사를 막힌 혈관 속으로 넣어서 굴착을 하기 때문에 혈관에 구멍을 낼 위험이 있는 고난이도 시술"이라며 "손가락 감촉으로 경로를 벗어나는지를 파악하면서 '굴착 공사'를 해야 하기 때문에 많은 경험이 필요하고 제자들에게 전수하기도 쉽지 않다"고 말했다. 그는 "폐쇄된 관상동맥 구간이 긴 경우, 혈관 한쪽만 뚫으면 뒤쪽에서 경로를 벗어나는 일이 흔히 발생한다"며 "이러한 상황을 피하기 위해 양쪽 사타구니 혈관에 철선을 동시에 삽입해 막힌 관상동맥의 앞쪽과 뒤쪽을 동시에 뚫는 시술(역행 시술법)을 도입해 성공률을 높이고 있다"고 설명했다.

줄기세포로 심장근육을 살린다

김 교수는 기초연구를 많이 하는 의사로도 유명하다. 그는 세포치료와 유전자 연구 등 기초연구를 꾸준히 해왔다. 2002년 심혈관 줄기세포 연구를 시작했고, 이를 심근경색 환자에게 적용하는 방법인 매직셀 치료법을 개발해 환자 치료에 사용하고 있다. 매직셀은 심근경색증 환자의 심근 재생과 심기능 보호를 돕는 줄기세포 치료법이다.

2004년 〈란셋〉, 2006년 〈서큘레이션〉, 2012년 〈유러피언 하트 저널〉 등 세계 최고 학술지에 매직셀 프로그램 관련 18편의 논문을 게재했다.

김 교수는 "심근경색증이 발생하면 스텐트를 삽입해 혈관을 뚫지만 혈류 공급이 정지된 상태에서 받은 '허혈 충격'과 개통 후 '재관류 충격' 때문에 심장 근육세포들이 4주에 걸쳐서 서서히 죽어가면서 심근경색증 후의 흉터가 고착된다"며 "응급 스텐트 삽입술 직후 환자의 말초혈액으로부터 줄기세포를 추출해서 심근경색 부위에 주입해 죽어가는 심근세포를 살리는 것이 매직셀 치료법의 원리"라고 말했다. 매직셀 치료는 2020년에 정부로부터 혁신의료기술로 선정되었다.

또한 김 교수는 아스피린 대체 약인 클로피도그렐에 관한 흥미로운 연구결과를 내놨다. 관상동맥 스텐트 시술을 받은 환자의 재발 방지를 위해 일반적으로 항혈소판제 아스피린을 사용했다. 김 교수는 연구를 통해 또 다른 항혈소판제 클로피도그렐이 아스피린보다 더 우월하다는 연구 결과를 최고 권위 학술지들에 연이어 발표해 세계 심혈관질환 학계를 들썩이게 했다. 김 교수의 연구 이후 미국심장학회와 유럽심장학회는 클로피도그렐도 1차 약물로 사용할 수 있다고 지침을 바꿨다.

콕콕 찌르는 통증은 심장병 아냐

국내 심혈관질환 진료 인원은 2018년 108만명에서 2022년 126만명으로 증가했다. 가장 심각한 심혈관질환은 심근경색증과 협심증이다. 심근경색증은 관상동맥이 완전히 막혀 혈액 공급이 끊어져 심장 괴사가 시작된 상태로, 신속히 조치하지 않으면 심장마비로 이어져 사망에 이른다. 협심증은 관상동맥이 완전히 막히지는 않았지만, 많이 좁아져서 심장으로 가는 혈액이 매우 부족한 상황이다. 안정 시에는 증상이 없지만 운동이나 활동을 하면 심근에 혈액공급이 부족해져 가슴 통증, 호흡곤란 등이 나타난다. 관상동맥은 심장을 관(冠) 모양으로 감싸고 있는 혈관이며 크게 3가닥으로 이뤄져 있다.

심근경색증과 협심증은 응급 질환이지만 증상이 애매한 경우가 많아 때를 놓치기 쉽다. 김 교수에 따르면 실제로 가슴 통증을 호소하며 병원을 찾는 환자의 대부분은 심근경색증이나 협심증이 아니다. 김 교수는 "심장 문제로 인한 흉통이냐 비심장성 흉통이냐를 가리는 것이 중요하다"고 했다. 왼쪽 가슴의 특정 부위가 콕콕 찌른다며 병원을 찾는 환자

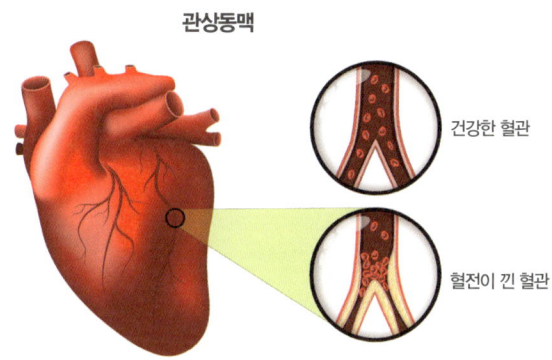

관상동맥은 관(冠) 모양으로 심장을 둘러싼 동맥을 말한다. 혈전이 동맥 내부를 완전히 막으면 심근경색증이, 일부를 막으면 협심증이 나타난다. photo 게티이미지

가 많지만 이런 증상은 골격, 가슴뼈, 갈비뼈, 근육, 관절에 의한 문제이기에 심각하지 않다. 심장처럼 내장 기관에 의한 통증은 손가락으로 정확한 위치를 가리킬 수 없다. 김 교수는 "가슴 정중앙에서 묵직하게 억누르는 느낌이 들거나 갑갑하고 식은땀이 나며 구역질이 날 경우 심근경색증이나 협심증을 의심해야 한다"고 말했다. 이어 "심장 증상을 잘 인지하고 함부로 응급실을 찾지 않아야 정작 심장병인 환자가 원활하게 응급조치를 받을 수 있다"고 강조했다.

20~30대 '젊은 관상동맥질환' 증가

심장질환은 암에 이어 한국인 사망원인 2위 질환이다. 2022년 한 해에 심장질환으로 3만3715명이 생명을 잃었다. 가장 흔한 심장질환인 심근경색증과 협심증은 남성의 경우 45세 이후 크게 증가하고 여성은 폐경인

55세 이후 에스트로겐 호르몬 감소 때문에 급증한다. 최근에는 20~30대의 '젊은 관상동맥질환'도 증가하고 있다.

심근경색증과 협심증은 혈관의 염증에서 시작된다. 염증이 동맥경화를 거쳐 협심증이나 심근경색으로 이어지는 것이다. 당, 콜레스테롤, 지방 등 다양한 위험인자들이 혈관 내피세포에 작용하여 염증을 일으킨다. 염증이 심해지면 혈관의 기능이 저하될 뿐만 아니라 기름기를 포함한 노폐물이 축적된다. 노폐물이 계속 쌓이고 여기에 섬유화된 조직들까지 들어오면서 혈관이 딱딱해지는데, 이것이 동맥경화다. 동맥경화로 인해 관상동맥이 심하게 좁아지면 협심증이 되고 완전히 막히면 심근경색증이 된다.

심혈관질환 위험 인자는 당뇨병, 고혈압, 고지질혈증, 가족력, 비만 등이다. 김 교수는 이들 인자 중 특히 저밀도 콜레스테롤(LDL)이 가장 중요하다고 강조했다. 그는 "대규모 연구결과에 따르면 LDL 콜레스테롤이 심혈관질환의 첫 번째 유발 인자다"라며 "LDL은 낮을수록 좋은데, LDL을 55mg/dl로 낮추면 나이가 들어도 혈관에 플라크 진행이 멈춘다"고 말했다. 이어서 "중성지방 수치가 높아도 문제가 있다고 하지만 연구결과들이 항상 일치하지 않고, HDL 콜레스테롤을 높이라고 하지만 이를 효과적으로 높일 약은 없다"고 했다.

일반인은 LDL이 130 이하면 정상 범주이지만 가족력 등 위험 요인이 있을 경우 100 이하로 낮추는 것이 좋고 관상동맥질환을 겪은 환자의 경우 50~60으로 낮게 관리하는 것이 바람직하다.

LDL을 효과적으로 낮추기 위해 의사들은 주로 지질 강하제인 스타틴을 처방한다. 스타틴이 잘 듣지 않으면 에제티미브를 함께 사용한다. 이들 2개 약제를 써도 효과가 미미할 경우 PCSK9 단백질 억제 항체 치료제인 에볼로큐맵과 알리로큐맵을 사용한다. 김 교수는 "PCSK9은 간세포 표면의 LDL 수용체를 잡아먹어서, LDL 소모와 배출을 방해해 혈중 콜레스테롤 수치를 높이는 '나쁜 놈'이다"라고 강조했다. 그는 2020년 PCSK9이 LDL 수용체를 파괴하려면 'CAP1 단백질'이 필수적으로 작용한다는 사실을 밝혀 〈유러피언 하트 저널〉에 발표했다.

복부비만도 심혈관질환의 적

김 교수는 심혈관질환에서 두 번째로 중요한 위험 요인으로 염증을 들었다. 김 교수가 말하는 염증은 외상에 의해 박테리아가 감염되어 발생하는 급성염증과는 종류가 다르다. 성인병을 초래하는 만성염증의 발원지는 비만한 복부내장지방이다. 이 지방 조직에 단핵구(혈액 내 식세포)가 침윤하면서 많은 사이토카인을 분비하기 때문에 전신에 염증이 지속된다. 그 결과 죽상경화증, 당뇨병, 암이 발생하게 된다는 것이다. 사이토카인은 면역세포들의 신호를 전달하는 단백질이지만 과도하게 분비되면 오히려 자기 몸을 공격해 조직 손상과 장기부전을 일으킬 수 있다.

김 교수는 "심혈관질환 예방과 관리를 위해서는 LDL과 염증 관리가 핵심"이라며 "염증의 근원인 복부비만을 관리하는 것이 무엇보다 중요하다"고 말했다.

심혈관질환을 예방하는 식습관은 무엇일까. 김 교수에 따르면 육류는 LDL을 높이므로 섭취를 줄이고 대신 달걀 흰자와 생선, 저지방 우유로 단백질을 보충하는 것이 좋다. 또 탄수화물은 중성지방을 높이므로 쌀과 밀가루 섭취를 줄이는 것이 바람직하다. 달콤한 과일은 좋지 않으며, 달지 않은 야채는 많이 먹어도 좋다. 운동은 유산소운동에 근육운동을 병행해야 한다. 근육운동을 하면 마이오카인이라는 물질이 분비되어 신진대사를 촉진시켜 체중 증가를 억제한다.

실력 있는 심혈관질환 의사는 누구?

심혈관질환 분야에서 실력 있는 현역 후배 의사들은 누구인지 김 교수에게 추천을 요청했다. 김 교수에 따르면 양산부산대병원 순환기내과 전국진 교수는 '진국이다'라고 불릴 정도로 강의나 시술이 정교하고 실력이 있다. 삼성서울병원 순환기내과 권현철 교수도 논리가 정연하고 시술도 잘한다. 세브란스병원 심장내과 김중선 교수는 인품이 좋고 심방세동 환자에서 혈전 형성을 막는 심방 차단 시술에서 탁월하다. 충북대병원 심장내과 배장환 교수와 한양대병원 심장내과 임영효 교수도 미래 유망한 젊은 실력파이다. 서울아산병원 심장내과 송재관 교수는 심장 초음파를 보는 데 학식이 깊고 환자의 진단과 치료 면에서 탁월한 능력을 발휘한다.

김 교수는 서울대병원 순환기내과 교수들에게 자신의 의술을 나눠서 전수해왔다고 했다. 항혈소판제 부문은 '제2의 김효수'라고 평가받는 박 경우 교수에게 이관하고 있다. CTO는 한정규 교수가 이어받아 이미 시술 건수가 김 교수와 비슷하다. TAVI는 강지훈 교수가, 매직셀은 강현재 교수에 이어서 조현재 교수가 바통을 이어받고 있다. 김 교수는 "20년간 같이했던 제자들에게 나의 전문성을 하나하나 전수해서 후계 구도가 확립됐다고 볼 수 있다"고 말했다.

김효수 교수의 '심혈관질환 바로 알기'
◎ 심근경색증은 관상동맥 혈관이 완전히 막힌 상태이고 협심증은 많이 막힌 상태다.
◎ 왼쪽 가슴의 특정 부위가 콕콕 찌르는 증상은 뼈나 근육 문제일 가능성이 크다.
◎ 심근경색증과 협심증은 가슴 중앙에 묵직하게 누르는 증상이 나타나고 손가락으로 통증 부위를 지목할 수 없다.
◎ 남성은 45세 이후, 여성은 55세 이후에 심혈관질환이 많이 발생하지만 20~30대 '젊은 관상동맥질환' 환자도 증가하고 있다.
◎ LDL과 염증이 노폐물을 만들어 혈관에 동맥경화를 일으킨다.
◎ LDL은 낮을수록 좋다. 55mg/dl로 낮추면 나이가 들어도 혈관 플라크 진행이 멈춘다.
◎ 복부비만이 심혈관질환을 일으키므로 반드시 관리해야 한다.
◎ 육류, 탄수화물, 과일 섭취를 줄이고 생선, 야채를 많이 먹어라.

PART 1	**PART 2**	PART 3	PART 4
암 명의	**심뇌혈관질환 명의**	만성질환 명의	난치·희귀질환 명의
	부정맥		

김영훈 교수

고려대안암병원 병원장
고려대 의무부총장 겸 의료원장
대한부정맥학회 회장
아시아태평양부정맥학회(APHRS) 회장
(현) 고려대안암병원 순환기내과 명예교수

김영훈

**고려대안암병원
순환기내과 명예교수**

**부정맥 시술 1만5000례의 세계 권위자
"이유 없는 가슴두근거림 조심…
평소에 자기 맥을 알아두라"**

1981년 고려대 의과대학 본과 3학년 재학생 김영훈은 연이어 놀라운 경험을 했다. 실신 상태로 응급실에 실려온 남녀 부정맥 환자가 각각 한 번의 주사 치료와 전기충격기 치료로 멀쩡하게 살아나는 모습을 본 것이다.

"두 분의 부정맥 환자가 나의 가슴을 뛰게 해 부정맥 연구와 치료에 목숨을 걸어야겠다고 결심했다."

김영훈 학생은 이때의 다짐대로 부정맥을 누구보다 잘 치료하는 의사가 되었다. 한국 부정맥 의료를 이끌어온 김영훈 고려대안암병원 순환기내과 명예교수 이야기다. 김 교수는 1993년 조교수가 된 후 최근까지 고려대안암병원 부정맥 치료팀을 이끌며 1만5000례의 부정맥 시술을 했다.

그는 심방세동에 대한 전극도자절제술을 국내에 처음 도입했고, 폐정맥에서 발생한 심방세동에 대한 전극도자절제술을 주도했다. 전극도자절제술은 사타구니 혈관을 통해 3~5개의 전극도자(전기를 전달하는 얇은 관)를 심장까지 보내 부정맥 발생 부위의 조직을 파괴함으로써 부정맥 증상을 제거하는 시술 방법이다.

김 교수는 의료계에서 지도력을 인정받아 고려대안암병원장(2014~2015년), 고려대의료원장(2019~2023년), 대한부정맥학회 회장(2017~2018년) 등을 거쳤다. 미국심장학회 정회원, 세계부정맥학회 정회원으로 활동하고 있고 아시아태평양 부정맥학회 회장(2014~2015년)을 역임하는 등 세계 부정맥 학계에서도 명성이 높다.

부정맥은 심장에 전기 누전이 발생한 상태

우리의 심장은 전기 힘으로 박동한다. 심장의 전기는 우심방 위 동방결절에서 만들어져 방실결절을 거쳐 심방과 심실 근육을 수축함으로써 폐와 전신에 혈액이 공급된다. 이 전기 시스템에 문제가 발생하면 심장이 너무 빨리 뛰거나(빈맥), 너무 느리게 뛰거나(서맥), 바르르 떨리는(세동) 비정상적인 상태가 발생한다. 이를 부정맥이라고 한다.

김 교수는 "심장에는 전기 제품처럼 전기가 흐르는 회로가 있다"며 "마치 누전이 발생하듯 전기가 엉뚱한 회로로 흐르거나 엉뚱한 곳에서 전기 스파크가 발생하는 증상이 부정맥이다"라고 쉽게 설명했다. 이어 "동방결절이 전기를 제대로 생성하지 못해도 부정맥이 나타날 수 있다"

며 "이는 중앙방송이 시원치 않으면 지방방송이 활개치는 것과 같은 이치다"라고 말했다.

부정맥 중 빈맥이 가장 위험하다. 특히 심실빈맥은 부정맥으로 인한 사망의 95%를 차지할 정도로 치명적이며 돌연사의 주범이기도 하다. 빈맥은 심장이 안정 시에 분당 100회 이상 뛰는 상태를 말하며 심하면 200회 이상 뛰기도 한다. 심방세동은 심장 근육이 바르르 떨리는 증상으로, 심장의 혈전을 떨어뜨려 뇌로 보내 뇌경색을 유발할 수 있다. 빈맥과 세동은 항부정맥제를 쓰거나 전극도자절제술로 이상 회로를 차단해 치료한다. 서맥은 맥박이 분당 60회 이하인 경우를 말하며, 증상이 심하면 인공 심장박동기를 삽입해 치료한다.

김 교수는 빈맥과 심방세동, 심실세동 등 생명을 크게 위협하는 부정맥 치료를 많이 해왔다. 특히 선진국의 최신 치료 기법을 앞서 받아들여 국내 부정맥 치료 발전을 주도했다.

"그렇게 위험한 수술을 겁 없이 하다니…"

김 교수는 1996년부터 2년간 심장병 연구 메카인 미국 시더스사이나이 메디컬센터에서 연수를 했다. 연수를 떠날 때 그의 각오는 남달랐던 것 같다. 김 교수의 회고다.

"국내에서 새벽 2~3시까지 실험을 해 연구결과를 냈지만 해외 학계에서 이를 받아들이지 않아 여러 번 좌절했다. 이때 결심했다. K리그를 벗어나 메이저리그에서 도전해보자고. 연구 주제는 심실세동과 심실빈맥이

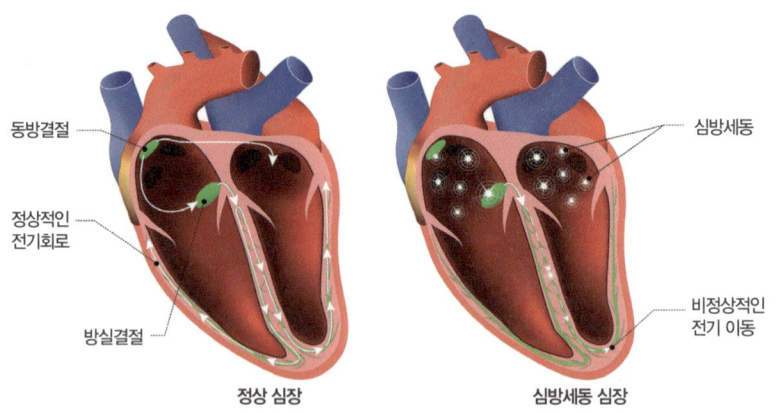

부정맥의 하나인 심방세동 발생 원리. 동방결절에서 생성된 전기가 그림 속 화살표처럼 정상 회로를 따라 이동하면서 심장 근육을 수축해 전신에 혈액이 공급된다.(왼쪽 그림) 그러나 전기회로에 문제가 생기면 엉뚱한 곳에서 스파크가 터져 심장 근육이 바르르 떨리는 심방세동이 나타난다.(오른쪽 그림) photo 게티이미지

었다."

 연구 성과는 곧바로 나타났다. 김 교수는 연수를 시작한 지 1년도 안되어 심실세동을 유발하는 루트를 발견했고, 이 루트를 예측하는 방법을 입증해 연구결과를 발표했다. 이 연구로 그는 1997년 미국심장학회로부터 '젊은연구자상'을 수상했다.

 김 교수는 연수 중 심방세동과 관련해서도 중요한 성과를 거뒀다. 당시 심방세동은 여러 개의 회로에 전기가 동시다발적으로 흘러 발생한다고 알려져 있었지만 폐정맥의 특정 부위의 문제로 인한 심방세동도 있다는 사실을 알게 된 것이다. 김 교수는 1998년 2월 귀국 후 국내에서 폐정맥 요인으로 인한 심방세동 환자들을 만났고, 그해 5월 전극도자절제술을 최초로 시도해 성공했다. 국내 심방세동 치료의 새 장을 연 전극도자절제술은 이렇게 시작되었지만 당시에는 우려의 목소리가 컸다고 한다.

"시술 결과를 국내 학회에 보고했을 때 '그렇게 위험한 짓을 하나'라고 야단을 많이 맞았다. 당시 심방세동은 약물이나 심장박동기 시술로만 치료했기 때문이었다."

김 교수가 도입한 심방세동 전극도자절제술은 발전을 거듭하면서 표준치료로 자리 잡았다. 김 교수의 첫 시술 환자였던 고려대안암병원 인턴은 현재 같은 병원 교수로 재직 중이다.

3차원 매핑 장비 도입으로 진단 쉬워져

김 교수는 부정맥 완치율 향상을 위해 최신 장비를 신속히 도입했다. 특히 3차원 매핑 시스템(입체 지도화 장비) 도입은 획기적인 일이었다. 3차원 매핑 시스템은 심장을 입체 모양으로 보여줘 정확한 진단과 시술을 가능하게 하는 의료 장비다. 2002년 김 교수의 노력으로 고려대안암병원은 이 장비를 처음 도입했다.

"당시 3차원 매핑 시스템은 우리나라는 물론 아시아에 한 대도 없었다. 병원은 10억원에 육박하는 장비를 사줄 여력이 없었다. 마침 부정맥과 뇌출혈로 고생하다가 우리 병원에서 완치된 환자 한 분이 사정 이야기를 듣고 선뜻 10억원을 기부했다. 그분은 건설회사 회장이었다."

3차원 매핑 시스템 도입 후 일본, 중국, 홍콩, 싱가포르, 말레이시아 의사들이 2주마다 단체로 와서 시술 장면을 참관했다. 이 덕분에 김 교수의 명성은 더 커졌다. 김 교수는 "3차원 매핑 시스템은 이후 발전을 거듭해 부정맥의 진짜 신호와 가짜 신호까지 구별할 정도로 정교해져 부정맥 시술 발전에 크게 기여하고 있다"고 말했다.

김 교수에 따르면 심방세동을 일으키는 불규칙한 근육은 심장 바깥쪽(외막)에 많이 분포되어 있다. 심방세동이 오래될수록 외막이 더 거칠기 때문에 내막만 전극도자절제 시술을 하면 재발이 많다. 김 교수는 '외막과 내막을 동시에 시술하면 효과가 더 크다'라는 임상 결과를 세계 최초로 학계에 보고해 "치료의 새로운 장을 열었다"는 극찬을 들었다.

또한 김 교수는 심장 판막과 연결된 심장 근육 중 유두 모양의 유두근이 부정맥의 주요 원인임을 밝혀냈다. 이 밖에 심장에서 혈전이 잘 쌓이는 귀 모양의 '좌심방 이(耳)'가 격리되면 적극적인 항응고 요법이나 '좌심방 이' 폐쇄 시술 또는 수술을 해야 뇌졸중을 예방할 수 있다는 사실을 입증하는 등 굵직한 연구 결과들을 지속적으로 발표해 국내외 의료계의 주목을 받았다.

40세 미만 부정맥 환자 급증

의료기관에서 치료받은 국내 부정맥 인구는 2022년 45만9727명으로, 2018년 37만1445명에 비해 무려 23.8%나 증가했다. 김 교수는 환자 급증의 원인으로 노인인구 증가와 건강검진의 활성화, 젊은 인구의 생활습관 문제를 꼽았다. 그는 특히 40대 이하의 젊은 부정맥 환자의 증가 속도에 주목하고 있다.

젊은 부정맥 발병에는 유전 요인이 크다고 알려져 있지만 김 교수는 유전 요인에 더해 라이프스타일 변화를 중요하게 본다. 김 교수는 "40세 미만 부정맥은 과음, 고혈압, 비만, 수면장애가 영향을 크게 준다"며 "이런 요인들은 우리가 노력하면 어느 정도 제거가 가능하다"고 강조했다.

부정맥 치료는 빨리 할수록 좋다. 김 교수는 "이전에는 적극적인 치료와 합병증만 막는 치료의 결과가 비슷하다고 생각해 많은 의사들이 치료를 적극적으로 권하지 않았지만, 최근 대규모 연구결과들에 따르면 부정맥 발병 1년 안에 치료하면 결과가 완전히 바뀐다"며 조기치료의 중요성을 강조했다.

부정맥 조짐 있으면 휴식하고 멜라토닌 섭취

조기진단과 조기치료를 위해서는 일상생활에서 각자 스스로 맥박을 체크하면서 '자기 맥을 아는 것'이 무엇보다 중요하다. 스마트 의료기기를 사용하는 것도 권장한다. 만약 평소와 맥이 다르면 휴식을 취하고 잠을 충분히 자는 등 예방 조치를 취할 필요가 있다. 김 교수는 "나도 해외 장기여행을 하거나 학회 발표 등을 앞두고 경미한 부정맥 조짐을 느낄 때가 있다"며 "이럴 경우 의식적으로 충분한 수면을 취하고, 숙면과 긴장 완화를 돕는 멜라토닌제를 섭취한다"고 했다. 적절한 운동은 부정맥 예방에 도움이 되기 때문에 적극 권장한다. 그러나 익스트림 스포츠 등 격한 운동은 짧은 시간 안에 심장에 너무 많은 산화를 가져와 심실빈맥 등을 일으킬 수 있기 때문에 주의해야 한다.

한편 △특별한 활동 없이 가슴이 뛴다 △두근거린다 △맥이 좀 빠지는 것 같다 △가슴이 덜컹거린다 △숨이 차다 △어지럽다 등의 증상이 지속되면 병원을 찾아 부정맥 진단을 받아보는 것이 좋다. 공황장애도 부정맥처럼 맥이 빨리 뛰고 쓰러질 것 같은 증상이 나타나지만 공황장애의 15%는 심장박동 이상이 동반되므로 부정맥 검사를 받는 것이 바람직하다고 김 교수는 말했다.

국내 부정맥 치료를 이끌 다음 리더는?

김 교수는 2023년 3월 정년 퇴임을 했지만 명예교수로서 고려대안암병원과 고려대구로병원에서 진료와 시술, 연구를 이어가고 있다. 김 교수는 K의료의 해외 전파에도 노력을 기울이고 있다. 2024년 1월 1일부터 아시아태평양 부정맥학회 학회지 〈저널 오브 아리스미아(Journal of Arrhythmia)〉 편집장을 맡았다. 그는 아시아 부정맥 의사들이 좋은 연구자, 좋은 임상가로 성장하는 데 도움을 주는 플랫폼으로 이 매체를 확장할 계획이다. 또한 김 교수가 학회에 처음 제안했던 '컨트리 투 컨트리 매칭 프로젝트'(의료 선진국과 후진국을 1 대 1로 연결하는 사업)를 지속적으로 발전시켜 아시아 국가들 간의 의료기술 차이를 줄이는 데 앞장서겠다는 포부다.

김 교수에게 우리나라의 부정맥 분야를 이끌어가고 있는 실력 있는 의사 5명을 추천해달라고 요청했다. 김 교수는 주요 병원에서 뛰어난 실력을 보이면서 뚜렷한 특장점을 가진 의사들을 골고루 선별해 알려줬다.

세브란스병원 심장내과 박희남 교수는 AI와 가상현실을 이용한 치료법 연구와 개발에 많은 성과를 내고 있다. 서울대병원 순환기내과 오세일 교수는 서울대병원 인프라를 이용해 다른 의사들이 하지 않는 분야를 체계적으로 연구하며 자기 색깔을 내고 있다. 서울아산병원 심장내과 남기병 교수는 특히 심실빈맥 치료에서 풍부한 경험으로 좋은 성적을 내고 있다. 계명대 동산병원 심장내과 한성욱 교수는 장기간 미국 연수 경험을 바탕으로 부정맥의 기본과 비전에 대한 이해도가 매우 높다. 고려대 안암병원 순환기내과 최종일 교수는 특히 유전성 부정맥 치료에 많은 경험과 실력을 갖추고 있다.

김 교수는 "의사 한 사람이 모든 것을 잘할 수는 없기 때문에 '내가 천하통일을 하겠다'는 마음보다 각 분야에서 자기 색깔을 가지고 10~20년 후에 뭔가 작품을 만들겠다고 준비하는 의사들이 한국 부정맥 의료의 중심이 될 것"이라고 말했다.

김영훈 교수의 '부정맥 바로 알기'

◎ 심장은 전기 힘으로 움직이는데, 부정맥은 심장의 전기시스템에 문제가 생겨 발생한다.
◎ 부정맥 중 빈맥이 가장 위험하다. 부정맥 사망의 95%는 심실빈맥 때문이다.
◎ 심방세동은 심장 근육이 바르르 떨리는 증상으로, 뇌경색을 유발할 수 있다.
◎ 빈맥과 세동은 항부정맥제를 쓰거나 전극도자절제술로 이상회로를 차단해 치료한다.
◎ 급증하는 40세 미만 부정맥은 과음, 고혈압, 비만, 수면장애가 주요 원인이다.
◎ 부정맥은 발병한 지 1년 안에 치료하면 치료 성공률이 매우 높다.
◎ 평소와 맥이 다르면 휴식을 취하고 잠을 충분히 자도록 한다.
◎ 격한 운동은 심실빈맥을 일으킬 수 있기 때문에 주의해야 한다.
◎ 가슴이 뛰거나 덜컹거리고 숨이 찬 증상이 지속되면 부정맥 검사를 받아봐야 한다.

PART 1
암 명의

PART 2
심뇌혈관질환 명의
진전증

PART 3
만성질환 명의

PART 4
난치·희귀질환 명의

장진우 교수

세브란스병원 신경외과 교수
연세대 의과대학 뇌연구소 소장
대한신경외과학회 이사장
세계 정위기능신경외과학회 회장
(현) 아시아·태평양 집속초음파수술학회 회장
(현) 고려대안암병원 신경외과 교수

장진우

고려대안암병원
신경외과 교수

초음파뇌수술 세계 권위자
"떨림증은 초기에 치료해야…
파킨슨병 줄기세포 치료제 개발 중"

음식점을 운영하는 50대 여성 A씨는 남자 손님들에게 윙크를 한다는 오해를 자주 받았다. 반측성 안면경련증(한쪽 얼굴이 떨리는 증상) 때문에 눈 떨림이 심해 벌어진 해프닝이었다. A씨는 병원 치료로 증상을 고친 후에 뜻밖의 오해에서 벗어날 수 있었다.

80대 남성 B씨는 극단적 선택으로 생을 마감했다. 지병인 수전증이 심해져 숟가락으로 밥을 떠 입에 가져갈 수 없었고, 단추를 채울 수도 없었다. 이틀 내신해주던 아내가 암으로 갑자기 세상을 떠나자 B씨는 살길이 막막해 극단적 선택을 한 것이다.

각종 신체 떨림으로 인해 고통받는 사람들이 의외로 많다. 의학용어로는 진전증이라고 하며, 안면 등 발생 부위에 따라 경련증이라고 하기도 한다. 우리나라 진전증 인구는 50만명 이상일 것으로 학계는 추정한다. 60대 이상은 5~10%가 크고 작은 떨림을 겪는다. 손을 떠는 수전증이 가장 많다. '체머리 떤다'고 말하는 머리 떨림증도 흔하며, 입술을 떨거나 혀를 떠는 사람도 있다.

장진우 고려대안암병원 신경외과 교수는 국내외 진정증 치료의 대가다. 그는 세브란스병원 신경외과 교수로 재직하며 7000례 이상의 뇌 수술을 집도했는데, 2024년 3월 고려대안암병원으로 옮겨 진전증 뇌 수술 치료를 활발히 이어가고 있다.

본태성 진전증은 10대에 증상 시작

장 교수에 따르면 진전증의 원인은 본태성, 파킨슨병 등 다양하다. 예민한 성격이나 생리적 원인 또는 감기약 등 약물 부작용에 의해 건강한 사람에게 발생하기도 한다.

진전증에서 약 50%를 차지하는 본태성 진전증은 10대에 스스로 증상을 느끼기 시작하고 30~40대 이후에 남들도 증상을 알아차리기 시작하며, 약 50%는 유전적 요인으로 발생한다. 본태성 진전증은 가바(GABA) 수용체의 이상에 의하여 발생하는 것으로 추정한다. GABA는 뇌 중추신경계에서 신경전달을 억제하는 물질로, 신경세포의 흥분을 가라앉히고 중추신경을 안정시키는 역할을 한다. 그런데 GABA를 받아들이는 수용체에 이상이 생기면 중추신경이 과도하게 활성화되고, 이에 따라 대뇌에 연결된 운동신경회로가 과도하게 흥분해서 떨림증이 발생하는 것이다.

그래서 약물치료는 교감신경 활성화를 억제하는 베타교감차단제나 뇌전증 치료약인 항전간제 등을 사용한다. 증상이 심하거나 약물 부작용이 있거나 약이 잘 듣지 않는 경우 뇌시상핵의 진전중추에 대해 고주파열응고수술, 뇌심부자극수술, 초음파뇌수술 등을 시도한다. 안면경련의 경우 안면신경과 혈관을 분리하는 미세혈관감압수술을 시행하기도 한다.

뇌 수술에서 최초·최대 타이틀 다수 보유

장 교수는 뇌 수술에서 최초·최다 타이틀을 여러 개 보유하고 있다. 장 교수는 "1994년 세브란스병원 신경외과 조교수가 된 이후 지금까지 7000례 이상의 뇌 수술을 했다"며 "안면경련과 3차신경통 등 뇌신경 기능 이상에 대한 미세혈관감압수술과 고주파열응고수술만 해도 3000례 이상을 했다"고 말했다.

미세혈관감압수술은 안면경련, 3차신경통 등 뇌혈관의 압박에 의한 뇌신경 이상을 수술로 치료하는 방법이다. 귀 뒤쪽을 조금 절개한 후 뇌간의 안면신경이나 3차신경에 달라붙은 혈관을 분리해 의료용 스펀지를 끼워넣어 증상을 치료한다. 고주파열응고수술은 고주파 열에너지를 이용해 과도하게 흥분된 뇌 신경을 약화시키는 방법으로, 주로 3차신경통 치료에 사용한다.

미세혈관감압수술과 고주파열응고수술은 장 교수의 스승인 고 정상섭 교수(세브란스병원 신경외과)가 1970년대에 국내에 처음 도입했고 장 교수는 수제자로서 수술을 익히고 함께 수술을 했다. 스승이 은퇴한 2002

년 이후에는 장 교수가 세브란스병원 안면경련, 진전증, 파킨슨병 등 정위기능수술 팀을 이끌었다. 정위기능수술은 신경외과 수술의 한 분야로 뇌의 3차원 구조물을 정확히 찾아들어가(정위·定位) 자극을 주거나 손상을 가해 뇌 기능을 정상으로 복원하는 치료법이다.

최근 급속도로 증가하는 뇌심부자극수술 분야에서도 장 교수가 국내 선도자다. 그는 2000년 뇌심부자극수술을 국내에 처음 들여와 지금까지 1500례를 수술했다. 뇌심부자극수술에 대한 장 교수의 설명이다.

뇌에 전기 자극을 줘 떨림 증상 치료

"인간의 뇌는 정밀한 신경회로로 연결되어 있다. 우리의 생각과 동작, 감정은 각각의 신경회로가 작동해 자극이 강화되거나 억제되는 방식으로 만들어진다. 운동 신경회로에 이상이 있을 경우 파킨슨·수전증 등 이상운동질환이 발생하며, 감정 신경회로에 이상이 있으면 강박장애·우울증 등 정신질환이 발생하거나 악화될 수 있다. 뇌심부자극수술은 뇌 신경회로 부위에 전극을 삽입해 정밀한 전기자극을 줌으로써 문제가 발생한 뇌 회로를 복원, 개선하는 기전으로 2000년 이후 전 세계에 폭넓게 사용되고 있다. 이미 수전증, 파킨슨병, 근긴장 이상증 등 이상운동질환 환자 치료에 좋은 수술 성적을 보여왔으며, 강박장애, 우울증, 그리고 틱장애의 일종인 투렛증후군 등 정신질환과 신경병성 통증 및 일부 뇌전증 환자의 수술까지 활용 범위가 넓어지고 있다."

장 교수는 2012년 초음파뇌수술 장비를 국내 처음 도입해 수전증 등

500례의 수술을 했다. 초음파뇌수술은 초음파 에너지로 뇌 깊은 곳 신경회로의 이상 부위를 소멸시켜 증상 개선을 돕는다. 뇌혈관장벽을 일시적으로 열어 치료에 필요한 약물 등을 손쉽게 뇌로 전달하게 해 치료를 돕기도 한다. 장 교수는 초음파뇌수술을 전 세계에서 가장 먼저 시도한 의사 중 한 명이다. 특히 두개골이 두꺼워 초음파 통과가 상대적으로 어려운 동양인에 대한 초음파뇌수술 지침을 만들었는데, 이 지침은 현재 세계 표준으로 사용되고 있다.

장 교수는 "정위기능신경외과가 주로 취급하는 파킨슨병이나 진전증은 당장 죽고사는 병이 아니라서 국내에서는 인기가 적지만 미국 등 선진국에서는 최고 인기 진료과목이다"라고 말했다. 이어 "우리나라 의료 또한 삶의 질을 중시하는 방향으로 전개될 것이므로 앞으로 정위기능신경외과의 역할이 커질 것"이라며 "보험 수가 개선 등 정책적 뒷받침이 수반되어야 한다"고 했다.

파킨슨병과 일반 수전증 구별하는 법

떨림을 유발하는 대표 질환인 수전증, 파킨슨, 안면경련에 대해 좀 더 자세히 알아보기로 했다. 장 교수에 따르면 수전증의 원인은 명확하지 않지만 뇌행성 뇌 질환으로 인해 소뇌에서 시상핵을 거쳐 대뇌에 이르는 신경회로가 과활성화되어 발생한다.

수전증은 안정성과 자세성, 활동성으로 분류한다. 안정성 수전증은 가만히 있을 때 손이 떨리는 증상으로 파킨슨병의 대표적인 특징이다. 이와

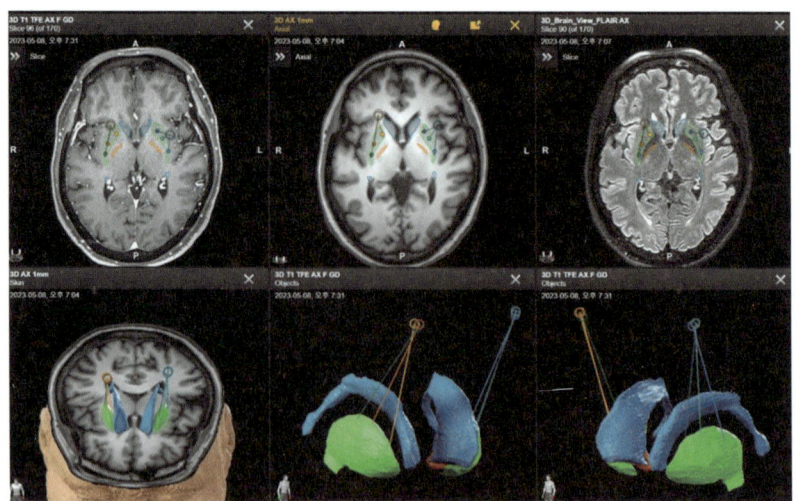

장진우 교수는 배아줄기세포를 이용한 새로운 파킨슨병 치료법을 연구하고 있다.
여러 장의 MR 영상과 3D 그래픽(아래 오른쪽 첫째와 둘째 이미지)을 통해
배아줄기세포 유래 도파민 세포치료제를 주입할 곳을 정확히 찾아낸다. photo 장진우 교수

달리 일반적인 수전증은 움직일 때나 특정 자세를 취할 때 손이 떨린다.

장 교수는 "수전증은 알코올 중독이 주요 원인이라고 흔히 생각하지만 실제로 수전증으로 인해 알코올 중독에 빠지는 사람도 많다"며 "그 이유는 수전증 환자가 술을 마시면 덜 떨리는 것처럼 느껴지기 때문이다"라고 말했다. 장 교수는 또 "수전증은 흔한 증상이지만 의사조차 대수롭지 않게 생각하거나 '고치기 불가능한 병' 또는 '수술하면 위험한 병'으로 알고 있다"며 "수전증을 조기에 발견해 약물 투여, 수술 등 다양한 방법으로 치료하면 대부분은 개선할 수 있다"고 강조했다.

수전증 증상이 나타나면 약물치료와 철저한 건강 관리를 먼저 해야 한

다. 장 교수는 "이러한 약물치료만으로 해결되지 않고 일상생활에 큰 문제를 야기하면 보다 적극적으로 뇌심부자극수술, 초음파뇌수술을 고려해야 한다"며 "뇌심부자극수술은 0.3% 이내에서 심각한 부작용이 나타날 수 있지만 초음파뇌수술은 심각한 부작용을 겪은 사례가 없었다"고 말했다.

파킨슨병 원인은 도파민 감소

건강보험심사평가원 통계에 따르면 2022년 13만6130명이 파킨슨병 치료를 받았다. 2018년 12만977명에 비해 11%가 증가했다. 장 교수는 파킨슨병 인구가 늘어나는 이유는 노령인구 증가와 진단율 증가 때문이라고 했다.

파킨슨병은 신경전달물질 중 도파민이 서서히 줄어드는 퇴행성 뇌 질환이다. 동작이 느려지고 근육이 강직되며 자세도 불안정해진다. 파킨슨병을 완치하는 기술은 아직 없지만 병의 진행을 늦출 수는 있다. 뇌심부자극수술로 증상 개선을 유도하지만 병이 진행되면 효과가 떨어지므로 조기치료가 중요하다.

장 교수는 파킨슨병에 대한 새로운 치료법을 연구하고 있다. 배아줄기세포에서 유래한 도파민 세포치료제 TED-A9를 전기수술장치를 통해 뇌에 주입해 도파민 세포를 활성화하는 기법이다. 장 교수가 책임연구자이며 연세대 생리학교실 김동욱 교수, 세브란스병원 신경과 이필휴 교수와 함께 연구하고 있다.

"2022년 봄에 연구를 시작했다. 2023년 1차 이식수술을 마친 6명의 파킨슨병 증상은 대부분 호전되었고 큰 부작용도 없었다. 2024년 2차 이식수술을 한 6명의 환자도 파킨슨병 증상 호전을 보여 그 결과를 2025년 4월 알츠하이머병 국제학술대회 '2025년 알츠하이머 & 파킨슨병 콘퍼런스'에서 발표했다."

신경 피복 벗겨지면 스파크로 안면신경 떨려

세포치료제를 이식한 환자들의 예후를 2년 동안 지켜본 후 특별한 문제가 없으면 본격적으로 3상 임상시험을 시작한다. 임상시험이 마무리되면 4~5년 후에 실제 병원에서 사용하게 된다. 장 교수는 "배아줄기세포를 이용해 도파민 세포를 활성화할 수 있으면 현재 마땅한 치료제가 없는 파킨슨병 치료에 획기적인 치료 옵션이 될 수 있다"고 말했다.

안면경련은 뇌 안의 혈관이 안면신경을 눌러서 발생한다. 장 교수에 따르면 안면신경은 전깃줄 약 1만개로 구성되어 있다. 그런데 심장 박동 압력으로 인해 신경 주변의 혈관이 신경을 툭툭 쳐 신경의 피복이 벗겨지면 구리가 서로 맞닿는 것처럼 신경들이 서로 부딪쳐 스파크가 일어나서 신경이 떨린다. 이것이 안면경련이다. 장 교수는 "미세혈관감압술을 통해 혈관과 맞닿은 뇌신경들을 분리하고 스펀지를 집어넣어주면 안면경련과 이로 인한 통증이 사라진다"고 말했다. 안면경련 수술 성공률은 93~94%다.

진전증 등 정위기능 분야의 수술 치료를 잘하는 대표적인 의사로는 장진우 교수 외에 이정일 삼성서울병원 신경외과 교수, 전상용 서울아산병원 신경외과 교수가 알려져 있다. 이정일 교수는 감마나이프 수술을 2만 례 이상 시행했고, 전상용 교수는 뇌 수술뿐만 아니라 척추 수술 전문가이기도 하다.

장진우 교수의 '진전증 바로 알기'

◎ 진전증 인구는 50만명에 이르고, 60대 이상에서 5~10%가 크고 작은 떨림을 겪는다.
◎ 교감신경 활성화를 억제하는 베타교감차단제나 뇌전증 치료약인 항전간제 등을 많이 사용한다.
◎ 약이 잘 듣지 않는 경우 고주파열응고수술, 뇌심부자극수술, 초음파뇌수술, 미세혈관감압수술로 치료한다.
◎ 떨림을 유발하는 대표 질환은 수전증, 파킨슨, 안면경련이다.
◎ 파킨슨병은 가만히 있을 때, 일반 수전증은 움직일 때 손이 떨린다.
◎ 수전증을 조기에 발견해 약물, 수술로 치료하면 대부분 고칠 수 있다.
◎ 파킨슨병은 신경전달물질 중 도파민이 서서히 줄어드는 퇴행성 뇌 질환이다.
◎ 배아줄기세포를 이용한 파킨슨병 치료제 개발이 기대를 모으고 있다.

| PART 1 | **PART 2** | PART 3 | PART 4 |
| 암 명의 | **심뇌혈관질환 명의** | 만성질환 명의 | 난치·희귀질환 명의 |ання
| | 뇌졸중 | | |

이승훈 교수

서울대병원 신경과 의무장
(현) 서울대병원 신경과 교수
(현) 서울대병원 의생명연구원 전임상실험실장
(현) 사단법인 한국뇌졸중의학연구원 원장
(현) 세닉스바이오테크 대표이사

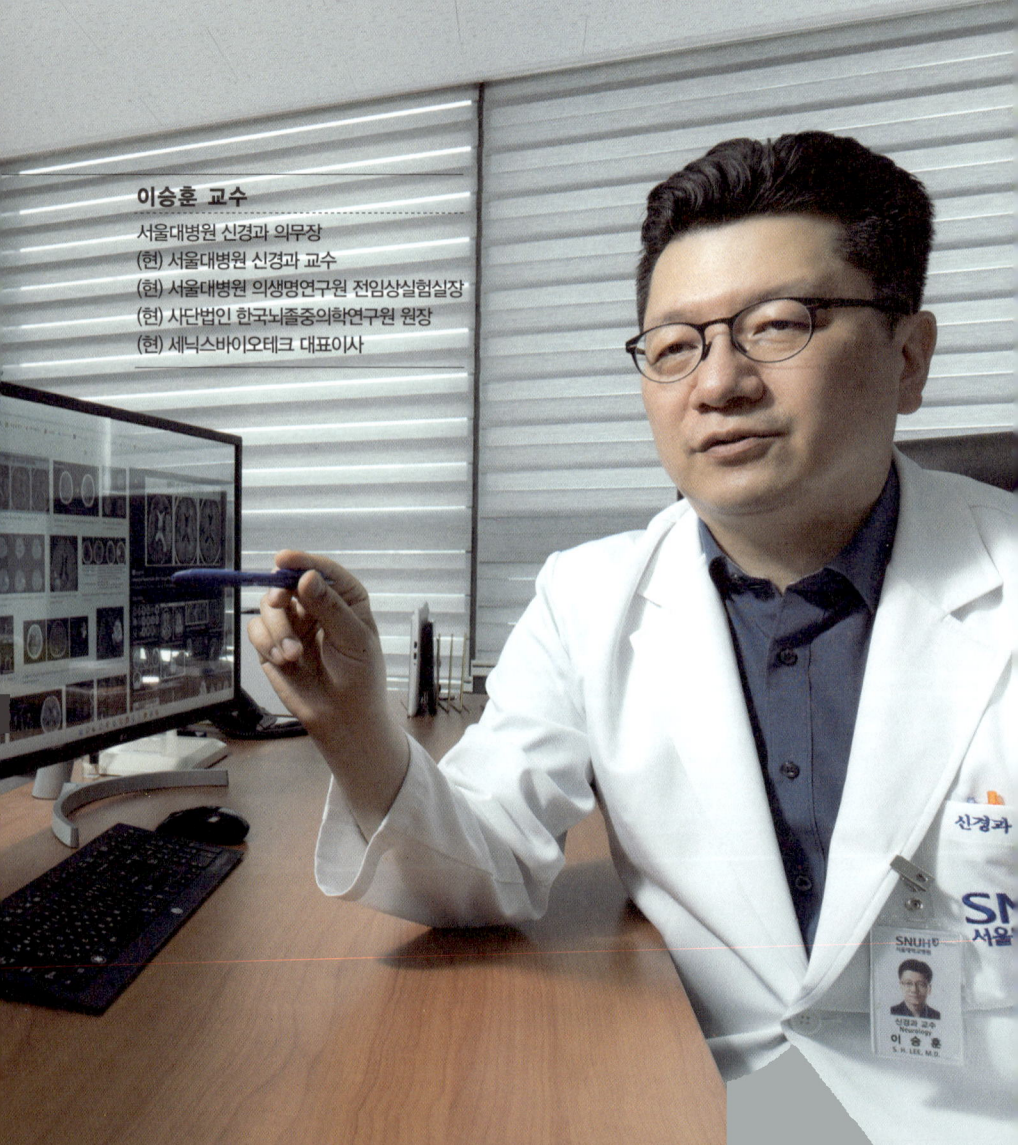

이승훈

서울대병원
신경과 교수

지주막하출혈 혁신 치료제 개발 중
"뇌졸중은 혼자 안 온다…
중간단계 질환을 미리 치료하라"

    뇌졸중은 좋은 뉴스와 나쁜 뉴스를 함께 가지고 있다. 좋은 뉴스는 뇌졸중으로 인한 사망자가 꾸준히 줄어들고 있다는 것이다. 인구 10만명당 뇌졸중 사망인구는 2010년 53.2명에서 2020년 42.6명으로 크게 줄어들었다. 이로써 '사망원인 2위 질환' 자리를 심장질환에 물려줬다. 3개월 사망률이 20~50%인 뇌출혈 발생이 줄고 3개월 사망률 5%인 뇌경색 발생이 늘어나는 것도 좋은 뉴스다.

    이쯤 되면 뇌졸중에 대한 두려움을 다소 줄여도 될 듯하지만 실상은 그렇지 않다. 나쁜 뉴스가 좋은 뉴스를 상쇄하기 때문이다. 무엇보다 사망자 수 감소에도 불구하고 뇌졸중 환자는 꾸준히 늘어나고 있다. 뇌졸중 환자 수는 2017년 57만여명에서 2022년에는 63만여명으로 증가했다.

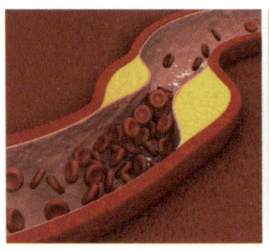 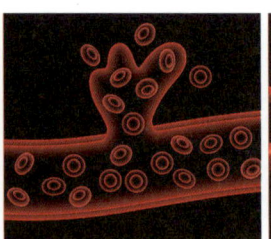 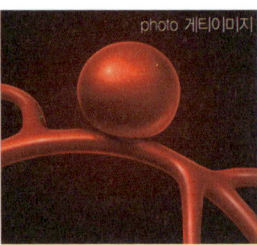

뇌경색은 동맥경화로 인해 혈전이 혈관을 막아서 발생하며, 혈전제거술 등장으로 사망률이 5%로 줄었다.

뇌출혈은 고혈압 등으로 인해 약해진 혈관이 터져서 발생하며, 사망률이 20~50%에 이른다.

뇌동맥류는 뇌동맥의 약한 부위가 풍선처럼 부풀어오른 상태로, 터지면 사망률이 40~50%에 이른다.

크건 작건 장애를 안고 사는 사람이 늘어날 수밖에 없는 구조다. 또한 뇌경색과 달리 뇌출혈은 아직 마땅한 치료술이나 치료약이 없는 상태다.

서울대병원 신경과 이승훈 교수는 급성 뇌졸중과 희귀질환에 의한 뇌졸중을 포함해 뇌졸중을 전문적으로 진료한다. 체계적인 이론 정립에 강해, 국내외 의대생을 위한 뇌졸중 교과서(전 6권)를 집필했다. 이 교수는 바이오 벤처기업 세닉스바이오테크를 설립해 글로벌 시장을 겨냥한 혁신적인 뇌출혈 신약 개발에 도전하고 있다. 그가 연구 개발 중인 신약은 가장 위험한 뇌출혈이지만 치료제가 없는 지주막하출혈을 타깃으로 하고 있다.

CX213라는 이름의 이 치료제는 항산화와 항염증 기능이 있는 나노자임 치료제다. 지주막하출혈 이후 발생하는 급성 신경 손상을 치료하는 것이 목적이다. CX213은 2025년 국가신약개발사업 임상 단계 과제에 최종 선정되어 건강한 성인을 대상으로 임상시험을 시작했다. 또한 미국 식품의약국(FDA)으로부터 희귀의약품에 지정되어 약 100억원 상당의 허가 심사비 면제, 우대 약가 정책, 시판 승인 후 7년간의 독점 판매권 등 실질적인 혜택을 확보했다.

나노자임은 인공으로 만들었지만 몸에 주입하면 효소(엔자임) 역할을 하는 나노 입자를 말한다. 이 교수는 "지주막하출혈은 예고 없이 발생해 생명을 위협하지만, 현재까지 적절한 치료제가 없는 실정"이라며 "CX213의 새로운 치료 기전이 지주막하출혈과 중증 급성 질환 치료의 기준을 바꿀 수 있는 전환점이 될 것으로 기대한다"고 말했다.

뇌혈관이 막히면 뇌경색, 터지면 뇌출혈

뇌는 경막, 지주막(거미줄 모양이라서 '거미막'으로도 불림), 연질막 등 세 겹의 막으로 둘러싸여 있다. 뇌혈관은 지주막 아래 공간(지주막하 공간)으로 들어온 대혈관과, 여기서 뇌로 연결된 소혈관으로 구성되어 있다. 이들 혈관이 막히면 뇌경색이, 터지면 뇌출혈이 발생해 뇌세포에 심각한 손상을 입힌다. 이와 함께 손상 부위와 연결된 신체 부위에 기능 장애를 유발하며 심하면 사망에 이른다.

이 교수는 "뇌졸중은 합병증"이라고 정의한다. 그 이유는 뇌졸중의 90%는 혼자서 저절로 생기지 않고 동맥경화 등 '중간단계'의 질환이 5~20년간 누적되어 발생하기 때문이다.

뇌졸중의 중간단계 질환은 무엇일까. 이 교수에 따르면 뇌경색의 중간단계 질환은 혈관 동맥경화(대혈관 죽상경화증과 소혈관 동맥경화증)와 심방세동이다. 뇌출혈의 중간단계 질환은 동맥류와 소혈관 동맥경화증이다.

"고혈압, 당뇨, 고지혈증, 술, 담배 등의 위험 요인이 수년간 누적되면 혈관에 동맥경화가 생긴다. 대혈관의 경우, 내부에 죽처럼 물렁물렁한(죽상) 지질·콜레스테롤 덩어리가 쌓여 있다가 파열되면서 급속히 혈전을 만들고, 이 혈전이 혈관을 막아서 뇌경색을 일으킨다. 소혈관 동맥경화증은 고혈압 때문에 혈관 내피벽의 변성된 유리질 층이 단단해져서 발생한다."

심장이 부르르 떨리는 질환인 심방세동도 뇌경색을 일으킬 수 있다. 심방세동이 일어나면 심방에 와류가 발생해 혈전이 생기기 쉽고, 떨어져 나간 혈전이 뇌로 와 뇌 혈관을 막을 수 있다. 이 교수는 "심장 혈액의 30%가 뇌로 가는데, 심장에서 온 혈전이 뇌의 특정 구역을 막으면 뇌경색이 된다"고 말했다.

뇌출혈이 뇌경색보다 더 위험한 이유

뇌 동맥류는 뇌 동맥에서 취약한 부분이 혹처럼 부풀어오른 상태를 말한다. 류(瘤)는 '혹'을 뜻한다. 음주 등으로 인해 동맥류가 터지는 것이 문제인데, 뇌동맥류의 65~85%는 심각한 지주막하출혈(거미막아래출혈)을 일으킨다. 지주막하출혈은 지주막 아래 공간을 지나는 대동맥이 터져서 발생하기 때문에 사망률이 40~50%에 이른다.

음주는 뇌출혈을 촉발하는 방아쇠 역할을 한다. 술을 마신 후에는 혈압이 많이 올라가고, 자는 동안에 이뇨 효과로 인해 수분이 많이 빠져나가 혈액량이 줄어든다. 이로 인해 이미 변성된 혈관은 스트레스를 견디지 못하고 파열될 수 있다. 이 교수는 "총으로 치면 동맥류와 동맥경화는 화약이고 음주는 방아쇠라고 이해하면 된다"고 설명했다.

뇌의 큰 혈관이 막혔을 때와 작은 혈관이 막혔을 때 증상이 다르다. 소혈관이 경색되면 비교적 경미한 증상의 뇌경색이 발생하고 완전히 회복될 가능성이 매우 크다. 소혈관 경색의 가장 중요한 위험요인은 고혈압이다. 대혈관 경색은 고혈압, 당뇨, 고지혈증, 담배가 주요한 원인이다. 경색된 부위의 면적이 넓은 경우가 많아 장애를 남기는 비율이 높으며 사망률도 소혈관 경색보다 훨씬 높다. 뇌출혈은 뇌경색보다 사망률이 더 높다. 이 교수는 그 이유를 이렇게 설명했다.

"뇌경색은 혈액 공급이 중단됨으로써 산소, 포도당이 부족해져 신경세포가 조용히 사망하는 질환이다. 반면 뇌출혈은 파열된 혈관에서 분출된 혈액이 주변 정상 조직으로 파급되어 혈종(혈액 덩어리)을 만들고 염증과 부종을 증가시킨다. 결국 뇌압 증가로 인해 사망률이 뇌경색에 비해 훨씬 높다."

뇌 혈관에서 피가 쏟아져나오면 의사도 이를 제어하기가 어렵다. 뇌 조직은 물보다 조금 진한 상태로 자유도가 높아, 피부와 달리 눌러서 지혈을 할 수가 없기 때문이다. 심장은 조직압이 커서 작은 혈관이 터져도 피가 나오지 않지만 뇌는 조직압이 낮아서 혈관 하나가 터져도 대량의 출혈로 이어질 가능성이 높다.

한쪽 팔다리에 마비 오면 뇌졸중 의심

이 교수에 따르면 뇌졸중은 초기 진료가 어떤 질환보다 중요하다. 뇌

세포는 우리 몸에서 가장 약한 세포로, 혈액 공급이 1분만 중단되어도 죽기 시작하기 때문이다. 따라서 증상이 나타났을 때 시급히 병원에 가야 한다고 이 교수는 강조했다. 뇌졸중의 전형적인 전조증상은 △한쪽 팔다리의 힘 감소나 마비 △한쪽 감각 이상 △한쪽 눈이나 한쪽 편이 안 보이는 시야 장애 △어지럼증 △발음 장애 △섬세한 움직임이 어려운 실조증 등이다.

이 교수는 몇 년 전 텔레비전 예능 프로그램 '유퀴즈 온 더 블럭'에 출연해 뇌졸중 자가진단법을 소개해 화제에 올랐다. 이 교수가 소개한 자가진단법은 △눈을 감고 손바닥을 위로 향하게 해서 들어올린 채 5~10초간 정지했을 때 한쪽 손이 아래로 떨어지거나 △'맘마' '랄라' '가가' 발음이 제대로 되지 않거나 △한쪽 입이 돌아가는지를 확인하는 것이다. 그러나 이 교수는 "이 자가진단법은 일반인이 아니라 이미 뇌졸중이 온 사람에게 해당한다고 녹화 당시에 강조했지만 그 전제가 삭제된 채 방영되어 많은 오해를 불러일으키고 있다"며 "이런 증상이 나타나면 한가하게 자가진단할 것이 아니라 119를 불러야 한다"고 했다.

두통 환자 99%는 뇌졸중 아니다

어지럼증, 두통이 있으면 뇌졸중을 걱정하는 경우가 많다. 그러나 이 교수는 "대다수의 두통 환자들이 뇌졸중을 걱정하지만 외래 두통 환자 중 99%는 뇌졸중 두통이 아니다"라고 말했다. 이 교수에 따르면 뇌졸중에 의한 어지럼증은 갑자기 발생하며 마치 놀이기구를 탄 것처럼 확실하게 주위가 돌거나 본인이 도는 것 같은 증상이 나타난다. 뇌졸중으로 인한 두통은 대개 △갑자기 기절할 정도의 엄청나게 심한 두통이 오거나 △두통이 발생한 후 점점 심해지면서 한쪽에 힘이 빠지는 증상이 동반된다.

뇌졸중이 발생했을 때 병원에 가야 하는 골든아워가 있다. 이 교수는 "골든아워는 결정적인 치료를 해 환자의 예후를 바꿀 수 있는 시기"라며 "뇌경색 골든아워는 혈전용해술로 치료할 경우 4시간 30분이고 혈전제거술로 치료할 경우 6시간이다"라고 말했다. 그러나 병원에서 치료를 시작하기까지 약 1시간이 추가로 소요되므로 골든아워보다 늦어도 1시간 일찍 병원에 도착해야 한다. 뇌출혈은 결정적 치료법이 아직 없기 때문에 공식적으로 골든아워는 존재하지 않으나, 역시 빨리 병원에 가서 치료를 받아야 전체적인 예후가 좋아진다. 이 교수는 "'Time is Brain(타임 이즈 브레인)', 즉 시간이 곧 뇌다"라고 강조했다.

뇌경색 환자 살리는 혈전제거술

뇌경색은 혈전용해술과 혈전제거술로 치료한다. 혈전용해술은 주사제를 혈액 내로 투여해 혈전을 녹이는 치료법이다. 이 교수는 "혈전 용해 주사제는 혈전을 녹이는 단백질인 t-PA(조직 플라스미노겐 활성 단백)를 유전자 재조합으로 만든 약물로 효과가 강력하다"고 말했다. 혈전용해로 막힌 혈전이 뚫리는 비율은 7~12%다. 혈전제거술은 2015년부터 국내 대학병원에서 활발히 시행되어 뇌경색 생존율 향상에 크게 기여하고 있다. 스텐트와 유사한 그물망(스텐트 리트리버)을 사타구니 혈관을 통해 뇌 병변까지 진입시켜 혈전을 끄집어낸다.

뇌출혈은 뇌경색에 비해 치료가 어렵다. 그 이유는 혈전을 형성해 혈액을 응고할 혈전촉진제가 임상시험에서 성공한 사례가 아직 없기 때문이다. 출혈로 인해 발생하는 혈종을 수술을 통해 꺼내면 좋아질 것 같지만 실제로는 큰 효과가 없다고 증명됐다. 그러나 목숨이 위태로운 상황에서는 뇌압을 떨어뜨리기 위해 두개골 일부를 여는 등의 수술을 한다.

지주막하출혈의 원인인 뇌동맥류는 크기와 양상에 따라 치료 방법이 다르다. 크기가 4mm 이상이고 잘 터지는 위치일 경우 혈관으로 금속 코일을 넣어서 부푼 부분에 혈액이 들어가지 않도록 막는다(코일색전술). 그러나 크기 2~3mm에 쉽게 터지지 않는 부위라면 1~3년에 한 번씩 검사를 해 경과를 관찰한다. 이 교수는 "동맥류의 원인인 혈압을 잘 조절하고 금연을 하면 더 이상 나빠지지 않는 사람이 매우 많다"고 말했다.

발병 3개월 동안 집중 재활치료를

뇌졸중은 대부분 크고작은 후유증을 남기기 때문에 재활치료가 매우 중요하다. 재활치료 후 80~90%는 3개월 안에 빠른 속도로 좋아지는데, 1년 정도까지 걸리는 경우도 있다. 그래서 발병 초기에 열심히 재활치료를 해서 최대한 많이 좋아지게 하는 것이 중요하다. 재활치료를 하면 뇌졸중으로 끊어진 신경세포들을 연결하는 새로운 시냅스(신경세포들이 서로 접합하는 부위)가 재생되어 신경회로의 회복을 돕는다.

이 교수는 "뇌졸중 예방을 위해서 위험 인자와 중간단계를 관리하는 것이 무엇보다 중요하다"고 강조했다. 특히 고혈압, 당뇨, 콜레스테롤 관리가 중요한데, 건강검진에서 혈압 130/80mmHg, 당화혈색소 6.0%, LDL(저밀도 지단백) 콜레스테롤 130mg/dL 이상이면 철저히 관리해야 한다. 경동맥(목동맥) 초음파 검사는 동맥경화 초기 병변과 경화반(플라크)을 확인하는 데 유용하다. 50세 이후에는 동맥경화와 동맥류를 확인하기 위해서 MRI(자기공명영상)나 MRA(자기공명혈관조영술) 검사를 한 번쯤 받아보는 것이 좋다.

이승훈 교수의 '뇌졸중 바로 알기'

◎ 영양 상태가 좋아져 뇌출혈 환자는 감소하고 뇌경색 환자는 증가하고 있다.
◎ 뇌졸중은 동맥경화 등 '중간단계'의 질환이 5~20년간 누적되어 발생한다.
◎ 고혈압, 당뇨, 고지혈증, 술, 담배가 혈관에 동맥경화를 만든다.
◎ 2015년 혈전제거술이 도입된 이후 뇌경색 치료 성적이 크게 좋아지고 있다.
◎ 지주막하출혈은 사망률 40~50%의 가장 무서운 뇌졸중이다.
◎ 뇌출혈은 지혈을 할 수 없어 뇌경색보다 치료가 더 어렵다.
◎ 뇌졸중 증상이 나타나면 즉시 119를 불러 병원에 가야 한다.
◎ 평범한 두통이나 어지럼증은 대부분 뇌졸중 증상이 아니다.
◎ 정기적으로 경동맥 초음파 검사를 받고, 50세 이상은 MRI 검사가 필요하다.
◎ 혈압, 혈당, 콜레스테롤 관리가 뇌졸중을 예방한다.

PART 1
암 명의

**PART 2
심뇌혈관질환 명의**
대동맥질환

PART 3
만성질환 명의

PART 4
난치·희귀질환 명의

송석원 교수

강남세브란스병원 심장혈관외과 교수
강남세브란스병원 대동맥혈관센터 소장
대한흉부심장혈관외과학회지 부편집인
(현) 이대서울병원 심장혈관흉부외과 교수
(현) 이대대동맥혈관병원장

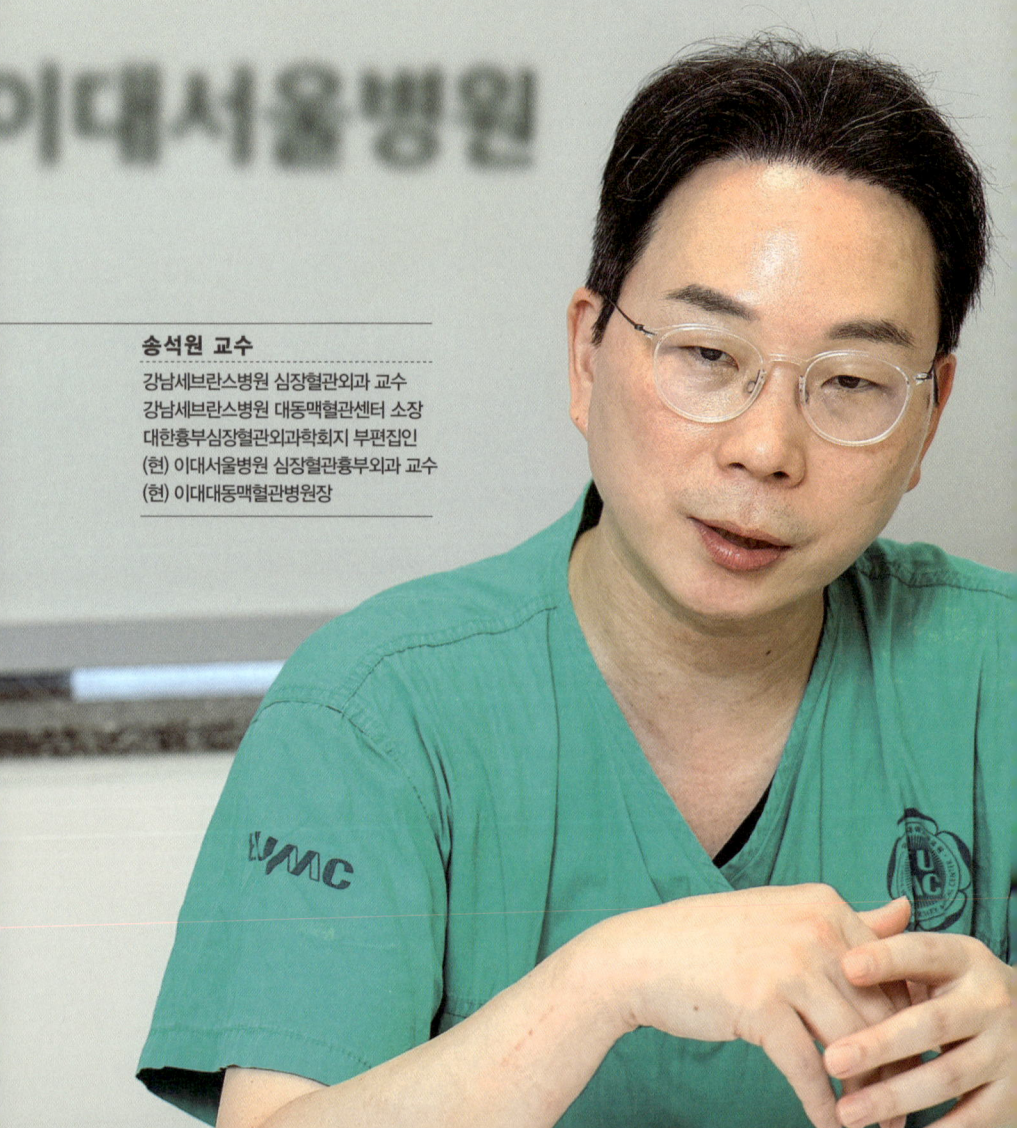

송석원

이대서울병원
심장혈관흉부외과 교수

대동맥 수술의 세계 기준 제시
"파열되면 절반이 병원 도착 전에 사망…
병 만드는 주범은 흡연"

　송석원 이대서울병원 심장혈관흉부외과 교수와의 인터뷰는 약속 시간보다 1시간 늦게 시작됐다. 이유는 초응급 환자 수술 때문이었다. 초록색 수술복 차림으로 병원 내 인터뷰 장소에 온 송 교수는 냉수 한 컵을 들이켜곤 초응급 환자 발생 상황부터 설명했다.

　"아침 7시 30분에 복부대동맥류가 파열된 환자가 구급차에 실려왔다. 충남 천안의 한 병원에서 이송되어 온 73세 환자다. 환자는 기도 삽관을 했고, 확장기 혈압이 50까지 떨어져 승압제를 쓴 상태였다. 병원에 도착했을 때는 의식 소실에 심정지까지 와서 심폐소생술을 하면서 수술을 시작했다. 배를 다 열었는데 또 심정지가 와서 두 번째 심폐소생술을 한 후에 3시간 동안 수술을 했다."

송 교수는 환자의 현재 상태에 대해서는 말을 아꼈다. 대량 출혈과 대량 수혈로 폐, 심장, 콩팥이 손상을 입어 회복 여부를 지켜봐야 한다는 것이었다.

직경 2~3cm 혈관 파열, 초응급 상황

대동맥은 심장에서 시작해 몸의 중앙을 관통하는 큰 혈관으로, 직경이 2~3cm나 된다. 심장이 뿜어내는 엄청난 양의 혈액은 대동맥을 통해 전신에 공급된다. 따라서 대동맥은 내막, 중막, 외막으로 튼튼하게 구성되어 있지만 파열되면 피가 대량으로 유출되어 초응급 상태가 된다. 대동맥이 파열되면 환자의 50%는 병원에 도착하기 전에 사망하고 병원에 온 환자 중 절반은 치료 중에 사망한다.

대동맥파열은 대부분 대동맥박리와 대동맥류로 인해 발생한다. 대동맥박리는 대동맥의 내막이 찢어지고 이 틈을 통해 중막과 외막 사이에 엉뚱한 통로가 만들어지는 상태를 말한다. 증상이 심해지면 대동맥이 위아래로 급격히 찢어지면서 파열되어 피가 순식간에 쏟아져나온다. 대동맥박리가 진행되면 대동맥에서 뇌, 심장, 복부 장기, 하지 등 주요 장기로 이어지는 분지 혈관까지 같이 찢어져 문제를 더 키우기도 한다. 대동맥류는 대동맥의 특정 부위가 혹처럼 부풀어오른 상태로, 심하게 부풀면 터져 역시 초응급 상황을 일으킨다.

송 교수는 50대 초반이지만 국내 대동맥파열 수술을 개척한 의사로 꼽힌다. 그는 2008년부터 대동맥 수술에 전념해왔고, 최근 1년간은 무려

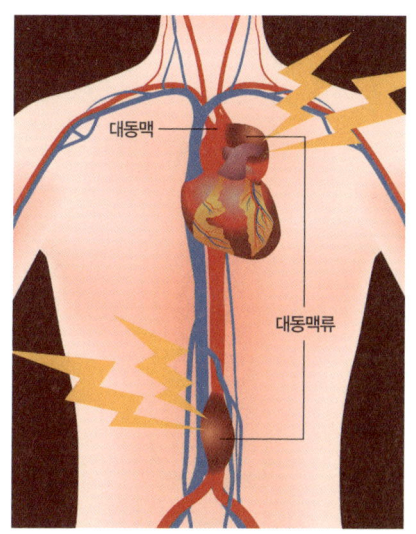

대동맥은 심장에서 시작해 골반까지 이르는 직경 2~3cm의 혈관으로, 혈관 막이 찢어지거나 부풀어올라 파열되면 50%는 병원에 도착하기 전에 사망한다. photo 게티이미지

800여건의 대동맥 수술을 했다. 국내 대동맥 수술은 연 6000여건이 시행되는 것으로 집계되고 있으므로, 송 교수팀이 이 중 약 13%를 담당하고 있는 셈이다.

세계 의사들에게 수술 생중계

송 교수는 세계 대동맥 학계에서도 명성이 높다. 그는 세계 학회에 수시로 초빙되어 대동맥 수술 결과를 공유하고 수술 장면을 생중계하기도 한다.

2024년 5월에는 유럽심장혈관외과학회 학술대회에서 에비타 오픈 네오(E-VITA OPEN NEO)라는 하이브리드 대동맥 수술을 생중계로 시연해 전 세계 대동맥 수술 의사들로부터 스포트라이트를 받았다. 이 수술은 대동맥을 인조혈관으로 교체하는 수술(인조혈관치환술)과 스텐트도관 삽입 시술을 함께 하는 수술법으로, 고도의 기술과 많은 경험이 필요하다. 송 교수는 "환자의 심장을 정지시키고 체온을 떨어뜨려 순환을 멈추게 한 후에 가슴을 절개해 수술을 하는 굉장히 큰 수술이지만 수술 시간을 2~3배 줄여 수술을 마침으로써 참관 의사들의 이목을 모았다"고 했다. 그는 에비타 오픈 네오 수술의 세계 기준을 제시했다는 평가를 받는다.

송 교수는 2024년 4월에는 미국흉부외과학회에서 1형 대동맥박리증 수술 후 사망률이 3% 수준이라는 연구결과를 발표해 세계 학계를 놀라게 했다. 이 연구는 송 교수가 2008년부터 16년간 집도한 1형 대동맥박리증 수술 성적을 분석한 것이다. 송 교수는 "1형 대동맥박리증은 대동맥 전체가 갑자기 찢어지는 질병이다"라며 "미국은 수술 후 사망률이 평균 20%에 이르고, 독일과 일본도 각각 17%, 10% 수준에 머물고 있기 때문에 우리가 거둔 3%는 매우 놀라운 수치다"라고 말했다.

"오늘 아침에 수술한 초응급 환자처럼 심폐소생술까지 하는 고령 환자는 수술 결과가 좋지 않을 것이라는 건 누구나 알고 있다. 수술을 하고 안 하고는 의사의 결정인데, 의사가 수술을 하기 위해 가슴을 절개하면 수술 성적에 들어간다. 우리는 환자를 선택하지 않고 모든 환자를 다 받는다. 다른 병원 전원 요청도 환자의 상태와 상관없이 다 무조건 받아 수술을 한다. 그러면서 수술 후 사망률 3%를 유지하는 것에 대해 세계 의사들이 놀란다."

송 교수는 유튜브 동영상을 통해서도 수술법을 공개하고 있고, 매년 2회 해외 의사들을 국내에 초청해 1박 2일간 수술 참관 기회를 제공하고 있다.

국내 최초 대동맥혈관병원 설립

송 교수는 2023년 6월 강남세브란스병원에서 이대서울병원으로 자리를 옮겼다. 이곳에서 대동맥혈관병원을 설립하고 초대 병원장을 맡아 대동맥질환 치료를 주도하고 있다.

송 교수는 2008년부터 대동맥 수술만 해오고 있지만 처음엔 모험에 가까운 선택이었다고 회고했다. 당시 그의 근무처였던 세브란스병원의 대동맥 수술 건수는 한 달에 3~4건에 불과했기 때문이다. 송 교수는 대동맥 수술을 전담하면서 모든 응급 대동맥 환자를 다 받겠다고 119구조대와 전국 병원에 알렸다. 이후 환자들이 급격히 증가해 2008년 32건에 불과했던 수술 사례는 2010년 100례를 돌파했고 2022년에는 620례에 이르는 등 매해 신기록을 경신하면서 국내는 물론 세계 최고 대동맥 수술 의사 반열에 올랐다.

대동맥질환은 대동맥류와 대동맥박리가 주를 이룬다. 급성과 만성의 비율은 1 대 9로 만성이 압도적으로 많다. 대동맥박리는 급성으로 발생하지만 3~6개월이 지나면 만성으로 분류한다. 대동맥질환 중 가장 큰 비중을 차지하는 대동맥류는 대동맥이 서서히 커지기 때문에 대부분 만성으로 시작한다. 대동맥박리가 대동맥류를 만들기도 했다. 대동맥은 심장 좌심실에서 시작해 위로 올라가(상행대동맥) 지팡이 손잡이 모양의 대동맥궁을 만들고, 다시 아래로 방향을 틀어 골반 부위까지 이어진다. 횡경막 윗부분은 흉부대동맥이라고 하고 횡경막 아랫부분은 복부대동맥이라고 한다. 윗부분의 직경은 3cm에 이르지만 아래로 내려오면서 작아져 복부대동맥 직경은 2cm 정도다.

대동맥류는 풍선처럼 혈관이 부풀어오르는 것으로 알려져 있지만 실제로는 혈관 내부에서 문제가 시작된다. 송 교수는 "대동맥류는 혈관 내부에 노화가 진행되고 콜레스테롤과 지방, 칼슘 등 찌꺼기가 하수관처럼 침착되어 염증을 일으키면서 시작된다"며 "염증으로 인해 약해진 혈관 벽 부위가 큰 압력으로 인해 쭉 늘어나서 부풀고 끝내 터진다"고 설명했다. 뇌로 혈액을 공급하는 상행대동맥과 대동맥궁에 침착 등의 문제가 생기면 뇌경색을 유발할 수 있다.

건강보험심사평가원 통계에 따르면 2023년 한 해 동안 국내 대동맥류와 대동맥박리증으로 인해 병원을 찾은 사람은 4만650명이다. 이는 2013년의 1만7874명에 비해 2배 이상 증가한 인원이다. 송 교수에 따르면 환자 급증의 첫 번째 요인은 고령인구 증가다. 신체 노화가 대동맥 혈관 노화에 직접 영향을 주기 때문이다.

송 교수는 젊은층에서도 대동맥질환이 늘어나고 있어서 걱정이라고 했다. 그는 "과거와 달리 요즘은 활동적으로 일할 나이인 40대에서도 빈번히 발생한다"며 "그 이유는 비만, 스트레스, 흡연, 음주, 회식 문화가 복합적으로 작용하는 것 같다"고 말했다. 마르판증후군(marfan syndrome) 같은 유전성 질환도 주요 요인이다.

흡연은 대동맥질환의 첫 번째 위험 요인이다. 송 교수는 "대동맥류 환자의 80~90%는 흡연과 관련이 있고 그다음은 술, 콜레스테롤, 음식이다"라고 했다. 고혈압도 주요 인자다. 송 교수는 "높은 혈압은 대동맥에 가장 먼저 큰 압력을 준다. 특히 젊은층은 고혈압 치료약을 먹지 않고도 해결할 수 있다고 생각하기 때문에 약을 아예 복용하지 않거나 띄엄띄엄 복용해 병을 키우는 경우가 흔하다"고 했다. 대동맥류 환자 10%는 뇌동맥류도 함께 가지고 있다.

복부초음파검사로 조기진단 가능

대동맥질환 역시 조기진단이 중요하다. 대동맥류는 흉부CT검사나 복부초음파검사로 진단할 수 있다. 송 교수는 "폐암 진단을 위한 흉부CT검사나 복부초음파검사로 대동맥류를 발견하는 경우가 많아지고 있다"며 "이들 검사를 할 때 의사에게 대동맥 크기도 봐달라고 부탁할 필요가 있다"고 했다. 검사 결과 대동맥 직경이 4.5cm를 넘는다면 대동맥을 전문적으로 진료하는 의사의 진단을 받아봐야 한다.

대동맥이 파열되면 지금까지 한 번도 경험하지 못한 극심한 통증이 온다. 파열 부위에 따라 흉통이나 등통, 복통이 심하게 나타난다. 따라서 이런 증상이 발생하면 119구조대에 즉시 연락해 치료 가능한 병원에 시급히 가야 한다. 송 교수는 "대동맥 파열은 골든아워가 따로 없다고 할 정도로 초응급 질환이다"라며 "대동맥류 파열 환자의 절반은 병원에 도착하기 전에 사망하고, 급성대동맥박리증은 사망률이 매시간 1%씩 증가하기 때문에 무조건 빨리 병원에 도착해야 한다"고 말했다.

증상은 심근경색과 비슷하다. 그래서 흉통 증상 환자가 병원에 오면 일단 심근경색 발생을 의심하고 심전도를 검사하거나 관상동맥조영술을 실시하기 때문에 대동맥질환 진단이 지체되는 것 아니냐는 우려가 있다. 그러나 송 교수는 "전국 응급실 전문의들의 대동맥질환에 대한 지식이 많이 높아져 대동맥질환도 감별 질환에 당연히 들어가야 한다는 것을 알고 있기 때문에 걱정은 없다"고 했다.

직경 5㎝ 이상 커졌을 때 수술

우리나라에서는 연 6000여명이 대동맥질환으로 시술이나 수술 치료를 받는다. 송 교수는 "복부대동맥은 2㎝가 정상 직경이기 때문에 3㎝ 이상 커졌을 때 진단이 되며, 5㎝ 이상이면 시술이나 수술을 하고 3㎝ 이상 5㎝ 미만인 경우는 약물치료를 하면서 경과를 지켜본다"고 말했다.

급성대동맥박리 환자가 병원에 오면 인조혈관치환술을 실시한다. 가슴을 열어 박리된 대동맥을 잘라내고 인조혈관으로 교체하는 것이다. 만성대동맥류는 스텐트도관삽입술이나 약물치료를 한다. 스텐트도관삽입술은 사타구니 혈관을 통해 스텐트도관을 삽입해 대동맥 안쪽에서 그물을 펼쳐 새로운 도관을 만들어 피가 흐를 통로를 만들어주는 시술이다. 약물치료의 경우 혈압 강하제를 쓰거나 심장 박동을 줄이는 약을 써서 혈관에 가해지는 압력을 줄여준다.

송 교수에게 만약 자신이 해외 출장 중일 때에 가까운 지인이 급성 대동맥질환으로 위기에 처해 있다면 어떤 의사에게 가보라고 할 것이냐고 질문했다. 송 교수는 "요즘은 대동맥 수술을 잘하는 의사가 국내에 많다"고 전제하면서, 이대서울병원 심장혈관흉부외과 김명수·이해 교수를 먼저 추천했다. "두 교수는 내가 전수한 대동맥 수술을 그대로 이어받아 나와 똑같이 할 수 있다"고 강조했다. 이대서울병원 이외 병원의 의사로는 분당서울대병원 박계현 교수와 삼성서울병원 성기익 교수를 추천하면서, 두 교수 모두 우리나라 대동맥 수술에서 손꼽을 만하다고 했다.

인터뷰 당일 저녁 송 교수로부터 문자가 왔다. '아침에 수술했던 초응급 환자는 다행히 잘 회복되고 있습니다.'

송석원 교수의 '대동맥질환 바로 알기'
◎ 대동맥은 몸의 중앙을 관통하는 큰 혈관으로, 직경이 2~3㎝나 된다.
◎ 대동맥이 파열되면 환자 50%는 병원 도착 전에 사망하고 병원에 온 환자 중 절반은 치료 중에 사망한다.
◎ 대동맥파열은 대동맥의 막이 찢어지거나 대동맥류로 인해 발생한다.
◎ 비만, 스트레스, 흡연, 음주, 회식 문화 등으로 40대 대동맥질환 환자가 증가하고 있다.
◎ 흉부CT검사나 복부초음파검사로 조기진단하는 것이 매우 중요하다.
◎ 대동맥 직경이 4.5㎝를 넘는다면 반드시 대동맥 전문 의사를 찾아가라.
◎ 급성 대동맥 파열은 골든아워가 따로 없는 초응급 질환이다.
◎ 급성 대동맥 파열이 발생하면 심근경색처럼 극심한 가슴 통증이 온다.
◎ 급성은 인조혈관으로 대동맥을 교체하고 만성은 스텐트를 삽입하거나 약물로 치료한다.

3

만성질환, 글로벌 명의들은 이렇게 고친다

당뇨병_ 윤건호 가톨릭대서울성모병원 내분비내과 명예교수
세계 당뇨 교과서를 바꾼 의사

간질환_ 안상훈 세브란스병원 소화기내과 교수
세계 의사들의 논문을 평가하는 의사

만성콩팥병_ 김동기 서울대병원 신장내과 교수
사구체신염 유전체 글로벌 연구

불면증_ 이헌정 고려대안암병원 정신건강의학과 교수
일주기 생체리듬 연구·치료 권위자

어지럼증_ 김지수 분당서울대병원 신경과 교수
옥스퍼드대 어지럼증 교과서 집필

알레르기_ 박해심 아주대병원 알레르기내과 교수
세계 알레르기 교과서 주저자

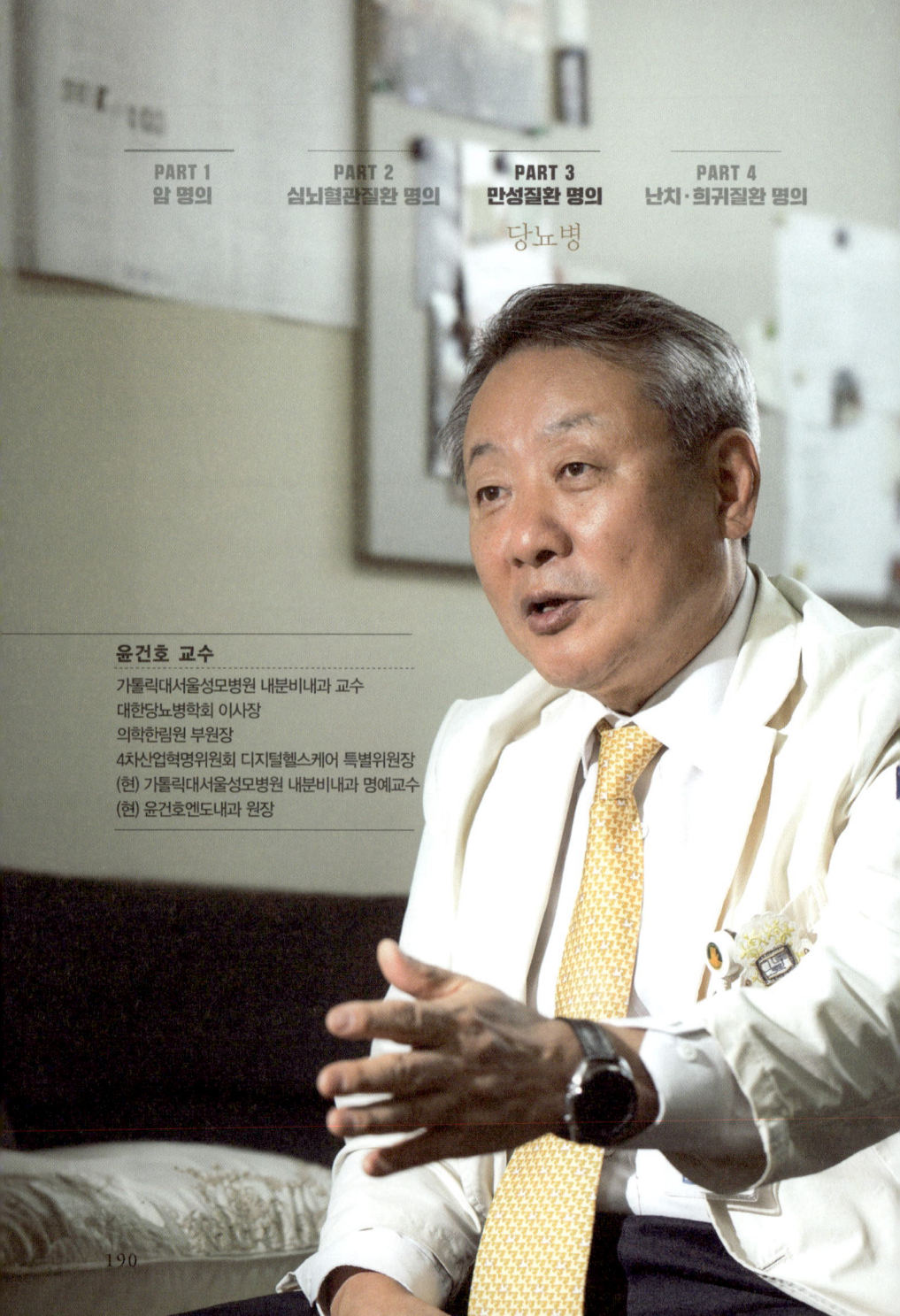

윤건호

가톨릭대서울성모병원
내분비내과 명예교수

세계 당뇨 교과서를 바꾼 의사
"체중은 아파트 평수, 혈당은 빚…살 15% 빼면 대부분 정상 회복"

"내가 의대 다닐 때인 1980년만 해도 당뇨병은 희귀병이었다. 그래서 당뇨병 환자가 입원하면 학생들이 찾아가서 '어떻게 이런 희귀한 병에 걸리셨냐'고 물어봤다."

윤건호 서울성모병원 내분비내과 명예교수는 인터뷰에서 40년 전 에피소드부터 풀어놓았다. 윤 교수에 따르면 우리나라 당뇨병 조사는 1971년에 처음 실시되었는데, 당시 유병률은 1.5%에 불과했다. 그 무렵 식품영양학을 전공한 교수들은 TV에 나와 '우리는 고기를 너무 안 먹어 영양 결핍이다' '삼겹살을 왕창 먹어도 된다'며 육식 섭취를 권장했다고 한다.

그러나 우리나라 당뇨병 인구는 1980년대 중반 이후 폭발적으로 늘어나 1990년대 초반에 유병률이 10%에 육박했다. 현재 당뇨병 인구는 약

600만명. 유병률은 14%다. 반세기 만에 당뇨병 환자가 10배나 급증한 것이다.

실명, 하지 절단, 심장마비 몰고 온다

당뇨병은 식사로 흡수된 포도당이 세포로 가지 못하고 혈액 속에 너무 많이 남아 문제를 일으키는 질환이다. 초기에는 별다른 증상이 없어 치료 없이 방치하는 경우가 많다. 문제는 당뇨성 합병증이다. 혈당이 장기간 과도하게 높으면 포도당이 신경세포, 혈관세포 등에 당화(당이 세포에 두껍게 부착되는 현상)되고 비정상적인 대사과정이 발생해 세포 기능을 심각하게 망가뜨린다.

대표적인 당뇨성 합병증은 당뇨병성 망막병증, 당뇨병성 콩팥병, 당뇨병성 신경병이다. 이로 인해 실명, 콩팥 투석에까지 이를 수 있다. 당뇨는 큰 혈관에도 영향을 줘 심근경색·협심증과 뇌졸중 발병률을 2~4배나 높인다. 또한 혈관과 신경 이상, 감염으로 인해 당뇨병성 족부 병변이 발생해 하지 절단에 이르기도 한다.

윤건호 교수는 세계 당뇨 의학계에서 존재감이 있는 의사다. 그는 아시아 당뇨병의 특징을 규명해 전 세계 내과 의사들이 보는 교과서인 〈해리슨의 내과학 원리(Harrison's Principles of Internal Medicine)〉 내용을 일부 바꾸었다. '아시아인은 젊은 나이에 그리 뚱뚱하지 않아도 당뇨가 급격히 발생할 수 있다'는 내용이었다.

윤 교수는 2000년에 당뇨병을 제대로 연구하기 위해 당뇨병 치료·연구 메카인 미국 하버드대 조슬린 당뇨병센터로 연수를 갔다. 이곳에서 그는 기념비적인 연구의 모티브를 얻었다.

"미국에 가서 보니까 당뇨병 환자가 걸어오면 병원 복도가 컴컴해질 정도였다. 당시 당뇨병은 55세 이상 뚱뚱한 사람이 걸리는 병으로 알려져 있었다. 그런데 우리나라는 미국과 달리 뚱뚱하지 않은 젊은 환자도 많았다. 나는 여기에 의문을 품고 연구를 시작했다."

연구는 5년 후 결실을 맺었다. 한국과 일본, 중국인 당뇨 환자들의 특성을 연구한 끝에 '아시아인은 미국보다 20살 젊은 나이인 30대 중반, 비만하지 않은 사람에게도 당뇨병이 발생한다'는 결과를 얻어 2006년 세계 최고 의학저널인 〈란셋〉에 발표했다. 3년 뒤에는 '아시아인은 젊어서 당뇨병에 걸리기 때문에 콩팥 합병증으로 진행하는 비율이 높다'는 연구 결과를 미국의사협회 저널 〈자마〉에 발표했다. 이 2개 논문은 한국 당뇨 의사 '윤건호'의 이름을 세계에 알린 계기가 됐다.

'젊은 당뇨'는 속도 빠르고 합병증 우려 높다

당뇨병은 공복혈당 126mg/dL 이상인 상태를 말한다. 공복혈당 100 이상 126 미만은 전(前)당뇨로 분류해 주의할 것을 권고한다. 공복혈당 100, 110, 126은 당뇨병에서 특별한 의미가 있는 수치다. 수치별로 대응 방법도 다르다.

윤 교수에 따르면 공복혈당 100 미만이면 걱정할 게 없다. 100을 넘으면 전당뇨에 해당하지만 110 미만은 전당뇨 1단계로, 당뇨병까지 가

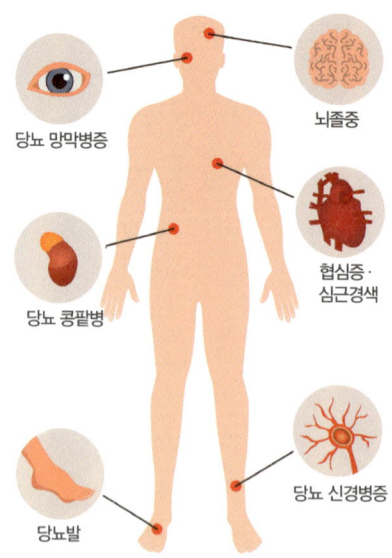

당뇨병은 가벼운 질환이지만 혈관과 세포를 망가뜨려 각종 합병증을 일으킨다. photo 게티이미지

는 비율이 그리 높지 않다. 나쁜 습관 2~3가지를 고치면 정상으로 돌아갈 가능성이 크다. 그러나 공복혈당 110 이상 126 미만은 전당뇨 2단계로서 당뇨병으로 진행될 확률이 꽤 높다. 2단계의 10% 이상은 1년 안에 당뇨병이 된다. 이때는 '경고장이 왔다'고 생각하고 긴장해서 생활 습관을 바꿔야 한다. 공복혈당 126 이상은 당뇨병이므로 본격적인 치료를 해야 한다. 윤 교수는 "110~125가 당뇨 치료의 골든아워"라며 "이때 무슨 수를 써서라도 정상으로 되돌리면 평생 고생 안 하고 살 수 있다"고 말했다. 그는 "당뇨병은 오랜 기간 앓으면 보슬비에 옷 젖듯이 서서히 심해져 15~20년 후에 합병증이 오기 때문에 초기에 타이트하게 잡아야 한다"고 강조했다.

국내에는 특히 45세 이하 '젊은 당뇨' 인구가 많아서 문제다. 젊은 당뇨는 진행 속도가 빨라 합병증이 일찍 온다. 그래서 60세 이전에 합병증으로 인슐린 주사를 맞는 경우가 많다. 젊은 당뇨 증가는 비만 증가와 맞물려 있다.

질병관리청 '국민건강영양조사'에 따르면 19세 이상 성인의 37.2%가 비만이다. 남성은 거의 절반인 47.7%가 비만이고, 40대 남성의 비만율은 57.7%에 이른다. 윤 교수는 "과체중인 젊은 사람들은 생활습관이 이미 흐트러져버린 경우가 많다"며 "자기 관리가 잘 안 되니까 합병증도 빨리 온다"고 경고했다. 이어 "젊은 당뇨는 특히 초반에 확실히 잡아야 한다"며 "초기에 치료를 하면 효과도 좋다"고 했다.

"그러나 상당수의 젊은 당뇨 환자는 '나는 건강한데 왜 자꾸 뭐라고 하나'라고 말한다. 식이를 조절하라, 회식을 자제하라, 약을 복용하라는 권고가 먹히질 않는다. 그런데 합병증이 오면 난리가 난다. '아이고 눈이 안 보이려고 한다' '눈만 멀지 않게 해주면 무엇이든 하겠다'고 한다. 그러나 이때는 의사가 해줄 게 별로 없다."

혈당 관리는 체중 조절이 우선이다. 비만은 에너지(영양분) 섭취량에 비해 에너지 소비량이 적어서 발생한다. 에너지가 몸에 지방으로 과도하게 쌓이면 대사이상이 온다. 대표적인 대사이상질환이 당뇨병이다.

체중 관리의 지름길은 '세븐 세븐 식사 전략'

윤 교수는 "체중은 아파트 평수이고 혈당은 빚과 같다. 넓은 집에 살면 좋지만 빚을 내면 수지가 안 맞는다"며 "빚이 많으면 아파트 평수를 줄여야 하듯이 혈당이 올라가면 체중을 줄이는 것이 최선이다"라고 말했다. 그는 "체중을 15% 줄이면 초기 당뇨병 80%는 정상으로 돌아온다"고 강조했다.

당뇨병 예방, 관리를 위해서는 식사 조절과 운동이 먼저다. 포도당을 만들어내는 탄수화물 과다섭취를 특히 주의해야 한다. 그러나 윤 교수는 "탄수화물이 나쁘다고 오해하면 안 된다"고 했다. 왜냐하면 탄수화물은 순도가 매우 높은 고효율 에너지이며 불순물을 만들지 않기 때문이다. 문제는 탄수화물 중심의 식생활이다. 특히 고령자는 밥, 떡, 감자, 고구마로 배를 채우는 경우가 많다. 이렇게 되면 혈당이 급격히 올라가는 '혈당 스파이크'를 피할 수 없다. 따라서 야채와 고기를 먼저 먹고 밥을 먹는 것이 좋다.

윤 교수는 "무엇을 먹느냐는 것만큼 어떻게 먹느냐도 중요하다"고 강조했다. 특히 오후 7시에 저녁식사를 하고 다음날 오전 7시에 아침식사를 하기를 권고한다. '세븐(7) 세븐(7) 전략'이다. 저녁식사 후 아침까지 12시간 동안은 공복을 유지하는 것이 포인트다.

근육 키워 포도당 저장 창고 넓혀라

"아침을 브렉퍼스트(breakfast)라고 한다. 공복을 깬다라는 뜻이다. 인슐린 세포 역시 밤새 잠을 잤기 때문에 아침에 분비가 가장 덜 된다. 밤새 자고 있던 세포들이 아침식사를 하면 뭔가가 들어오나 보다 하고 일을 시작한다. 그러나 아침식사에 탄수화물을 적당량 이상 먹으면 식후 고혈당을 피할 수 없다. 또한 저녁식사를 늦게 하거나 밤에 뭔가를 먹고 활동을 하지 않으면 에너지 대사가 충분하지 않아 밤새 쓰고 남은 여분의 에너지가 지방으로 변환되어 복부지방의 축적이 늘어난다."

아침을 거르고 정오까지 16시간 동안 공복을 유지하면 더 효과적이지 않을까. 윤 교수는 "아니다"라고 했다.

"16시간 공복 유지는 일종의 간헐적 단식이다. 체중 감소에는 도움이 될지 몰라도 지속하기 어렵고 에너지 대사에도 썩 좋지 않다. 하루 세 끼를 먹는 것이 가장 좋다."

운동은 유산소운동, 심폐운동, 근육운동을 병행하는 것이 좋다. 특히 근육운동을 꼭 해야 한다. 근육은 간과 함께 포도당을 저장하는 가장 큰 장기다. 간의 크기는 모든 사람이 비슷하지만 근육량은 사람마다 차이가 크다. 근육량이 적은 사람은 포도당 저장 창고가 적으므로, 인슐린 호르몬이 근육세포 창고 문을 열어 혈액 속의 포도당을 집어넣기가 힘겨워진다.

근육운동을 하는 동안에는 인슐린과 상관없이 포도당이 근육세포로 쉽게 진입한다. 윤 교수는 "근육이 늘어났다, 당겨지면서 인슐린이 없어도 포도당이 근육 안으로 들어간다"며 "근육세포를 분리해서 시험관에 넣어 당겼다 놓으면 포도당이 세포 속으로 들어가는 것을 확인할 수 있다"고 말했다. 근육량이 늘어나면 인슐린 활성도도 함께 증가한다는 것이다.

체중 15~20% 감량하는 당뇨 치료제

당뇨 치료제는 인슐린 분비를 촉진하거나 포도당 흡수를 억제하는 방식으로 작용한다. 최근 주목받고 있는 신약은 SGLT2와 GLP1 계열 약이다. SGLT2 저해제는 콩팥에서 재흡수되는 포도당 양을 줄임으로써 혈당을 낮춘다. GLP1 유사체는 소장에서 탄수화물 흡수를 느리게 해 급격한 혈당 상승을 억제한다. 또한 포만감을 높여 음식 섭취를 줄여주기 때문에 전 세계 비만 시장에서도 돌풍을 일으키고 있다. 위고비, 마운자로, 젭바운드 등 GLP1 계열의 약물들은 임상연구에서 체중을 15~20%나 낮춰주는 효과가 있는 것으로 나타났다.

"서울성모병원에서도 일부 GLP1 계열 약을 임상시험 했는데, 체중을 20%나 낮춰 초기 당뇨병 환자는 아예 정상 수치를 회복했다. 당화혈색소도 당뇨병 기준인 6.5%보다 많이 낮은 5.3%로 떨어졌다. 이들 약물은 시중에 나온 지 2~3년밖에 되지 않았기 때문에 얼마나 오랫동안 효과가 지속될지는 아무도 모르지만 체중 감량과 혈당 감소 효과가 매우 큰 것은 사실이다."

윤 교수에게 국내에서 연구와 진료에서 가장 뛰어난 성과를 보이는 당뇨병 전문 내분비내과 교수들은 누구인지 물어봤다. 윤 교수는 서울대병원 조영민 교수, 분당서울대병원 임수 교수, 세브란스병원 차봉수 교수와 이용호 교수를 추천했다. 고려대 안암병원 김신곤·김남훈 교수, 고려대 구로병원 최경묵 교수와 고려대 안산병원 김난희 교수도 실력파다. 삼성서울병원 김재현 교수, 서울아산병원 김민선 교수, 경희의료원 정인경·이상열 교수, 서울성모병원 조재형·이승환 교수, 성빈센트병원 고승현 교수도 뛰어나다.

지방대학병원 교수 중에는 충남대병원 송민호 교수, 아주대병원 김대

중 교수, 가천대 길병원 최철수 교수, 경북대병원 김정국·박근규 교수, 영남대병원 원규장·문준성 교수가 주목된다고 했다. 윤 교수는 2024년 2월 말 서울성모병원 정교수를 정년 퇴임하고 서울 서초동에 윤건호 엔도내과의원을 개원했다.

윤건호 교수의 '당뇨병 바로 알기'

◎ 국내 당뇨병 인구는 600만명이고 반세기 만에 유병률이 10배나 급증했다.
◎ 당뇨성 합병증이 오면 실명, 콩팥 투석, 하지 절단, 심장마비에 이를 수 있다.
◎ 한국인은 뚱뚱하지 않은 젊은 당뇨병 환자가 많은 편이다.
◎ 공복혈당 110 이상인 사람의 10%는 1년 안에 당뇨병이 오기 때문에 철저히 관리해야 한다.
◎ 빛이 많으면 집 평수를 줄여야 하듯이 혈당이 올라가면 체중을 줄이는 것이 최선이다.
◎ 탄수화물 과다섭취를 주의해야 하지만 탄수화물이 나쁘다고 오해하면 안 된다.
◎ 저녁 7시와 아침 7시에 식사하는 '세븐(7) 세븐(7) 전략'으로 12시간 동안 공복을 유지하라.
◎ 근육은 간과 함께 포도당을 저장하는 장기이므로 근육운동을 반드시 하라.
◎ 위고비, 마운자로 같은 GLP1 계열 당뇨병 신약은 비만 치료에도 효과가 크다.

PART 1	PART 2	**PART 3**	PART 4
암 명의	심뇌혈관질환 명의	**만성질환 명의**	난치·희귀질환 명의

간질환

안상훈 교수
세브란스병원 간센터장
아시아태평양소화기학회지재단 이사
아시아태평양간학회 집행위원회 위원
(현) 세브란스병원 소화기내과 교수
(현) 세브란스병원 소화기병센터장

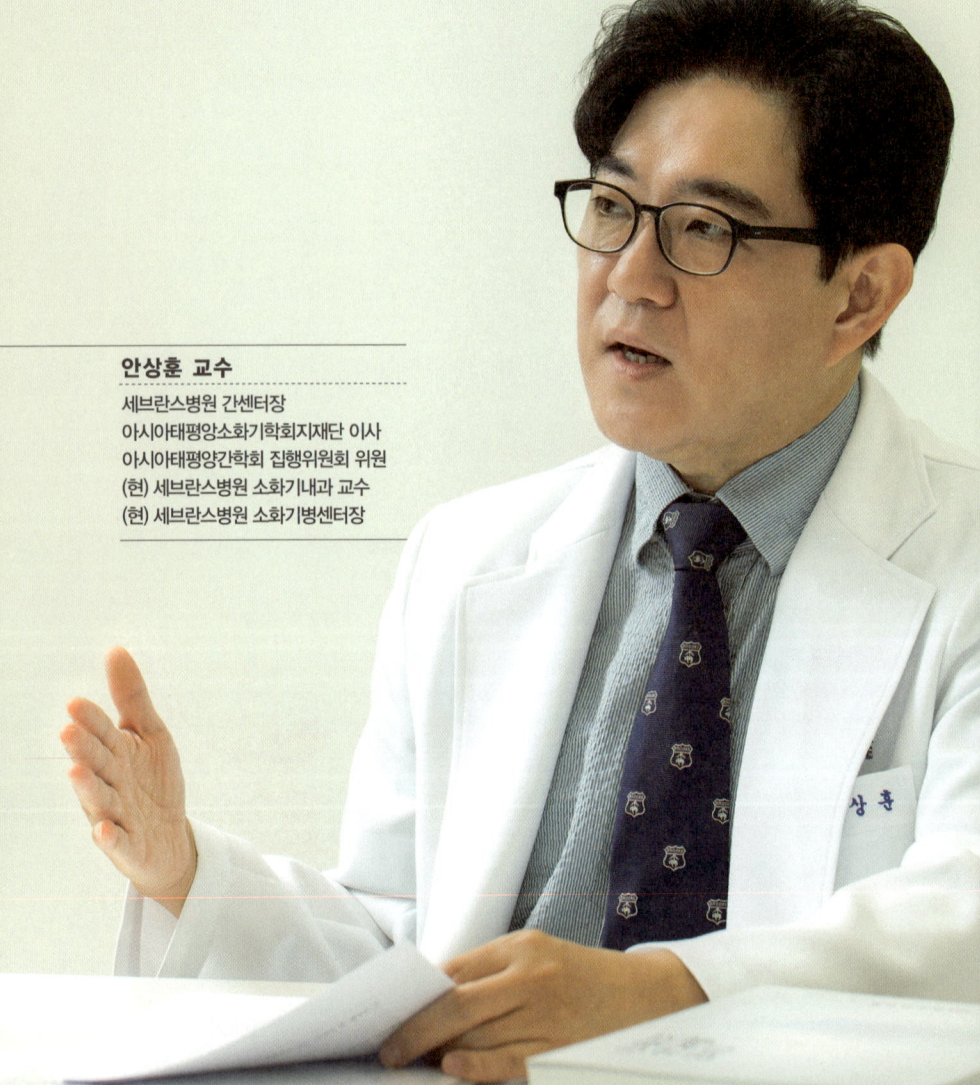

안상훈

세브란스병원
소화기내과 교수

세계 의사들의 논문을 평가하는 의사
"간에 좋다는 음식과 운동이 간을 망가뜨릴 수 있다"

 의사들에게 세계적인 학술지는 월드컵 본선 무대와 같다. 그래서 많은 의사들은 이 '꿈의 무대'에 진출하기 위해 도전을 거듭한다. 간질환 분야에서는 세계 3대 간학회 공식 학술지인 〈미국간학회지(Hepatology)〉와 〈유럽간학회지(Journal of Hepatology)〉 그리고 〈아태간학회지(Hepatology International)〉가 꿈의 무대에 해당한다.

 안상훈 세브란스병원 소화기내과 교수(소화기병센터장)는 이런 꿈의 무대에 여러 차례 '선수'로 출전했을 뿐만 아니라 '심판'으로서 그라운드를 누비고 있다. 그는 〈아태간학회지〉(2010년~현재), 〈유럽간학회지〉(2014~2019년), 〈미국간학회지〉(2019~2021년) 편집위원을 맡아 세계 의사들이 투고한 연구 논문들을 평가하고 학술지 게재 여부를 결정해왔다.

안 교수는 "학술지에 투고된 논문들을 평가하려면 투고자보다 더 우수한 연구력과 판단력을 갖추고 있어야 한다"며 "많은 연구와 논문을 낸 덕분에 여러 세계적 학술지의 편집위원에 발탁된 것 같다"고 말했다.

안 교수는 신약 사용 가이드라인을 바꾸기도 했다. 라미부딘은 1999년 출시된 첫 번째 B형간염 치료제로 바이러스 증식을 억제해 간 손상을 줄이고 간경변과 간암으로의 진행을 감소시켜 각광받았다. 그러나 수년 후 약의 내성이 발생했고, 안 교수는 2008년 내성 문제를 연구했다. 안 교수는 다기관 임상시험을 주도해 라미부딘을 계속 복용하는 것보다 신약인 엔테카비어로 변경하면 약제 내성을 줄여 간질환 진행이 감소한다는 연구결과를 발표했다. 이 연구는 국내외 보험 기준을 바꾸었다. 그는 또 8개 다기관 임상시험을 진행해 다약제 내성이 있는 환자들에게는 라미부딘+아데포비어 병합 치료를 하는 대신 테노포비어 한 종만 사용해도 치료 효과가 충분하다는 연구결과를 발표해 역시 항바이러스 치료 기준을 바꾸는 데 공헌했다.

안 교수는 올해 55세로 지금도 젊은 명의 축에 들지만, 30대 중반부터 세계가 주목하는 연구자 반열에 올랐다. 그는 국내 연구자 최초로 유럽간학회의 초청을 받아 강의한 것을 비롯해 지금까지 130회 이상의 해외 초청 강의를 했다.

급성간염은 급감, 만성간염은 증가

간염은 간에 염증이 생긴 상태를 말한다. 주요 원인은 바이러스, 알코올, 약물, 면역 등으로 다양한데 바이러스성 간염이 가장 흔하다. 바이러스성 간염은 바이러스 유형에 따라 A~E형으로 나뉜다. 우리나라에는 B형이 가장 많으며 그다음은 C형, A형 순이다. D형과 E형은 후진국에서는 많이 발생하며 한국에는 거의 없다.

최근 간염 발생 경향을 보면 급성간염은 큰 폭으로 감소하고 만성간염은 꾸준히 증가하는 추세다. 건강보험심사평가원 통계에 따르면 급성 B형간염 진료인원은 2013년 1만3528명에서 2023년 1548명으로 크게 줄었고 급성 A형간염 또한 같은 기간에 5669명에서 1856명으로 줄었다.

안 교수는 "1995년부터는 국가에서 모든 신생아를 대상으로 B형간염 예방접종을 하고 있어서 20대 이하는 대부분 B형간염 항체를 가지고 있고 급성간염 환자도 크게 줄었다"고 말했다. 반면에 "수명 증가로 인해 고령층에서 만성간염이 지속되고 있고 일부 신규 환자가 유입되기 때문에 전체 만성 B형간염 환자는 꾸준한 증가 추세다"라고 했다. 만성 바이러스성 간염 환자는 2013년 37만6131명에서 2023년 44만5513명으로 꾸준히 증가하고 있다.

급성 A형간염은 드물게 급성 간부전을 일으켜 사망에 이르게 하는 경우도 있지만 90%는 특별한 치료 없이 저절로 낫는다. 그러나 6개월 이상 지속되는 만성 B형 또는 C형간염은 간경변이나 간암으로 진행될 수 있어 경각심을 가져야 한다. 국내에서 환자수가 가장 많은 B형간염은 성인의 경우 만성으로 진행되는 비율이 5~10%에 그친다. 그러나 C형간염은 우리 몸의 면역 체계가 상대적으로 느슨해 50~80%가 만성으로 진행된다.

B형간염, 예방할 수 있지만 치료 어려워

B형간염과 C형간염은 성격이 다르다. B형간염은 예방접종을 통해 예방하기는 쉽지만 치료하기가 어렵다. B형간염바이러스는 세포핵 안까지 깊숙이 침투하기 때문이다. 현재까지는 핵 안까지 도달해서 바이러스를 제거할 약제가 없기 때문에 완치가 어렵고 항바이러스제를 복용하면서 관리해야 한다.

C형간염은 B형간염과 달리 마땅한 예방접종 방안이 없다. C형간염바이러스는 유전자의 변이가 매우 활발해 효과적인 예방 백신이 개발되어 있지 않기 때문이다. 그러나 B형간염에 비해 치료는 쉽다. C형간염바이러스는 세포핵 안까지 들어가지 못하고 세포질에 머물기 때문에 약제로 이를 공격할 수 있기 때문이다. 마비렛, 엡클루사, 보세비 등 효과적인 치료제도 개발되어 있다. 이들 약제를 사용하면 완치율이 95~99%에 이른다. 그러나 완치되어도 면역력이 형성되지 않아 재감염에 주의해야 한다.

안 교수는 "바이러스성 간염은 어느 정도 통제되고 있지만 '대사이상 지방간질환(MASLD)'이 급증하고 있어 문제다"라고 걱정했다. 대사이상 지방간질환은 비알코올성 지방간질환으로 알려져 있으며 전 세계적으로 급증하고 있다. 주로 비만, 고혈압, 고지혈증, 당뇨병 등의 대사이상과 밀접한 관련이 있다.

안 교수는 "우리나라에서도 비만과 서구화된 식습관의 영향으로 인한 대사성 증후군이 증가하고 있고, 이와 맞물려 대사이상 지방간질환 환자가 폭발적으로 증가하고 있다"며 "다행히 대사이상 지방간질환은 바이러스성 간염에 비해 간경변이나 간암으로 진행되는 비율은 낮다"고 말했다. 이어서 그는 "그러나 간에 축적된 지방이 만성적인 염증과 간손상을 초래해 7~10년이 경과하면 간경화나 간암으로 갈 수 있기 때문에 주의해야 한다"고 강조했다.

비알코올성 지방간질환 급증

최근에는 바이러스성 간염에 의한 간암보다 대사성 질환과 연계된 간암의 증가 속도가 빠르다. 세계적인 간질환 전문가들은 2020년 한자리에 모여 '비알코올성 지방간질환'을 '대사이상 지방간질환'으로 용어를 변경할 것을 처음으로 제안했고, 이 제안을 담은 논문이 〈유럽간학회지〉에 게재됐다. 안 교수는 이 논문의 국내 유일한 공저자로 참여했고, 이후에도 여러 관련 논문 작성에 관여했다.

대사이상 지방간질환의 치료는 승인된 약물이 없어서, 주로 대사이상을 개선하고 질환의 진행을 억제하는 데 중점을 두어왔다. 다행히 2024년 갑상선 호르몬 수용체 베타에 선택적으로 작용해 지방간을 호전시키는 약제 레스메티롬이 지방간 치료제로는 최초로 미국 식품의약국(FDA) 승인을 받았다. 다른 신약 후보물질들도 우수한 임상 결과를 보여 효과적인 지방간 치료제 개발에 대한 기대감이 높아지고 있다.

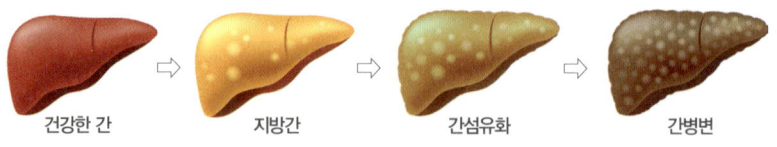

간경변 발생 과정

건강한 간 → 지방간 → 간섬유화 → 간병변

간경변은 간에 상처가 반복되면서 간이 섬유화되고 딱딱해지는 병이다. 최근 당뇨병, 비만 등으로 인한 대사이상 지방간질환이 급증하고 있다. photo 게티이미지

간염바이러스가 간암 만들 수도

간염은 드물게 생명을 위협하기도 하지만, 그 자체보다 간경변이나 간암으로 진행될 수 있어 문제다. 안 교수의 설명이다.

"간경변은 간에 섬유화가 진행되고 간이 딱딱해지는 병이다. 간염은 간에 상처를 내는데, 간염이 만성화되면 상처가 생겼다가 아물기를 반복한다. 피부에 상처가 났다가 아물면 흉터가 생기는 것처럼 간에도 똑같이 흉터가 생겨 딱딱해진다. 이걸 간섬유화라고 하고, 간섬유화의 마지막 4단계에 이른 상태를 간경변이라고 한다. 이러면 간이 제 기능을 못하기 때문에 황달과 복수가 생기고 심하면 생명을 잃는다."

간암은 반복적인 염증과 종양 바이러스라는 두 가지 요인에 의해 발생한다. 간염으로 인해 염증 발생과 치유가 반복되면서 간세포에 유전적인 변이가 발생하면 간암으로 진행될 수 있다. 간암의 90%는 이러한 경로를 거친다. 또 하나의 요인은 종양 바이러스에 속하는 B형과 C형간염바이러스다. 다시 안 교수의 설명이다.

"A형은 급성만 있기 때문에 간암까지 갈 여지가 없다. 문제는 B형과 C

형바이러스가 종양 바이러스라는 데 있다. 종양 바이러스는 다른 요인이 없더라도 그 자체가 유전적인 변화를 일으켜 암을 만들 수 있다. 바이러스가 인간의 유전자에 끼어들어 유전자에 변이를 일으켜 암을 발생시키는 것이다."

간에 일을 너무 많이 시키지 마라

B형간염은 현재 마땅한 치료제가 없지만 효과적인 치료제 개발이 활발히 시도되고 있다. 안 교수는 "전 세계 연구팀에서 신약 개발 임상시험을 활발히 진행하고 있다"며 "3상시험을 진행하고 있는 약물도 여러 개가 있기 때문에 조만간 새로운 B형간염 치료제 1~2개가 미국 FDA 승인을 받을 것으로 예상된다"고 말했다. 이어 "이런 약제들이 개발되면 B형간염 완치율을 좀 더 높일 수 있을 것으로 기대하고 있다"고 했다. 안 교수도 관련 신약 임상시험에 참여하고 있다.

개발되고 있는 신약들은 기전이 다양하다. B형간염바이러스의 단백질 항원 생산을 억제하도록 설계된 약이 있고, 바이러스가 간세포 안에 들어가지 못하게 막는 약, 바이러스 유전자의 증식을 방해하는 약, 바이러스에 대한 면역반응을 증가시키는 약 등이 있다. 안 교수는 이들 약제가 개발되면 여러 약제를 병합해서 사용하는 병합치료가 특히 효과를 발휘할 것이라고 전망했다.

안 교수는 "많은 사람들이 간을 지키기 위해 특별한 음식을 먹거나 특정한 활동을 해야 한다고 생각하지만 간 건강을 지키는 지름길은 쉬는 것이다"라고 강조했다.

"간에 혈액이 많이 들어가도록 하는 게 중요하다. 이를 위해서는 편안히 쉬는 것이 가장 좋다. 흔히 건강한 식단이라고 말하는 야채 중심이면서 영양분이 골고루 함유된 식단이 좋다. 그러나 좋은 음식을 먹는 것보다 엉뚱한 음식이나 약품을 먹지 않는 것이 더 중요하다. 간에 좋다며 민간요법으로 조제된 식품이나 약제, 농축액 중에는 간에 큰 부담을 주는 것들이 있다. 간에 좋다고 먹으면 그걸 해독하기 위해 간은 또 일을 해야 한다. 간은 생화학 공장이기 때문에 필수영양소인 단백질, 지방, 탄수화물을 주로 합성하고 분해하는데, 새로운 것이 자꾸 들어오면 추가로 해독하고 가공하는 역할을 해야 한다. 또 간에 맞지 않는 알레르기 유발 성분이 있으면 독성 간염이 생기기도 한다."

심한 운동은 간에 좋지 않다

운동을 지나치게 하는 것도 간에 좋지 않다. 안 교수는 "운동은 심폐 기능이나 근육 향상에는 좋겠지만 운동을 하는 동안에는 간에 혈액 공급이 적게 되기 때문에 심한 운동은 간에 좋지 않다"고 말했다. 특히 간 기능이 떨어져 있는 경우 무리한 등산이나 마라톤 등 힘든 운동이나 활동은 피하는 것이 좋다.

안 교수에게 가까운 지인이 간염에 걸렸고, 자신이 진료해줄 수 없는 상황이라면 어떤 의사를 추천할 것인지 물어봤다. 그는 특정 의사를 추천하긴 곤란하다며 일반적으로 참고할 기준을 제시하겠다며 이렇게 말했다.

"좋은 의사는 우선적으로 전문 역량이 뛰어나야 한다. 예를 들어 B형 간염 환자라면 일반적인 간질환보다 B형간염 환자를 많이 연구하고 진료하는 의사의 역량이 뛰어날 가능성이 높다. 또한 의사는 환자에게 친절해야 한다."

안상훈 교수의 '간염 바로 알기'
◎ 우리나라에는 B형간염이 가장 많고 그다음은 C형, A형 순이다.
◎ 급성간염은 대폭 감소하고 만성간염이 꾸준히 증가하고 있다.
◎ 6개월 이상 지속되는 만성 B형간염과 C형간염은 간경변이나 간암으로 진행될 수 있다.
◎ B형간염은 성인의 경우 5~10%가 만성으로 진행되고 C형간염은 50~80%가 만성으로 진행된다.
◎ B형간염은 예방할 수 있지만 치료가 어렵고 C형간염은 예방이 어렵지만 치료가 잘된다.
◎ 비만, 고혈압, 고지혈증, 당뇨병 등의 대사이상과 관련 있는 대사이상 지방간질환이 급증하고 있다.
◎ 반복적인 염증과 간염 바이러스가 유전자변이를 일으켜 간암을 만든다.
◎ 간 건강을 지키는 지름길은 충분히 쉬는 것이다.
◎ 특별한 음식 섭취나 과한 운동은 간에 부담을 줘 오히려 간 건강을 해칠 수 있다.

PART 1	PART 2	PART 3	PART 4
암 명의	심뇌혈관질환 명의	만성질환 명의	난치·희귀질환 명의

만성콩팥병

김동기 교수

연세대 의과대학 내과학교실 조교수
대한신장학회 총무이사
(현) 서울대병원 신장내과 교수
(현) 대한신장학회 재무이사

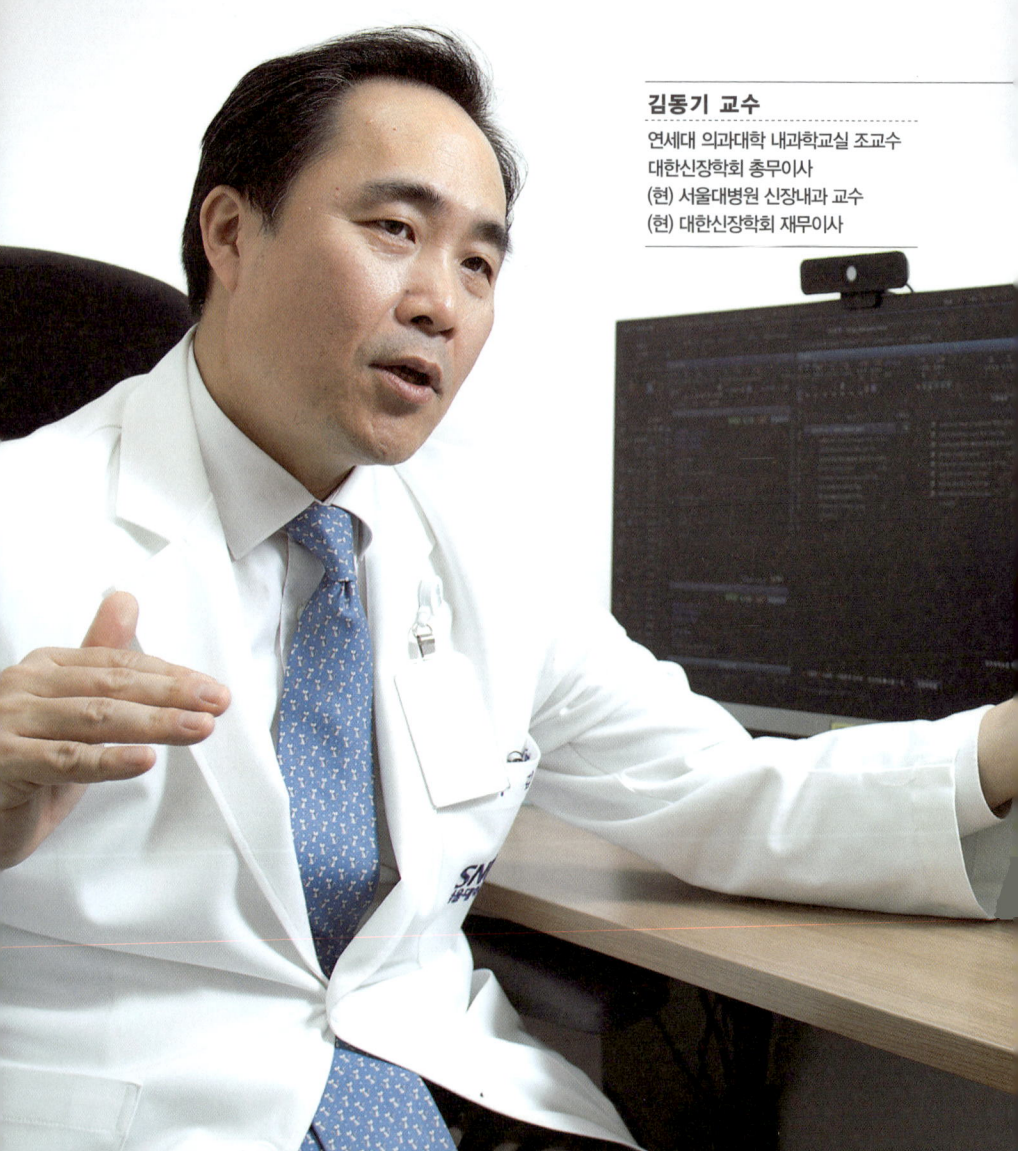

김동기

서울대병원
신장내과 교수

사구체신염 유전체 글로벌 연구
"콩팥병 환자 7%만 병원 치료⋯
방치하면 투석 갈 수 있다"

    만 19세 이상 국내 성인 인구 중 약 400만명이 만성콩팥병을 가지고 있다. 특히 65세 이상 고령층의 유병률은 22.7%나 된다. 그러나 건강보험심사평가원 집계에 따르면 만성콩팥병으로 병원을 찾는 사람은 한 해에 25만여명에 불과하다. 질환자 중 약 7%만 병원 치료를 받는 셈이다. 이유가 뭘까.

    김동기 서울대병원 신장내과 교수를 인터뷰하면서, 이 의문부터 풀어보기로 했다. 김 교수는 "건강보험심사평가원의 질환자 통계는 의사가 입력하는 주진단명에 따라 분류되기 때문에 일부 만성콩팥병 환자는 주요 합병증인 당뇨병, 고혈압 환자로 집계됐을 수 있다"고 말했다. 또한 "이런 요인을 감안하더라도 만성콩팥병은 인지율과 치료율이 매우 낮은 대표적인 질환으로, 소수만이 치료를 받는다"고 설명했다.

김 교수는 만성콩팥병, 특히 사구체신염 치료와 연구에서 명성이 높은 의사다. '맞춤 치료법 연구'에 열중하고 있으며, 이를 위해 신약 임상시험과 함께 유전체 연구에 많은 공을 들이고 있다. 콩팥병의 치료 타깃을 발굴해 맞춤형 치료를 하기 위해서는 유전체 연구가 필수적이기 때문이다. 유전체 연구를 위해서는 다양한 환자들의 혈액, 조직 등 인체유래물이 필요한데, 김 교수는 질병관리청에서 주관하는 신장질환 다기관 인체유래물 수집 네트워크 구축 사업의 책임자를 맡고 있다. 유전체 연구의 경우 국제적 협력이 매우 중요하여 김 교수의 연구팀은 미국 컬럼비아대학과 미시간대학의 연구팀과 글로벌 협업을 활발히 진행하고 있다.

또한 김 교수는 심방세동, 수면, 알코올, 텔로미어와 만성콩팥병의 관계를 구명한 논문을 유명한 의학저널들에 연이어 발표해 국내외 학계의 주목을 받고 있다. 이런 공로를 인정받아 2025년 한국과학기술한림원 정회원에 선출됐다.

콩팥은 하루에 혈액 120~150L를 여과

김 교수는 최근 혈액 투석 환자에게 필수 의료기기인 혈액투석 필터의 첫 국산화에 크게 기여했다. 시노플럭스라는 이름의 혈액투석 필터다. 그가 책임 연구자로서 대형 동물 전임상시험과 실제 환자들을 대상으로 임상시험을 한 결과, 시노플럭스는 현재 가장 널리 사용되고 있는 독일산 혈액투석 필터에 비해 중분자 독소 제거 등 여러 항목에서 더 우수한 성능을 보였다. 이러한 임상시험 결과는 SCI급 국제학술지에 게재됐다.

콩팥은 노폐물을 배설하고 전해질의 농도를 조절하며 빈혈이 생기지 않도록 조혈호르몬을 생성하는 중요한 장기다. 특히 모세혈관 뭉치인 사구체가 중요하다. 사구체는 혈액을 걸러 노폐물(소변)로 배출하는 필터 역할을 한다. 양쪽 콩팥에는 약 200만개의 사구체가 존재한다. 사구체는 하루에 120~150L의 혈액을 여과하는데, 이는 일일 소변 배출량인 1~1.5L 보다 100배나 더 많은 양이다. 이로 인해 사구체는 과로하기가 쉽다.

만성콩팥병은 사구체여과율 $60\text{mL}/\min/1.73m^2$ 미만인 상태가 3개월 이상 지속되거나, 사구체여과율 수치와 상관없이 단백뇨나 혈뇨 등 콩팥 손상의 증거가 3개월 이상 지속되는 경우를 말한다. 김 교수는 "사구체여과율은 사구체가 1분 동안 몇mL의 혈액을 거르는지를 수치로 나타낸 지표다"라며 "율(率)이라는 단어 때문에 신장 기능이 몇 퍼센트 남았다고 잘못 이해하는 경우가 많다"고 말했다.

만성콩팥병의 3대 원인은 당뇨병, 고혈압, 사구체신염이다. 말기신부전의 원인 질환은 당뇨병이 49.8%로 가장 많고, 고혈압은 20.5%, 사구체신염은 8.5%다. 김 교수는 "만성콩팥병은 발생 원인에 따라 진행 속도와 예후가 매우 다르다"며 "특히 당뇨병 환자 30%에서 발생하는 당뇨성 콩팥병은 사구체여과율이 1년에 10 이상씩 떨어져 발병 4~5년 만에 투석 상태로 가기도 한다"고 말했다. 이어 김 교수는 "정상인의 사구체여과율도 1년에 0.3~0.5씩 감소한다"며 "콩팥 질환자는 사구체여과율이 정상인보다 빠르게 떨어지지만, 조기에 병을 발견해 식습관, 생활습관을 교정하

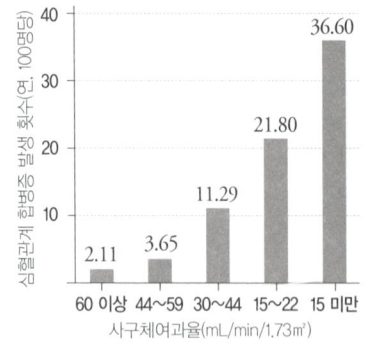
사구체여과율과 심혈관계 합병증 발생 횟수 단위 : 회

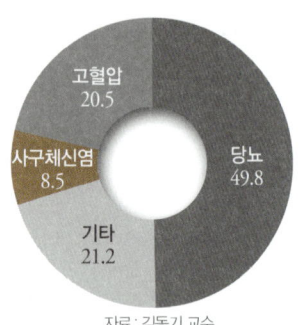
국내 말기신부전 원인 질환 단위 : %
자료 : 김동기 교수

고 약물치료를 하면 진행을 늦출 수 있다"고 말했다.

만성콩팥병은 초기 증상이 거의 없다. 단백뇨가 있을 경우 소변에 거품이 생길 수 있고, 오목 부종(눌렀을 때 피부 복원이 느린 부종)이 다리에 나타날 수 있지만, 이런 증상 역시 병이 상당히 진행한 상태에서 발생한다. 따라서 위험인자를 가지고 있거나 가족력이 있으면 정기검진을 통하여 사구체여과율과 단백뇨를 확인할 필요가 있다.

건강검진 결과지를 유심히 살펴보는 것도 중요하다. 결과지에서 사구체여과율이 60 미만이면 소변 검사 결과와 상관없이 만성콩팥병을 의심한다. 또 사구체여과율 수치와 상관없이 소변 검사에서 단백뇨나 혈뇨가 검출되면 만성콩팥병으로 진단할 수 있다. 특히 소변 검사에서 단백이나 알부민이 1+ 이상이 나오면 요단백질의 양을 측정하는 정량 검사를 해봐야 한다.

사구체여과율이 60 이상이고 다른 위험 지표가 없다면 안심해도 될까.

김 교수는 "정상 범주와 건강함은 다르다"며 "1~2년마다 받는 건강검진에서 사구체여과율이 90, 80, 70 등으로 지속적으로 떨어지면 정상 범주에 있어도 눈여겨봐야 한다"고 말했다. 사구체여과율이 과도하게 높아도 좋지 않을 수 있다. 사구체여과율은 혈청 크레아티닌(근육에서 생성되는 노폐물로 대부분 콩팥을 통해 배출됨) 값을 분모로 둬서 추정하기 때문에, 영양결핍으로 근육량이 적은 사람은 크레아티닌 값이 낮아 사구체여과율이 높게 산출되기 때문이다. 김 교수는 "이런 경우는 콩팥 기능이 좋은 것이 아니라 영양 상태가 좋지 못한 상태로 봐야 한다"고 설명했다. 당뇨병 초기에도 사구체여과율이 오히려 높을 수 있다.

치료의 핵심은 사구체의 여과 부담 줄이기

김 교수는 "만성콩팥병 치료의 핵심은 사구체 과(過)여과를 줄이는 것"이라고 강조했다. 사구체 과여과란 정상적인 사구체들이 이미 손상된 사구체들의 여과 기능까지 대신 수행하느라 과부하된 상태로, 사구체의 섬유화를 일으키고 콩팥 기능을 떨어뜨린다.

만성콩팥병 치료 약물은 사구체 내부 압력을 낮춰 과여과를 줄이는 것이 핵심 목표다. 대표적인 약물은 레닌 안지오텐신 시스템(RAS) 차단제다. 레닌은 콩팥에서 분출되는 물질로 고분자 화합물인 안지오텐신을 자극해 혈압을 높인다.

김 교수는 "RAS 차단제는 항고혈압제로 사구체에서 혈액이 나갈 때 부담을 줄여 과여과를 억제함으로써 콩팥 손상을 줄인다"며 "특히 단백뇨가 있는 경우 RAS 차단제를 사용해 혈압을 엄격히 관리해야 한다"고 말했다.

몇 년 전부터는 SGLT2 차단제가 주목받고 있다. 김 교수는 "SGLT2 차단제는 당뇨병을 치료할 목적으로 개발됐지만 콩팥 보호 효과도 있는 것으로 밝혀져 최근 적극적으로 사용하고 있다"고 말했다. SGLT2는 포도당뿐만 아니라 나트륨도 혈액 내로 재흡수하는데, 이런 기능을 못하게 함으로써 포도당은 물론 나트륨 재흡수까지 줄여 사구체의 압력을 낮춘다. 김 교수는 "최근 당뇨병이 없는 만성콩팥병 환자에게도 건강보험이 적용되기 시작해 더 적극적으로 사용하고 있다"고 말했다.

또 다른 신약인 비스테로이드 무기질 코르티코이드 길항제(MRA)도 기대를 모은다. MRA는 심부전, 신부전과 모두 관련이 있는 알도스테론 호르몬을 차단함으로써 심혈관계 합병증의 발생을 줄이며 만성콩팥병 환자의 단백뇨를 감소시킨다. 또 사구체여과율 저하 속도를 늦춰 말기신부전으로의 진행을 유의하게 감소시킨다는 것이 대규모 임상시험을 통해 증명됐다.

나트륨·단백질 적정 섭취량은 사람마다 다르다

콩팥은 음식과 영양소에 민감하다. 만성콩팥병 환자가 가장 조심해야 하는 영양소는 나트륨(염분)과 단백질이다. 이들 영양소는 혈관의 압력을 높여 사구체 과여과를 일으킬 수 있기 때문이다. 그러나 김 교수는 모든 만성콩팥병 환자에게 똑같은 기준을 적용해 염분과 단백질을 낮추라

만성콩팥병의 단계별 분류

단계	상태	사구체여과율(mL/min/1.73㎡)
1	콩팥 손상 있지만 사구체여과율 정상	90 이상
2	콩팥 손상 있고 사구체여과율 경도 저하	60~89
3	사구체여과율 중등도 저하	30~60
4	사구체여과율 고도 저하	15~30
5	말기신부전	15 미만(또는 투석)

자료 : 대한신장학회

고 권고하지 않는다. 김 교수가 그 이유를 자세히 설명했다.

"염분과 단백질은 적게 섭취할수록 콩팥에 좋은 게 아니라 적당량을 섭취하는 것이 중요하다. 염분의 경우 최근 10년 사이에 전 국민 평균 일일 섭취량이 12~13g에서 8~9g으로 크게 떨어졌다. 만성콩팥병 환자에게 권고하는 염분 섭취량은 5g이다. 그러나 이를 세밀하게 맞추기는 무척 힘들기 때문에 외식보다는 집에서 먹는 횟수를 늘리고 조리 시 염분을 낮추라고 권고한다. 단백질도 지나치게 제한하면 근소실 등 영양결핍을 일으킬 수 있으므로 영양상담을 통해서 개별화하여 적정량을 섭취해야 한다."

만성콩팥병 환자의 적절한 단백질 섭취량은 체중 1kg당 0.8g이다. 그러나 김 교수는 "환자마다 상황이 다르기 때문에 원칙에 끼워 맞추면 일반화의 오류를 낳을 수 있다"며 "단백질 부족 등 영양결핍이 콩팥의 기능을 더 나빠지게 할 수 있기 때문이다"라고 말했다. 운동량이 유지되고 있는 환자의 경우 단백질 섭취를 조금 더 늘려야 하며, 특히 "근육이 없는 고령자는 단백질 섭취를 해야 한다"고 강조했다.

비스테로이드성 소염진통제 복용 주의

약물은 간에서 대사되거나 콩팥을 통해 배설된다. 콩팥 기능이 떨어진 사람은 콩팥에서 배설되는 약물 복용을 주의해야 한다. 신독성을 일으킬 수 있기 때문이다. 김 교수는 "같은 기능의 항생제도 간에서 대사되는 것과 콩팥에서 배설되는 것이 있다"며 "제한해야 하는 약물은 환자마다 다르고, 복약설명서를 봐도 일반인이 판단하기가 쉽지 않으므로 반드시 의사에게 물어봐야 한다"고 말했다.

가장 주의해야 할 신독성 약물은 비스테로이드성 소염진통제다. 의사나 약사 사이에는 엔세이드(NSAIDs)라고 불리는 약이다. 엔세이드는 스테로이드 제제가 아니면서 해열, 진통, 항염 효과가 있는 약물인데, 단기적으로 콩팥 기능을 뚝 떨어뜨려 급성 신손상을 일으킬 수 있다. 김 교수는 "엔세이드 약들은 통증, 류머티즘, 치과 질환, 각종 염증 치료에 많이 사용한다"며 "해당 진료를 할 때 의사에게 반드시 콩팥병 환자라는 사실을 알리고 '꼭 필요한 경우가 아니면 엔세이드는 처방하지 말아달라'고 얘기할 필요가 있다"고 강조했다. 일부 항생제도 콩팥 기능을 떨어뜨릴 수 있으므로 의사에게 콩팥 기능 저하 사실을 알려야 한다. MRI나 CT검사 시 사용하는 조영제도 만성콩팥병 환자는 주의해야 한다고 알려져 있다. 김 교수는 "MRI 조영제나 CT 조영제는 만성콩팥병이 많이 진행된 환자 외에는 큰 영향을 주지 않기 때문에 꼭 필요한 경우에는 의사와 상의하여 수액 투여 등 적절한 조치를 한 후에 진행해도 된다"고 했다. 그러나 관상동맥조영술을 위한 조영제는 응급이 아닌 경우라면 신장내과 전문의와 상의 후 진행하는 것이 바람직하다.

만성콩팥병 환자에게 적절한 강도의 운동은 필수다. 그러나 쇠약감을 느낄 정도의 강도는 좋지 않다. 유산소운동은 숨이 약간 차지만 옆사람과 대화는 가능한 정도가 적당하다. 근력운동도 굉장히 중요하지만 갑자기 심한 웨이트트레이닝을 하는 것은 피해야 한다. 근효소가 깨지면서 나오는 물질들 때문에 콩팥이 손상받을 수 있기 때문이다. 자기 근육량을 유지하는 것이 중요하다.

김동기 교수의 '만성콩팥병 바로 알기'
- 국내 만성콩팥병 인구는 400만명이지만 병원에서 치료받는 사람은 25만명에 불과하다.
- 만성콩팥병은 적절한 치료를 받지 않으면 투석이나 이식까지 갈 수 있다.
- 사구체여과율 60 미만이거나 단백뇨와 혈뇨가 있다면 콩팥 전문의의 검사를 받아야 한다.
- 만성콩팥병의 3대 원인은 당뇨병, 고혈압, 사구체신염이다.
- 당뇨병 환자의 30%는 만성콩팥병으로 진행된다.
- 병을 조기에 발견해 식습관, 생활습관을 교정하고 약물치료를 하면 진행을 늦출 수 있다.
- 사구체여과율이 과도하게 높은 것도 좋지 않은데 그 이유는 근육량이 부족해서 나온 결과일 수 있기 때문이다.
- 만성콩팥병 환자가 가장 조심해야 하는 영양소는 나트륨(염분)과 과도한 단백질이다.
- 단백질이 너무 부족하면 영양결핍으로 콩팥 기능이 나빠질 수 있다.
- 콩팥에서 대사되는 소염진통제 복용을 특히 주의해야 한다.
- 근력운동도 해야 하지만 통증이 생길 정도의 강한 웨이트트레이닝을 하는 것은 피해야 한다.

PART 3
만성질환 명의

불면증

이헌정 교수

- 세계조울증학회(ISBD) 한국지회 학술이사
- 대한신경정신의학회 학술지 편집위원장
- 대한수면의학회 이사장
- (현) 고려대안암병원 정신건강의학과 교수
- (현) 고려대 연구처장

이헌정

**고려대안암병원
정신건강의학과 교수**

일주기 생체리듬 연구·치료 권위자
**"불면증 치료의 최고 보약은
아침 햇살 아래서 산책하기"**

불면증은 적절한 수면의 기회가 있음에도 잠들기 어렵거나 반복해서 깨는 증상이 주 3회 이상, 3개월 이상 지속되는 상태를 말한다. 불면증은 컨디션 저하뿐만 아니라 정신질환과 신체질환까지 일으킬 수 있으므로 가볍게 생각하지 말고 조기에 적절한 치료를 받아야 한다.

불면증 없이 '꿀잠'을 잘 수 있는 묘책은 없을까. 불면증 치료에서 다양한 연구와 풍부한 진료 경험을 가진 이헌정 고려대안암병원 정신건강의학과 교수를 만났다. 이 교수는 특히 일주기(日週期) 생체리듬을 활용해 불면증과 우울증, 조울증을 치료하는 의사로 유명하다.

그는 2016년 우울증과 조울증 환자들은 일주기 생체리듬이 전반적으로 지나치게 뒤로 밀려 있다는 사실을 발견해 이를 국제학술지 〈이바이오메디신(eBiomedicine)〉에 발표했다. 2019년에는 우울증, 조울증 환자 55명의 일주기 생체리듬을 인공지능을 통해 분석한 결과, 3일 뒤에 우울증, 조울증이 재발할 것인지를 90% 이상 정확히 예측했다는 연구 결과를 국제학술지 〈의학 인터넷 연구저널(JMIR)〉에 발표해 국내외 의학계로부터 크게 주목받았다. 이후 웨어러블 기기와 스마트폰 센서를 이용한 일주기 생체리듬 지표로 우울증, 조증 재발을 정확히 예측할 수 있다는 연구결과를 2023년 〈심리의학(Psychological Medicine)〉, 2024년 〈이바이오메디신〉, 〈npj 디지털의학(npj Digital Medicine)〉 등의 상위 국제학술지에 연이어 발표했다. 또한 국내 1호 디지털 치료기기인 '솜즈' 개발에도 공동 연구자로 참여해 디지털 기술을 활용한 불면증 치료에 시동을 걸었다.

이 교수는 미국립보건원(NIH) 산하 미국립정신보건원(NIMH)이 추진하는, 동양인을 대상으로 하는 조울증 유전자 분석 연구를 주도하고 있다. 이 연구는 국내 40개 기관이 참여하고 있는데, 이 교수가 연구 책임자를 맡았다.

당뇨병, 심혈관질환, 암 발생 위험 높여

불면증은 그 자체가 괴롭지만 여기에 그치지 않고 정신건강과 신체건강에 나쁜 영향을 준다. 이 교수는 "불면증은 사고, 기억, 감정, 인지기능에 전반적으로 부정적인 영향을 미친다"며 "대부분의 정신질환은 잠의 부족에 의해 악화되는 경향이 있다"고 말했다.

특히 기분 조절 능력에 취약성이 있을 경우 우울증, 조울증, 불안장애까지 발생할 수 있다. 또한 잠을 못 자면 치매 유발 물질인 베타-아밀로이드 단백질과 타우 단백질이 배출되지 않고 축적되어 치매 발병률도 높인다. 이 교수는 불면증이 가져오는 신체질환에 대해서 다음과 같이 설명했다.

"숙면을 취하지 못하면 면역 방어기능을 하는 사이토카인 단백질이 적게 분비되고 림프구 수도 감소해 감염병에 걸릴 확률이 높아진다. 심혈관질환에 걸릴 위험도 높이다. 한 해외 연구에 따르면 5시간 미만으로 잠을 잘 경우 7시간을 잘 때에 비해 심혈관질환의 발생이 2.2배가 증가한다. 또한 인슐린 분비에 영향을 끼쳐 당뇨병의 발생 위험을 증가시킨다. 국내 연구에 따르면 취침시간이 늦어도 당뇨병의 위험성이 증가하는데, 특히 노인이 늦게 자면 당뇨병 발생 위험이 무려 4.24배나 높아진다. 해외 연구들을 종합하면, 불면증이 있을 경우 전립선암에 걸릴 확률이 1.7~2.1배, 유방암은 1.98배, 대장암은 1.5배에 이른다."

2024년 한 해 동안 89만여명이 불면증으로 의료기관을 찾았다. 10년 사이에 2배 이상 급증했다. 불면증 인구가 급증하는 이유는 무엇일까. 이 교수는 가장 큰 원인으로 '인공 빛'을 꼽았다. 그는 "잠이라는 측면에서 인류 역사상 가장 큰 사건은 인공조명의 등장이었고, 최근에는 스마트폰과 태블릿PC의 등장이다"라며 "많은 사람들이 야간의 인공 빛에 노출되어 정상적인 낮밤의 주기를 거스르는 생활을 하고 있고, 이로 인한 생체리듬의 교란이 불면증 급증의 가장 큰 원인이다"라고 진단했다.

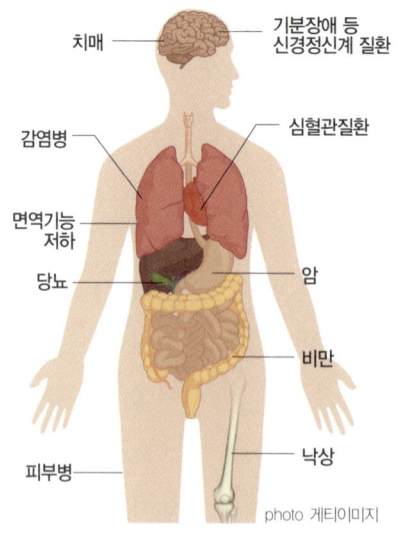

불면증이 가져올 수 있는 질환
- 치매
- 기분장애 등 신경정신계 질환
- 감염병
- 심혈관질환
- 면역기능 저하
- 당뇨
- 암
- 비만
- 피부병
- 낙상

photo 게티이미지

일주기 생체리듬이 잠을 만든다

잠은 피로와 손상 회복 외에도 많은 역할을 한다. 자는 동안 대뇌혈류가 증가해 낮에 만들어진 뇌의 노폐물을 뇌 밖의 정맥 혈관으로 내보냄으로써 뇌가 정화된다. 또한 뇌는 낮 동안 해마에 임시 저장해뒀던 단기기억을 밤에 정리하고, 필요한 기억은 대뇌피질로 옮겨 장기기억으로 저장하는데, 이는 깊은 수면일 때 이뤄진다. 뿐만 아니라 잠은 면역력을 높여 각종 감염병을 물리치며 에너지 대사 활동에도 매우 중요한 역할을 한다.

이 교수에 따르면 잠은 안정된 상태를 유지하려는 '항상성 과정'과 24시간 지구의 리듬에 맞춘 하루 주기의 생체리듬, 즉 '일주기 과정'에 의해 조절된다. 이 교수는 "밤에 잠을 깊게 자고 아침에 개운하게 일어나려면 항상성 과정과 일주기 과정이 일정하고 적절하게 서로 맞물려 돌아가야 한다"고 말했다. 이 교수가 특히 강조하는 일주기 생체리듬은 무엇이며 어떤 원리로 작동할까.

일주기 생체리듬은 뇌의 시교차상핵에 의해 조절된다. 2만여개의 신경세포로 구성된 시교차상핵은 눈으로부터 들어온 빛을 수신해서 신체 주요 기관의 세포들을 24시간 주기로 움직이게 한다.

밤이 되면 시교차상핵이 어둠을 감지하고 뇌의 솔방울샘으로 하여금 '밤의 호르몬' 멜라토닌을 분비하게 해 잠을 부른다. 여기에다 수면을 촉진하는 신경세포들이 모인 신경핵(VLBO)에서 가바(GABA·감마아미노부르티르산)라는 물질이 분비되어 뇌의 활동을 저하시켜 졸음을 유도한다. 낮 동안 뇌의 활동으로 인해 쌓인 아데노신도 수면을 촉진한다. 반대로 아침이 되어 눈으로 빛이 들어오면 시교차상핵이 활성화되어 멜라토닌이 억제되는 한편 각성 시스템이 작동되어 잠을 깨운다. 자극성 신경전달물질인 히스타민, 노르에피네프린, 세로토닌, 도파민 등이 각성에 관여한다.

청색광이 수면 호르몬인 멜라토닌 줄인다

그런데 어떤 이유로 일주기 생체리듬이 무너지면 잠을 제대로 잘 수 없게 된다. 일주기 생체리듬을 무너뜨리는 첫 번째 요인은 심야의 빛이다. 이 교수는 "청색광(블루라이트)이 특히 문제가 된다"고 했다. 취침 전 스마트폰을 사용하거나 텔레비전을 보면 시신경세포를 통해 청색광이 유입되어 시교차상핵에 영향을 준다. 청색광은 수면 호르몬인 멜라토닌을 80%나 감소시켜 잠을 쫓는다. 백열등, 장작불에는 청색광이 거의 없다. 반면 아침에는 빛을 봐야 각성이 원활하다. 결국 핵심은 언제 빛을 보고 언제 안 보냐 하는 것이다. 과거에는 이것이 자연스럽게 이뤄졌지만, 인공

조명과 실내생활에 매몰된 현대인은 그렇지 못하다.

일주기 생체리듬은 뇌뿐만 아니라 여러 신체기관의 리듬에도 영향을 준다. 간, 위장, 근육 등 많은 기관에 존재하는 세포들의 리듬은 시교차상핵의 지배를 받는다. 그러므로 밤에 음식을 먹거나 운동을 하면 리듬의 중추시계인 시교차상핵의 리듬과 위장이나 근육에 존재하는 말초시계의 리듬이 맞지 않아서 건강에 나쁜 영향을 주고 잠도 푹 자지 못하게 한다.

아침 햇살 1~2주 보면 불면증 개선

불면증은 원인별로 치료법이 다르다. 불면증은 불규칙한 생활습관, 스트레스, 정신질환, 코골이·수면무호흡증, 하지불안증 등 다양한 원인에 의해 발생한다. 따라서 불면증 치료는 원인 제거가 우선이다.

정신질환은 약물치료와 함께 생활습관을 개선하는 노력을 병행해야 한다. 국내 성인 남성 27%, 성인 여성 16%가 가지고 있는 수면무호흡증은 양압기 사용 등으로 치료한다. 잠들기 전에 다리가 저리는 등의 불편감이 느껴지는 하지불안증은 생활습관 개선과 함께 뇌에서 도파민을 증가시키는 약물로 치료한다.

질병 등의 다른 요인이 아니라면 일주기 생체리듬을 바로잡는 것이 먼저다. 이를 위해 아침에 햇빛을 보며 산책을 하는 것이 중요하다. 이 교수는 "불면증은 대체로 일주기 생체시계가 뒤로 밀려 있는 경우가 많으므로 아침빛을 충분히 보면 밤에 잠을 일찍 자게 되고, 질 좋은 수면에 도움이 된다"라고 말했다. 이 교수가 아침 햇빛 보기의 요령에 대해 자세히 설명해줬다.

"우선 기상 직후 일찍 실외로 나가는 것을 추천한다. 최소 30분 이상의 야외 산책이 필요하다. 이때 선글라스는 쓰면 안 된다. 선크림은 발라도 상관없다. 아침 일찍일수록 효과가 좋다. 봄부터 가을까지는 해가 일찍 뜨기 때문에 야외로 나가는 것만으로 햇빛의 양은 충분하다. 하지만 겨울에는 일출 시간이 늦기 때문에 아침에도 밖이 어두울 수 있다. 이 경우에는 인공 빛을 사용하는 것을 추천한다. 최근에는 이런 목적으로 개발되어 비교적 저렴하게 팔리는 다양한 광치료 조명기구들이 있다."

아침 일찍 햇빛 보기를 얼마나 지속하면 효과가 있을까. 이 교수는 "불면증의 심한 정도와, 평소 몇 시에 자고 깨느냐에 따라 효과에 차이가 있다"라며 "불면증이 심한 경우라도 보통 1~2주만 꾸준히 아침 햇빛을 보면 좋아진다"라고 했다.

수면제는 커닝페이퍼다

불면증 치료를 위해 병원에 가면 주로 인지행동치료와 약물(수면제나 수면유도제)로 치료를 시도한다. 그러나 이 교수는 약물치료를 되도록 하지 않는다. 이쩔 수 없이 수면제를 쓸 경우에는 최대한 짧게 쓰고 끊게 한다. 수면제에 대한 의존성과 내성이 생겨서 불면증 문제를 오히려 악화시킬 수 있다고 생각하기 때문이다.

이 교수는 "수면제는 필연적으로 의존성과 내성이 생긴다"라며 "며칠 동안 잘 자는 것보다 계속 잘 자야 하는데 수면제 복용은 시험 공부를 하지 않고 커닝을 해 성적을 올리려는 것과 같다"고 했다. 이어 "인지행동치료를 할 때도 일주기 생체리듬을 잡는 노력이 병행되어야 효과적이다"라고 강조했다.

"불면증 환자의 문제 행동과 생각을 교정하는 것이 인지행동치료의 핵심이다. 불면증 환자의 가장 두드러진 문제 행동은 지나치게 긴 시간 동안 침대에 누워 있다는 것이다. 예를 들면 5시간밖에 못 자는데 실제 누워 있는 시간은 10시간 이상인 경우다. 이 경우 본인이 잤다고 생각하는 시간만큼만 침대에 누워 있도록 허락하면 치료 효과가 크다. 제한된 시간만 잠을 자도록 허락하면 오히려 쉽게 잠들게 되고 잠이 응축되어 질이 향상되게 된다. 잠의 질이 향상되면 누워 있는 시간을 점차 늘려가서 정상적인 7시간 수면까지 늘려간다. 그러나 나는 복잡한 행동 지시보다 아침에 일찍 일어나서 햇빛을 보며 산책만 해도 불면증이 충분히 좋아질 수 있다고 생각한다."

이 교수는 일주기 생체리듬 치료가 다른 치료법보다 효과적이라고 강조했다. 이어 "현재 수면의학계가 인정하는 불면증의 1차 치료는 인지행동치료로 잘못된 생활습관과 생각을 바로잡는 것이다"라며 "이 지시를 따라가면 결국 일주기 생체리듬도 바로잡히지만 이는 굉장히 우회하는 치료라고 생각한다"고 했다. 끝으로, 불면증과 관련해서 특별히 강조하고 싶은 말은 무엇이냐는 질문에 이 교수는 이렇게 대답했다.

"수면제 문제에 대해서는 굉장히 강조하고 싶다. 수면제 복용은 가능하면 시작하지 않는 것이 좋다. 잠은 하루 24시간의 관점에서 봐야 하기 때문에 잠 자는 순간만을 목표로 해 치료해서는 불면증을 이길 수 없다. 밤의 수면은 낮 활동의 결과이고 어느 한순간만 잘 자게 하는 것은 커닝페이퍼다."

건강한 수면을 위한 생활지침을 한두 구절로 요약해달라고 했더니 이 교수는 이렇게 함축했다. "낮잠 금지, 아침 산책."

이헌정 교수의 '불면증 바로 알기'
◎ 불면증은 기억, 감정, 인지기능에 부정적인 영향을 미치고 정신질환을 악화시킨다.
◎ 불면증은 치매, 심혈관질환, 당뇨병, 전립선암, 유방암, 대장암 발생 위험을 높인다.
◎ 인공 빛으로 인한 생체리듬의 교란이 불면증 급증의 가장 큰 원인이다.
◎ 스마트폰의 청색광은 수면 호르몬인 멜라토닌을 80%나 감소시켜 잠을 쫓는다. 백열등, 장작불에는 청색광이 거의 없다.
◎ 잠은 면역력을 높여 각종 감염병을 물리치고 에너지 대사 활동에도 매우 중요한 역할을 한다.
◎ 일주기 생체리듬이 망가지면 수면호르몬과 각성호르몬의 작동을 방해해 수면과 기상을 어렵게 한다.
◎ 불면증은 스트레스, 정신질환, 코골이·수면무호흡증, 하지불안증 등 원인을 먼저 치료해야 한다.
◎ 아침 빛을 충분히 보면 밤에 일찍 자게 되고, 질 좋은 수면에 도움이 된다.
◎ 최소 30분 이상의 야외 산책이 필요하고 선글라스는 쓰면 안 된다.
◎ 수면제는 의존성과 내성이 생기므로 꼭 사용해야 할 경우에 짧게 사용하고 끊는 것이 바람직하다.
◎ 밤의 수면은 낮 활동의 결과이고 어느 한순간만 잘 자게 하는 것은 커닝페이퍼다.

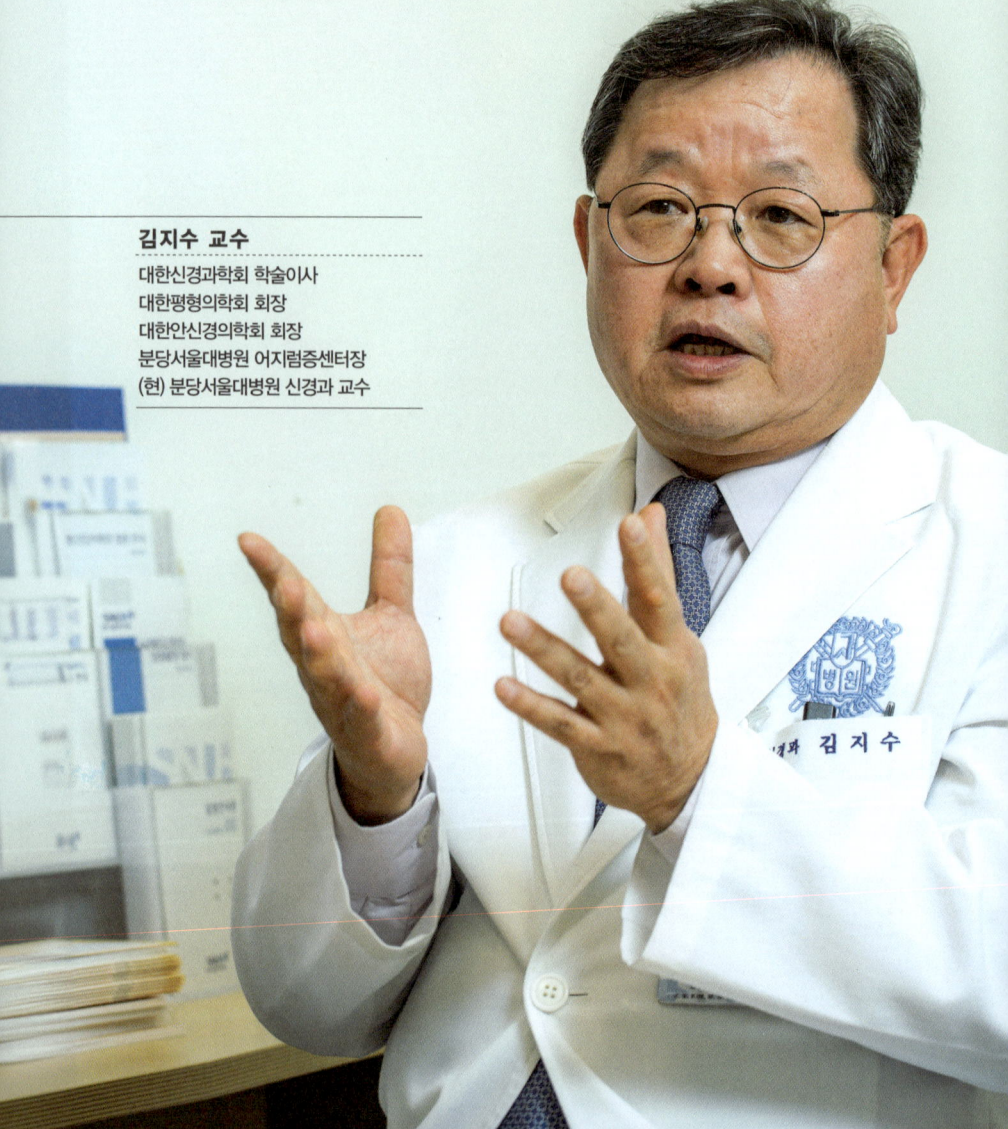

PART 1
암 명의

PART 2
심뇌혈관질환 명의

PART 3
만성질환 명의
어지럼증

PART 4
난치·희귀질환 명의

김지수 교수
대한신경과학회 학술이사
대한평형의학회 회장
대한안신경의학회 회장
분당서울대병원 어지럼증센터장
(현) 분당서울대병원 신경과 교수

김지수

**분당서울대병원
신경과 교수**

옥스퍼드대 어지럼증 교과서 집필
"이유 없이 어지럼이 지속되면
뇌 문제를 의심해야"

    어지럼증을 전문적으로 진료하는 의사들이 흔히 하는 농담이 있다. "어지럼증 때문에 나도 어지럽다." 어지럼증은 워낙 종류가 많아서 의사들도 정확히 진단, 치료하기가 어렵다는 의미다.

    어지럼증은 귀, 뇌, 눈, 심장 등 다양한 신체기관의 문제로 인해 발생한다. 귀 문제로 인한 어지럼증만 해도 이석증, 메니에르병, 전정신경염 등 종류가 여럿이고 뇌 관련 어지럼증은 뇌졸중이나 일과성허혈발작, 뇌종양, 뇌염, 뇌전증, 편두통의 증상일 수 있다. 빈혈이나 기립성저혈압, 부정맥이 원인일 수 있고 공황장애, 불안장애, 우울증 등 정신적 문제 때문일 수도 있다.

    김지수 분당서울대병원 신경과 교수는 어지럼증을 전문적으로 치료하는 의사다. 그는 특이하게도 신경과 전문 영역인 뇌뿐만 아니라 귀와 눈 이상으로 인한 어지럼증도 많이 연구하고 진료해왔다. 그는 "어지럼증은 어떤 부위의 이상에서 오든지 증상이 동일하기 때문에 여러 질환을 함께 봐야 한다"며 "나는 신경과 의사라서 뇌 쪽 질환에서 오는 어지럼증 환자를 주로 진료하지만 귀, 눈은 물론이고 정신과적인 이유에 의한 어지럼증도 함께 진료한다"고 설명했다.

이석증 논문 세계에서 가장 많이 발표

김 교수는 지금까지 650여편의 학술 논문을 발표했다. 그중 SCI급 학술지에 게재한 논문만 500편이 넘는다. 특히 이석증과 관련된 논문을 세계에서 가장 많이 발표했고 그의 논문은 다른 연구자들의 연구 논문에서 가장 많이 인용됐다. 이 같은 사실은 중국인 연구자들이 2002~2021년 전 세계에서 발표된 이석증 관련 논문 편수와 인용 건수를 분석한 결과다.

이석증은 균형을 잡아주는 귓속 기관인 반고리관 안에 이석(耳石)이라는 물질이 흘러 다녀서 발생한다. 이석은 균형 유지에 관여하는 석회질의 작은 알갱이인데, 반고리관 주변의 평형 감지 기관인 난형낭(계란 모양으로 생긴 기관) 안에 위치하고 있다. 어떤 이유로 인해 이석이 난형낭에서 떨어져 나와 반고리관 내부로 들어가면 머리 위치가 바뀔 때 자세 변화를 감지하는 신경을 과도하게 자극해 주위가 돌아가는 듯한 증상이 일어난다.

이석은 뼈처럼 칼슘 성분으로 이루어져 있어 갱년기 이후 칼슘 대사에 이상이 생기면 쉽게 변성되고, 이로 인해 이석증도 자주 발생하는 것으로 알려져 있다. 김 교수는 비타민D가 칼슘 대사에 관여하기 때문에 비타민D가 부족한 이석증 환자에게 비타민D를 보충해주면 이석증 재발을 줄일 수 있다는 사실을 세계 최초로 증명했다.

또한 김 교수는 이석증 환자의 자세 변화에 따라 이석이 어떻게 움직여 어지럼증을 유발하는지를 3D로 시각화하고, 이를 논문으로 발표했다. 이비인후과나 신경과를 전공하지 않은 의사들이 이석증 발생 및 치료 기전을 이해하는 데 도움을 주기 위해서였다.

이 논문은 2014년에 세계적 학술지인 〈뉴잉글랜드 저널 오브 메디슨(NEJM)〉에 리뷰 논문으로 채택되었다. 이로써 김 교수는 우리나라 의사로는 최초로 〈NEJM〉 리뷰 논문 저자가 됐다. 리뷰 논문은 해당 분야 최고 권위의 의사들이 특정 주제에 대한 그간의 연구결과들을 집대성해 정리, 요약하고 핵심 내용을 전달하기 위해 작성하는 논문이다.

이석증 70%는 스스로 치료할 수 있어

김 교수는 이석증에 대한 자가 치료법을 개발해 2024년 미국의사협회 공식학술지 〈자마(JAMA)〉의 자매지 〈자마 뉴롤러지(JAMA Neurology)〉'에 게재했다.

"이석증은 흔하기도 하지만 재발도 잘 된다. 물론 환자가 병원에 와서 적절한 치료를 받으면 가장 좋겠지만 항상 그럴 수는 없다. 그래서 이석

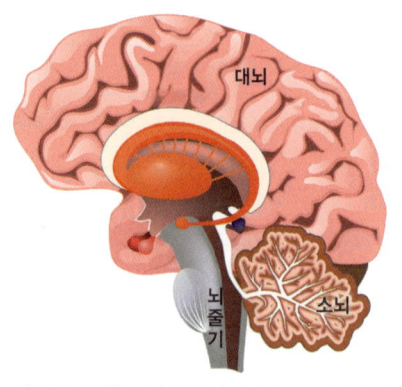

뇌 문제로 발생한 어지럼증뿐만 아니라 모든 어지럼증은 뇌와 관련되어 있다. 감각기관의 이상으로 오는 신호는 뇌줄기와 소뇌에서 해석되고, 해석된 정보는 뇌줄기를 통해 대뇌로 전달되기 때문이다. photo 게티이미지

증을 집에서 간단히 치료할 수 있는 셀프 치료법을 개발했다. 환자는 3개 설문 문항으로 이석증 여부를 자가 진단하고, 또 다른 3개 설문 문항을 통해 어떤 형태의 이석증이 어느 부위에 발생해 있는지를 파악한다. 이석증이 발생한 귀가 오른쪽인지 왼쪽인지, 이석이 수평 반고리관, 뒤 반고리관 등 어디에 들어와 있는지를 환자 스스로 확인하게 하는 것이다. 그런 다음 안내에 따라 환자가 적절한 동작을 하면, 반고리관 안 이석이 순차적으로 원래 자리로 되돌려진다. 이렇게 하면 70%는 치료된다. 일종의 디지털 치료제로 환자가 병원에 안 오고 집에서 스스로 치료를 하니까 매우 효율적이다."

김 교수는 대표적인 세계 이석증 학회인 '바라니(Barany) 소사이어티'에서 뇌혈관성 어지럼증, 즉 뇌졸중에 의한 어지럼증 분과의 의장으로 10년째 활동하면서 관련 진단기준을 정립해왔고, 다른 분과에서도 위원으로서 어지럼증 진단기준 개정에 참여하고 있다.

또한 세계적인 어지럼증 관련 교과서의 주저자로도 활동하고 있다. 세계적 의과학 도서 출판사인 엘스비어(Elsevier)와 옥스퍼드대 출판부의 어지럼증 관련 교과서의 혈관성 어지럼증 챕터(장)를 집필했고 현재는 미

국 뉴욕대학과 클리블랜드 클리닉의 교수 각 한 명과 함께 30개 챕터로 구성될 옥스퍼드대 출판부 교과서 〈눈 운동 신경학〉 제6판을 집필하고 있다.

뇌졸중으로 인한 어지럼증의 특징

어지럼증은 주위가 빙빙 돌거나(현훈), 중심잡기가 어렵거나(균형장애), 정신을 잃을 것처럼 아득해지는 느낌이 들거나(실신성 어지럼증), 머리가 무겁고 맑지 않은 느낌이 드는(심인성 어지럼증) 등 다양한 증상으로 나타난다. 그러나 증상만으로 원인 질환을 감별하기란 무척 까다롭다. 단, 저혈압이나 실신성 어지럼증일 경우 기절할 것 같은 뚜렷한 증상이 올 수 있다.

정신적 요인 때문에 오는 어지럼증은 주위가 빙빙 돌거나 토하는 증상은 드물고 머리가 맑지 않고 붕 뜬 것 같고, 걸을 때 허당 짚거나 발이 푹푹 꺼지는 느낌이 들 수 있다.

어지럼증과 관련해서 가장 신경써야 할 질환은 뇌졸중이다. 귀 등 다른 기관의 문제로 인한 어지럼증에 비해 결과가 치명적일 수 있기 때문이다. 김 교수는 "귀나 눈 문제로 오는 어지럼증은 환자가 불편할 수는 있지만 그것 때문에 심각한 결과가 초래되는 경우는 드물다"며 "그러나 뇌혈관 질환에서 오는 어지럼증은 빨리 진단해 치료하지 않으면 사망이나 장애를 유발할 수 있다"고 말했다.

뇌졸중으로 인한 어지럼증은 한쪽 팔다리 마비나 발음이상, 복시 등이

동반되는데, 이럴 경우 시급히 병원에 가야 한다. 뇌졸중으로 인한 어지럼증 증상과 다른 원인으로 인한 어지럼증 증상을 어떻게 구별할 수 있을까. 김 교수가 구별법을 설명해줬다.

고혈압 있는 고령자는 특히 주의

"이는 굉장히 전문적인 영역에 속하기 때문에 구별하기가 쉽지는 않다. 가장 중요한 것은 고혈압, 당뇨병, 고지혈증이 있는 고령 환자가 갑자기 어지럼증이 생겼을 경우에 특히 조심해야 한다는 것이다. 피곤함이나 스트레스 없이도 어지럼증이 갑자기 와서 몇 분간 지속되다가 좋아지면 굉장히 조심해야 한다. 왜냐하면 뇌졸중이 생겼을 수도 있고, 일과성허혈발작이라고 뇌졸중 전조 증상일 수 있기 때문이다.

없던 두통이 갑자기 심해지면서 어지럼증이 생길 경우에도 주의해야 한다. 이럴 경우 반드시 병원에 가서 뇌혈관질환 진료를 받아야 한다. 이와 달리 이석증으로 인한 어지럼증은 눕거나, 누웠다 일어나거나, 돌아눕거나, 고개를 숙이거나 젖힐 때 순간적으로 핑 돌지만 가만히 있으면 바로 좋아진다."

특히 고령이면서 고혈압, 당뇨병, 고지혈증 등의 위험인자를 가지고 있는 사람에게 특정 자세와 상관없이 어지럼증이 발생해 몇 분 혹은 일정 시간 지속된다면 경각심을 가져야 한다. 일과성허혈발작 때문에 어지럼증이 오면 대개 몇 개월 안에 뇌졸중으로 진행하기 때문에 역시 주의해야 한다.

뇌졸중이 아니라도 모든 어지럼증은 뇌와 관련되어 있다. 예를 들어 귀의 평형기능에 문제가 생길 경우 이와 관련된 이상 신호들이 뇌로 전달되고 뇌가 이를 해석해 우리가 어지럼증을 느끼게 되기 때문이다.

"귀로부터 오는 신호는 뇌 뒤쪽 아래 부위인 뇌줄기(뇌간)와 소뇌에서 해석되고, 해석된 정보는 뇌줄기를 통해 대뇌로 전달된다. 따라서 뇌줄기나 소뇌를 침범하는 질환들은 어지럼증을 흔히 일으키고, 대뇌 질환에서도 어지럼증이 발생할 수 있다. 귀와 뇌줄기, 소뇌 등은 척추기저동맥을 통해 혈액을 공급받는데, 이 혈관을 통한 혈액 공급이 원활치 않아도 어지럼증이 생긴다."

뇌 문제로 인한 어지럼증은 원인 질환에 따라 치료법들이 다르다. 뇌종양의 경우는 수술이나 약물 요법이 필요하고, 뇌염은 스테로이드나 면역억제제를 이용해 치료한다. 뇌전증과 편두통은 항뇌전증 약물 등을 사용하고 뇌졸중은 약물치료나 수술 치료를 한다.

세계서 유일하게 어지럼증센터를 운영하는 이유는?

갑자기 어지럼증이 발생했을 때 상급종합병원 응급실로 바로 가기가 쉽지 않다. 전공의 집단사직 사태 이후 국내 상급종합병원 응급실은 중증이 아닐 경우 진료받기가 상당히 까다롭다. 다행히 응급실 진료를 받게 되더라도 중증이 아니면 환자 부담이 90%에 이른다. 김 교수는 "어지럼증을 전문적으로 진료하는 1, 2차 의료기관을 찾아가라"며 "다행히 요즘은 어지럼증을 전문적으로 진료하는 신경과, 이비인후과 병의원들이 늘어나고 있다"고 설명했다.

김 교수에게 어떤 의사들이 어지럼증 진료와 연구에서 큰 성과를 내고 있는지 물어봤다. 그는 "내가 분당서울대병원에서 어지럼증을 전문적으로 진료하는 교수와 전임의 후배 18명을 교육하고 배출했는데 이들은 전국 대부분 지역의 국립대병원에서 활동하고 있고 좋은 연구 성과를 내고 있다"고 말했다.

또한 자신과 비슷한 경력의 신경과 교수로는 계명대 동산병원 이형 교수를 꼽았다. "이형 교수는 뇌졸중에 의한 어지럼증 분야에서 세계적으로 새로운 지평을 여는 역할을 했기 때문에 중요하게 평가할 만하다"고 설명을 보탰다. 이비인후과 교수로는 분당서울대병원 구자원 교수(현 어지럼증센터장)와 삼성서울병원 정원호 교수를 추천했다.

김 교수는 2017년 분당서울대병원 내에 어지럼증센터 설립을 주도해 2022년까지 초대 센터장을 지냈다. 그는 "이런 어지럼증 통합 진료센터는 전 세계에 없다"며 "어지럼증 원인은 굉장히 다양하고 환자들 입장에서는 무슨 과를 가야 하는지 혼란스럽기 때문에 이비인후과, 신경과, 정신건강의학과 3개 과를 같은 공간에 배치해, 원인을 최대한 빨리 찾아내고 적절한 치료를 하기 위해서 어지럼증센터를 운영하고 있다"고 말했다.

김 교수는 2024년 11월에 국민 3명 중 1명은 평생 한 번 이상 어지럼증을 경험하고 연간 어지럼증 의료비용이 5500억원이라는 논문을 〈한국의학저널(The Journal Of Korean Medical Science)〉에 발표했다.

그는 "어지럼증 질환은 노화와 밀접하게 관련이 있는데 우리나라는 이미 초고령사회에 진입했고 10~20년 후엔 지금보다 두 배가 넘는 비용을 감당을 해야 한다"며 "효율적이고 표준화된 어지럼증 치료법을 개발하기 위한 사업들을 지금 시작해야 한다"고 강조했다.

김지수 교수의 '어지럼증 바로 알기'

◎ 어지럼증은 귀, 뇌, 눈, 심장 등 다양한 신체기관의 문제로 인해 발생한다.
◎ 어지럼증은 어떤 원인이든 증상이 같기 때문에 여러 질환의 가능성을 고려해야 한다.
◎ 이석증은 귓속 기관인 반고리관 안에 이석(耳石)이라는 석회질 알갱이가 흘러 다녀서 발생한다.
◎ 갱년기 이후 칼슘 대사 이상으로 발생할 경우 비타민D를 보충해주면 효과적이다.
◎ 이석증은 셀프 운동만으로도 70%는 치료될 수 있다.
◎ 뇌혈관 질환이 원인인 어지럼증은 빨리 진단해 치료해야 한다.
◎ 고령이면서 고혈압, 당뇨병, 고지혈증이 있는 사람에게 특정 자세와 상관없이 어지럼증이 발생하면 경각심을 가져야 한다.
◎ 대학병원 응급실 진료가 어렵다면 어지럼증을 전문적으로 진료하는 1, 2차 의료기관을 찾아가라.

PART 1
암 명의

PART 2
심뇌혈관질환 명의

PART 3
만성질환 명의
알레르기

PART 4
난치·희귀질환 명의

박해심 교수
아주대병원 임상시험센터장
아주대의료원 첨단의학연구원장
아주대 의무부총장 겸 의료원장
대한천식알레르기학회 회장
〈미들턴 알레르기〉 주저자
(현) 아주대병원 알레르기내과 교수

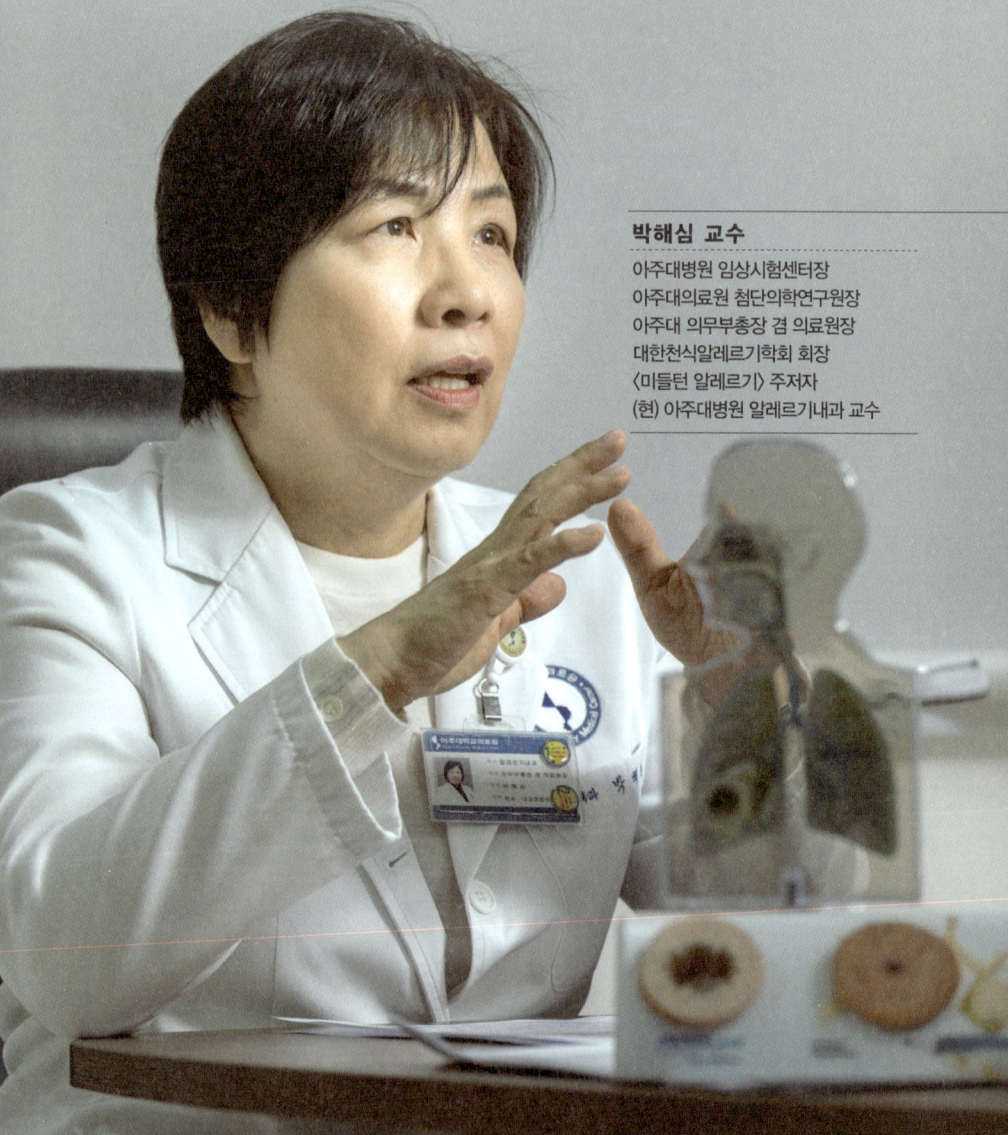

박해심

아주대병원
알레르기내과 교수

세계 알레르기 교과서 주저자
"환자 1300만명의 '국민병'…
완치보다 '평생 관리'에 초점 맞춰야"

경기도 수원 아주대병원은 권역외상센터로 유명하다. 이 병원에서 유명한 진료과가 또 있다. 알레르기내과로, 6명의 교수가 매해 2만여명의 알레르기 질환 환자를 진료한다. 특히 중증 알레르기 질환에서 높은 수준의 진료를 펼쳐 세계알레르기학회로부터 '우수 진료센터'로 인정받았다.

아주대병원 알레르기내과 성장을 주도한 의사는 박해심 교수다. 그는 세브란스병원을 거쳐 1995년 이 병원의 알레르기내과 교수로 부임한 후 30년간 알레르기 질환 연구와 진료에 전념했다. 이런 공로로 2020~2023년 아주대의료원 원장을 지내기도 했다.

박 교수는 국내외 알레르기 학계에서 존재감이 크다. 국내에서는 2018년 대한천식알레르기학회 회장을 역임했고, 2014~2020년 이 학회 영문

학술지인 〈AAIR〉 편집장을 지냈다. 또한 2008~2011년 두 차례에 걸쳐 세계알레르기학회(WAO) 이사를 한국인 최초로 지냈다. WAO는 전 세계 84개 국가의 알레르기학회가 모인 기구로 첨단 연구 교류, 진료 지침서 작성, 젊은 의학자 교육 등을 수행하고 있다. 그는 지금도 세계알레르기학회, 유럽 및 미국알레르기학회, 아시아태평양알레르기학회 초청 연자로 활동하고 세계 연구자들과 함께 여러 건의 공동 연구를 진행하고 있다.

또한 박 교수는 세계적인 알레르기 교과서 〈미들턴 알레르기(Middleton's Allergy)〉'의 주저자로, 2013년 8판부터 소염진통제 알레르기 파트를 집필하고 있다. 이 교과서는 4~5년에 한 번씩 수정본이 나오는데, 박 교수는 8판부터 9판에 이어 2024년 10판 집필에도 주저자로 참여했다.

환삼덩굴 꽃가루 알레르기 연구 대가

박 교수는 현재까지 주요 SCI급 학술지에 420편의 주저자 논문과 280편의 공동저자 논문을 게재했다. 특히 환삼덩굴 꽃가루 알레르기, 약물 알레르기 연구, 직업성 천식 연구로 유명하다. 환삼덩굴은 우리나라를 비롯해 중국과 일본에 매우 흔하며 쑥, 돼지풀과 함께 가을철 꽃가루 알레르기를 일으키는 대표적인 식물이다.

박 교수는 '호중구성 천식'에 대한 연구 대가이기도 하다. 호중구는 우리 몸의 혈액 속 백혈구의 45~75%를 차지하며, 급성 세균 등에 맞서 신체를 방어하는 백혈구지만 면역 체계를 공격하기도 한다. 천식의 발생에 호산구 증가도 매우 중요하지만, 호산구성 천식은 서양인에게 많기 때문에 이에 대한 연구는 이미 상당히 진행되어 있고, 신약 개발도 활발하다. 반면 호중구성 천식은 동양인에게 상대적으로 흔하지만 관련 연구가 부족하고 치료약도 개발되어 있지 않다. 박 교수는 "경증, 중등증 천식 환자에서도 호산구와 호중구가 증가하는데, 이들은 일반 약으로 잘 치료되지만 중증 천식은 치료가 쉽지 않다"며 "대식세포와 림프구가 어떤 물질을 통하여 호중구를 활성화시키는지에 대한 연구를 진행 중이다. 현재 상당한 연구 성과가 있다"고 밝혔다.

면역 물질의 '과잉행동'으로 발생

알레르기 질환은 국민병이라고 할 정도로 환자가 많다. 한 해 동안 알레르기 질환으로 병원을 찾은 사람은 1300만명이 넘는다. 알레르기성 비염 740만여명, 알레르기성 피부염 420만여명, 아토피성 피부염 97만여명, 천식 102만여명 등이다.

알레르기는 해롭지 않은 물질(알레르겐, 항원)에 대해 우리 몸의 면역 체계가 부적절하게 반응하는 상태를 말한다. 이런 잘못된 면역 반응으로 인해 몸의 여러 부위에서 발생하는 병이 알레르기 질환이다. 코 속에 발생하는 비염, 기관지에 발생하는 천식, 피부에 발생하는 아토피와 두드러기, 전신에 나타나는 아나필락시스가 대표적이다. 알레르기를 일으키는 원인 또한 집먼지진드기와 꽃가루, 동물털과 우리가 일상적으로 섭취하는 음식물, 약물, 운동, 곤충, 화학물질 등 매우 다양하다.

알레르기는 복잡한 과정을 거쳐 발생한다. 알레르겐이라는 원인물질이

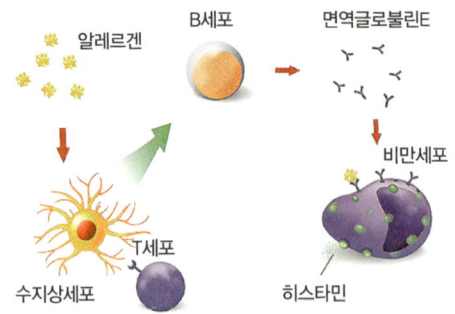

몸 안에 들어오면 T세포가 자극을 받고, 이어 B세포에서 IgE라는 항체가 만들어진다. IgE는 비만세포를 자극해서 히스타민 등 면역 물질을 발생시켜 세균 등을 공격해 우리 몸을 지키지만, 면역 물질이 해롭지 않은 이물질까지 공격할 경우 알레르기가 발생한다.

박 교수에 따르면 알레르기는 유전적 요인이 매우 강하게 작용하기 때문에 부모가 모두 알레르기 질환을 갖고 있을 경우 자녀는 대부분 알레르기 질환을 가지게 된다. 이런 유전적 요인에 더해 기후 변화, 화학물질 노출 등 환경 변화가 발병 연령을 앞당기고 중증도를 높이는 추세다.

음식 알레르기 증가 추세

요즘은 20~40대 천식 인구도 많은데 젊은 연령대의 천식은 알레르기성이 많다. 다행히 젊은 천식은 치료가 잘 되지만 소아 때 발생해 성인기까지 이어지는 천식은 치료에 더 신경을 써야 한다. 식탁이 풍성해지면서

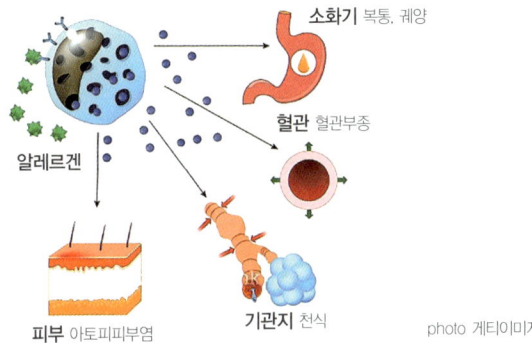

음식 알레르기도 증가 추세다. 우리나라 사람들은 밀가루, 해산물, 육류 알레르기가 많이 생기는 편이고 참깨, 들깨, 과일, 채소, 곡물에 의한 알레르기도 늘어나고 있다.

샴푸, 세제 등 생활용품도 알레르겐이 될 수 있다. 세제는 때를 분해하는 효소가 함유되어 있는데, 효소가 몸속에 유입되거나 피부에 닿으면 장기를 보호하고 있는 표피세포 사이의 간격이 벌어져 이 틈을 통해 먼지나 알레르겐이 몸에 들어와 알레르기가 유발된다.

겨울철 찬 공기 또한 알레르기 유발 요인이 될 수 있다. 박 교수는 "찬 공기가 기도를 수축시키고 기침을 일으킨다"며 "특히 나이가 들어갈수록 기침 유발 신경이나 기관지 신경이 민감해지기 때문에 찬 공기에 취약해진다"고 했다. 기후 변화는 대기 중 이산화탄소 농도를 높이는데, 이산화탄소 농도가 높아지면 꽃가루 같은 알레르기 유발 물질이 훨씬 더 강력한 변성을 일으킨다.

아스피린도 알레르기 일으킬 수 있어

약물 또한 중요한 알레르기 유발 인자다. 대표적인 것이 소염진통제와 아스피린이다. 소염진통제와 아스피린은 인체 세포 내에서 위점막 보호, 혈소판 생성 등에 관여하는 콕스1(COX-1)이라는 효소를 차단해, 염증 매개 물질인 류코트리엔 생성을 증가시킴으로써 다양한 알레르기 증상을 유발한다.

박 교수는 "소염진통제와 아스피린은 우리나라 의사들이 가장 많이 처방하는 약이지만 알레르기를 가장 빈번히 일으키는 약이기도 하다"며 "대표적 질환이 천식, 비염과 만성 부비동염, 만성 두드러기다"라고 말했다. 소염진통제로 인한 천식은 일반 천식에 비해 증상이 심하고 특히 중년 이후 여성에게 많이 발생한다. 박 교수에 따르면 우리나라 성인 천식 환자 중 10%는 소염진통제나 아스피린 알레르기 환자이고, 만성 두드러기 환자의 3분의1이 이에 해당한다.

직업성 천식은 많이 줄어들었지만 여전히 관심을 가져야 한다. 박 교수는 "우리나라는 환경 위해(危害) 감시 체계가 많이 발전해 직업성 천식 환자가 많이 줄어들고 있지만 직업성 천식으로 인해 동네병원을 찾는 환자들은 여전히 있다"며 "특히 외국인 근로자 환자들이 늘어나고 있는 추세"라고 했다. 이어 "자동차 도장제, 접착제 등에 많이 함유된 화학물질인 아이소시아네이트가 기관지 손상과 천식을 발생시키는 대표적인 물질로 알려져 있다"며 "아이소시아네이트는 구조를 변경해 유해성을 줄였지만 여전히 주의해야 할 물질이다"라고 강조했다.

아나필락시스는 응급실 가야 하는 알레르기

알레르기 중 중증 알레르기와 아나필락시스를 특히 주의해야 한다. 중증 알레르기 질환은 일반 치료약이 듣지 않고 끊임없이 악화되기 때문에 특별한 주사약을 사용하거나 약을 다량 또는 고용량으로 써야 증상이 완화된다. 박 교수는 "예를 들어 중증 천식은 일반 약제를 써서는 환자가 계속 악화되기 때문에 생물학적제제를 써 증상을 조절한다"고 했다. 생물학적제제는 항체를 인위적으로 만들어 이 항체가 알레르기를 일으키는 항체와 결합하게 함으로써 알레르기 발생을 억제하는 원리의 치료제로 중증 천식 치료에 크게 활약하고 있다. 생물학적제제는 효과가 매우 좋지만, 중증 천식, 중증 아토피 등 중증 알레르기 환자에게만 건강보험이 적용되고 있다. 박 교수는 "중증까지 가지 않은 단계에서 생물학적제제를 쓰면 훨씬 더 좋은 효과를 기대할 수 있지만, 건강보험 혜택을 받을 수 없다"며 "최소한 중증으로 진행 중인 소아 환자에게라도 건강보험 혜택을 주면 좋겠다"고 말했다. 이어 "우리나라에 6종의 생물학적제제가 사용되고 있는데, 환자의 알레르기 표현형에 따라서 의사가 약제를 선택한다"며 "환자에게 적절하면서 부작용이 적은 약제를 선택하는 것이 매우 중요하다"고 강조했다.

아나필락시스는 알레르기 반응이 급속히 나타나는 증상이다. 아나필락시스가 오면 실신하거나 사망할 수도 있다. 박 교수는 "아나필락시스의 원인은 약물이 가장 많고 그다음이 음식과 곤충이다"라며 "아나필락시스가 발생하면 혈압이 굉장히 빨리 떨어지기 때문에 시급히 병원 응급실에 가야 한다"고 했다. 병원에서는 응급 주사약 에피네프린을 써서 치료하는데, 회복되었다가 2차 아나필락시스가 올 경우가 더 위험하다.

고혈압처럼 평생 관리하면서 사는 병

알레르기를 예방하기 위해서는 환경을 개선하는 것이 가장 중요하다. 박 교수는 "우리나라에서 가장 흔한 알레르겐이 집먼지진드기인 만큼 청소를 꼼꼼히 하고, 실내를 환기하고 공기청정기를 사용해 진드기 농도를 낮추는 것이 중요하다"고 했다. 또한 화학물질 노출을 줄여야 한다. 특히 "새 아파트, 세제, 방부제, 염색제, 방향제 등에서 나오는 화학물질에 대한 노출을 최대한 피하는 것이 좋다"고 강조했다. 그는 알레르기 환자에게 이렇게 권고했다.

"대부분의 알레르기 질환은 당뇨병이나 고혈압처럼 증상을 조절하면서 살아가는 병이다. 정상인과 똑같이 생활하다가 가끔 증상이 발현되면 약을 쓰면서 관리하면 된다. 환자들은 왜 완치하지 못하느냐고 한다. 완치를 못한다는 사실보다 당뇨병나 고혈압처럼 조절하고 약을 잘 쓰면 정상인과 똑같이 100세까지 특별한 장애 없이 살 수 있다는 것에 주목해야 한다. 그리고 지금도 좋은 약이 많지만, 근치에 가까운 효과를 내는 신약들이 계속 개발되고 있고, 주사제 사용 빈도도 월 2회에서 6개월에 1회로 줄어드는 등 치료법이 계속 향상되고 있으니 긍정적으로 생각하면 좋겠다."

끝으로 해외 장기 출장 등으로 자신이 진료를 할 수 없는 상황일 때

가까운 지인에게 알레르기 질환이 발생하면 어떤 의사를 추천할 것인지 물어봤다. 박 교수는 "우리 병원 의사들이 나와 오랫동안 호흡을 맞춰 왔기 때문에 잘 볼 수 있을 거라고 생각한다"며 아주대병원 알레르기 내과 의사에 국한해서 추천했다. 남동호 교수는 중증 아토피 피부염을 특화해서 중증 환자를 많이 보고 있고, 예영민 교수는 만성 두드러기와 약물 알레르기를 특화 진료한다. 신유섭 교수는 박 교수와 함께 중증 천식과 비염, 부비동염을 많이 진료한다. 이 밖의 대학병원 알레르기내과에서는 서울아산병원 김태범 교수와 송우정 교수, 세브란스병원 박중원 교수, 서울대병원 박흥우 교수 등이 학계에서 실력을 인정받고 받고 있다.

박해심 교수의 '알레르기 바로 알기'

◎ 연 1300만명이 알레르기 질환으로 병원 진료를 받고, 비염, 피부염 환자가 가장 많다.
◎ 알레르기는 해롭지 않은 물질에 대해 우리 몸의 면역 체계가 부적절하게 반응해서 나타난다.
◎ 집먼지진드기, 꽃가루, 동물털, 음식, 약물, 운동, 곤충, 화학물질 등 원인이 다양하다.
◎ 부모가 모두 알레르기 질환을 갖고 있을 경우 자녀는 대부분 알레르기 질환을 가진다.
◎ 20~40대 '젊은 천식'은 알레르기성이 많다.
◎ 소염진통제와 아스피린은 알레르기를 가장 빈번히 일으키는 약이다.
◎ 알레르기 반응이 급속히 나타나는 아나필락시스는 실신은 물론 사망에 이르게 할 수 있다.
◎ 우리나라에서 가장 흔한 알레르겐이 집먼지진드기인 만큼 청소를 꼼꼼히 하고 환기를 잘해야 한다.
◎ 알레르기 질환은 완치하기보다 당뇨병이나 고혈압처럼 관리하며 살아가는 질환이다.

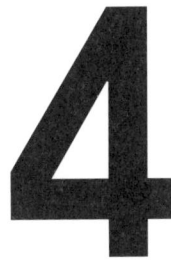

4

난치·희귀질환,
글로벌 명의들은
이렇게 고친다

난청·이명_ 박시내 가톨릭대서울성모병원 이비인후과 교수
2025 세계이명학회 대회장

탈모증_ 권오상 서울대병원 피부과 교수
세계가 주목하는 치료제 연구

만성통증_ 박휴정 가톨릭대서울성모병원 마취통증의학과 교수
보톡스 치료의 세계 권위자

난임·난산_ 박중신 서울대병원 산부인과 교수
모체태아의학의 대가

노쇠·근감소증_ 원장원 경희대병원 가정의학과 교수
노쇠·근감소증 진단 기준을 세우는 의사

희귀질환_ 채종희 서울대병원 임상유전체의학과 교수
세계 의사들과 희귀질환 연결망 구축

모야모야병_ 김정은 서울대병원 신경외과 교수
성인 모야모야병 세계 권위자

중증 골절_ 오종건 고려대구로병원 정형외과 교수
다른 병원에서 못 붙인 뼈를 붙이는 의사

PART 1
암 명의

PART 2
심뇌혈관질환

PART 3
만성질환 명의

**PART 4
난치·희귀질환 명의**
난청·이명

박시내 교수
미국 국제이비인후과연구학회(ARO) 위원
세계이명학회(TRI2023) 우수연제상
대한이과학회 이명연구회 학술위원장
(현) 가톨릭대서울성모병원 이비인후과 교수
(현) 대한이과학회 회장

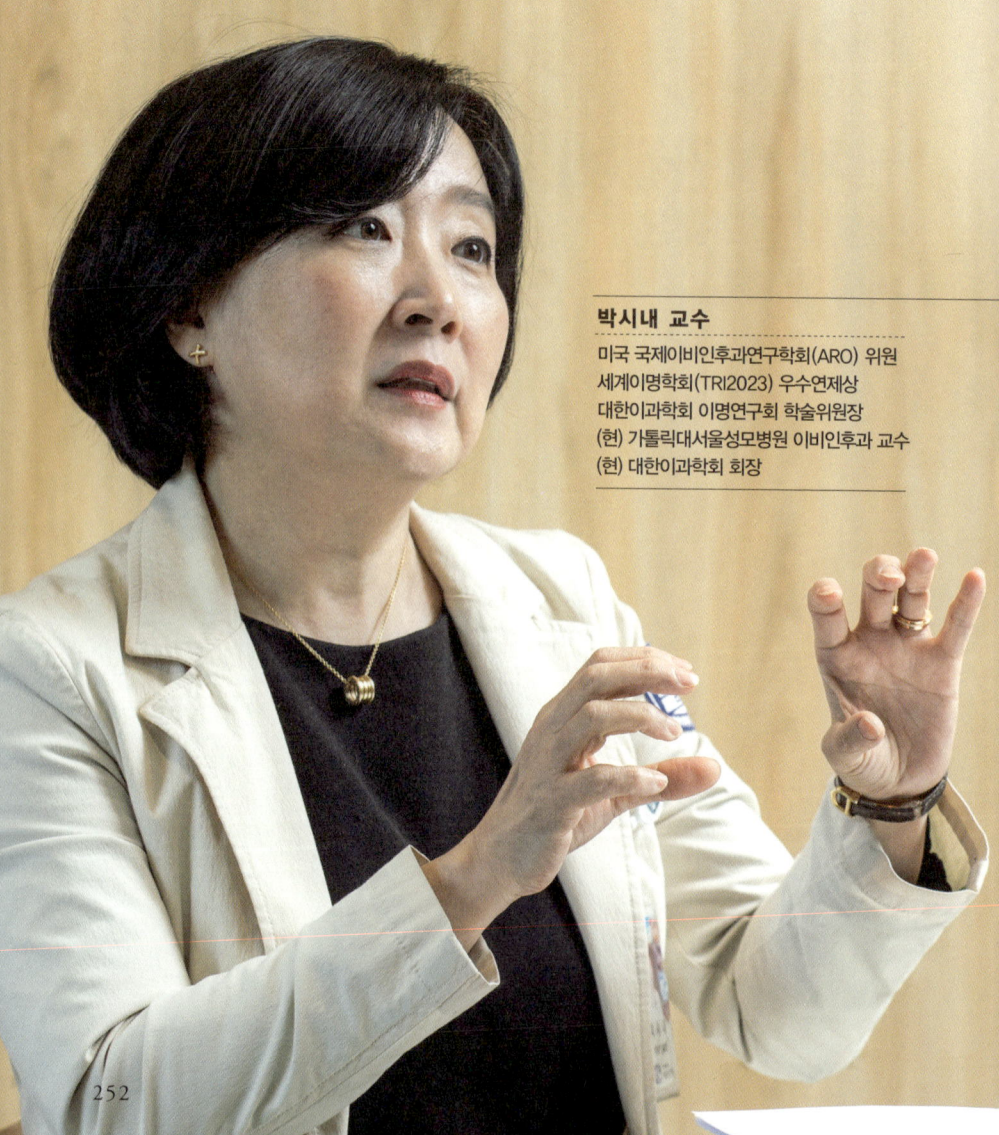

박시내

가톨릭대서울성모병원
이비인후과 교수

2025 세계이명학회 대회장
"이명 90%는 뇌가 만드는 소리…
정상 청력 회복이 치료 핵심"

"볼 수 없다는 것은 나를 사물과 떼어놓았지만, 들을 수 없다는 것은 나를 다른 사람들과 떼어놓기 때문에 더 나빴다." 작가 헬렌 켈러(1880~1968)가 한 말로, 청력의 소중함을 일깨워준다. 그는 생후 19개월에 열병에 걸려 시력과 청력을 모두 잃었다.

소리를 듣는 것은 단순해 보이지만 매우 복잡한 과정을 거친다. 소리는 귓바퀴에 모아져 외이도→고막→이소골→달팽이관→청신경을 거쳐 뇌 청각중추로 진달된다. 가 전달 단계마다 세밀한 과학이 숨어 있다. 박시내 가톨릭대서울성모병원 이비인후과 교수는 "소리 전달은 과학이자 예술이다"라고 표현했다.

소리가 전달되는 과정에 문제가 생기면 난청이나 이명이 발생한다. 난청은 소리가 잘 들리지 않는 증상이고 이명은 엉뚱한 소리가 들리는 증상이다. 이렇듯 둘은 서로 상반되어 보이지만 실제로는 사촌 사이라 할 만하다. 상당수의 난청은 이명을 동반하기 때문이다.

박 교수는 국내 난청·이명 분야를 대표하는 명의 중 한 명이다. 2004년 국내 최초로 중이근 경련성 이명 환자에게 중이근을 절제하는 수술을 시행해 완치에 성공하는 등 난청, 이명 연구와 진료에서 선도적인 역할을 해왔다. 또한 박 교수는 보톡스 주입술 등 우수한 치료 결과들을 국제학술지에 꾸준히 발표해 세계 난청, 이명 치료의 근거 확립에 기여해왔다는 평가를 받는다.

대표적인 연구는 중이근 경련증에 대한 보톡스 주입술의 치료 효과 연구다. 박 교수는 실제 치료한 환자 데이터를 바탕으로 환자의 70% 이상에서 증상 호전이 있었고 40%는 완치됐다는 연구결과를 세계 최초로 발표해 세계이명학회로부터 우수연제상을 수상했다. 또한 2021년 스트레스가 이명을 만든다는 가설을 동물실험을 통해 세계 최초로 입증했는데, 이 연구는 세계 저명한 이명 연구자들로부터 "천재적이다"라는 평가를 받았다.

박 교수는 2025년 1월 대한이과학회 회장에 취임했고, 같은 해 5월 세계이명학회 서울대회 대회장으로서 대회를 성공적으로 이끌었다. 또한 박 교수는 이명에 대한 진단 및 상담 교육치료를 표준화할 목적으로 플랫폼 구축 사업을 국가 과제로 수행하고 있다. 플랫폼은 2029년 완료될 예정이다.

70세 이상 절반이 난청

 최근 국민건강영양조사에 따르면 50대 남성의 9%, 50대 여성의 5%가 중등도 이상의 난청을 겪고 있다. 70대가 되면 남성 54%, 여성 41%로 유병률이 껑충 뛴다.

 난청은 크게 전음성 난청과 감각신경성 난청, 노화성 난청, 돌발성 난청으로 나눈다. 전음성(傳音性) 난청은 외이(外耳)와 중이(中耳)의 소리 전달 과정에 문제가 생겨 발생한다. 전음성 난청은 고막을 새로 만들거나 이소골을 재건하는 등 수술 치료로 비교적 수월하게 해결할 수 있다.

 감각신경성 난청은 달팽이관에서 소리를 감지하는 부분에 탈이 나거나, 소리 자극을 뇌로 전달하는 청신경에 문제가 생겨 발생한다. 달팽이관은 이소골에서 전달받은 물리적 소리신호를 전기신호로 바꿔 뇌로 전달하는 기능을 한다. 달팽이같이 생긴 터널이 두 바퀴 반을 회전하는 모양이다. 박 교수는 "우리 몸에서 가장 아름답고 가장 미세한 기관이 달팽이관"이라고 했다. 소리가 들어오면 달팽이관 기저막의 액체(림프액)가 파동을 쳐 유모세포를 움직여 소리를 감지한다. 기저막에는 털이 달린 유모세포가 수만 개나 빽빽이 줄지어 서 있다. 박 교수는 "여기에 엄청난 과학이 숨어 있다"며 설명을 이어갔다.

 "유모세포는 들어온 소리의 음역대에 맞춰 저마다의 기저막이 움직인다. 예를 들어 주파수 1만Hz(헤르츠) 음역대의 소리가 들어오면 1만Hz 영역의 기저막이 떨려 해당 부위의 유모세포를 움직이게 한다. 이 덕분에 우리는 높은 음과 낮은 음 등 온갖 소리를 구분해 들을 수 있다."

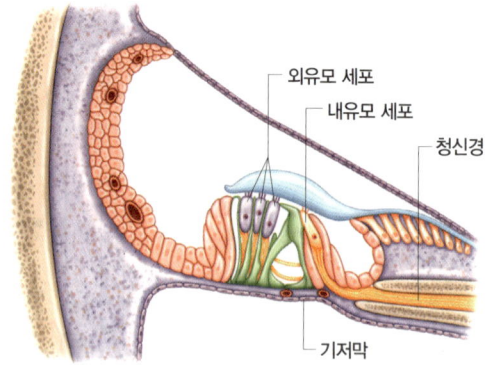

달팽이관 내부 모습. 기저막에 소리가 전달되면 해당 음역대의 기저막이 요동쳐 바로 위 유모세포를 움직인다. 이때 화학반응이 일어나 신경전달 물질이 방출되어 시냅스와 청신경을 자극하고, 청신경은 전기신호를 생성해 대뇌의 청각중추로 전달함으로써 소리를 구별하고 해석하게 한다. photo 박시내 교수

돌발성 난청은 48시간 안에 치료받아야

감각신경성 난청은 유모세포의 퇴행으로 인해 많이 발생한다. 특정 유모세포가 손상되면 해당 음역대의 소리를 제대로 듣지 못하는 것이다. 노화성 난청도 유모세포 퇴행이 주요 원인이다.

일상적인 대화를 할 때의 음역대는 500~2000Hz다. 그렇다고 대화 음역대만 중요한 것은 아니다. 4000~8000Hz 고(高)음역대의 청력이 떨어져도 자음을 정확하게 듣지 못하기 때문이다. 남성들은 노화성 난청 중에 고음역대의 난청이 먼저 오는 경우가 많다. 이런 환자는 저(低)음역대 청력 기능이 남아 있기 때문에 자신이 난청이라는 것을 모른다. 그래서 '뭐라고?'라며 되묻는 경우가 흔하다. 박 교수는 "난청이 치매의 강력한 위험 인자라는 것이 요즘 화두다"라며 "난청을 방치하면 치매 발생 확률이 2~5배 더 높아진다는 것이 연구를 통해 밝혀지고 있다"고 말했다.

난청이 오면 과학적인 진단을 받고 약물, 시술, 수술, 재활 치료를 단

계에 맞게 적절히 시행해야 한다. 박 교수는 "최고 치료법을 찾는 것보다 상황에 맞는 과학적이고 빠른 치료법을 찾는 것이 중요하다"고 강조했다.

난청 중 돌발성 난청은 특히 시급히 대처해야 한다. 돌발성 난청은 바이러스 감염, 혈액순환 장애 등이 주요 원인으로, 한쪽 귀의 청력이 3일 이내에 3개 이상의 주파수에서 30dB(데시벨) 이상 떨어진 상황이다. 멀쩡하던 한쪽 귀가 어느날 갑자기 멍하고 이명이 들리면서 소리가 잘 안 들리거나 아예 안 들릴 수 있다. 증상이 발생하면 가급적 빨리 이비인후과를 방문해 24~48시간 안에 약물치료를 받아야 한다. 약물치료는 스테로이드제 등의 약물을 복용하게 하거나 주사를 이용해 고실(고막 안쪽 공간) 안에 주입하는 방식으로 시행한다.

박 교수는 "돌발성 난청은 적절한 치료를 받아도 완치율이 30~40%인 것으로 알려져 있지만 초기에 청력이 회복되지 않을 경우 난청과 이명으로 인해 고통받을 수 있기 때문에 빠른 진단과 치료가 매우 중요하다"고 말했다.

10명 중 3~4명은 이명 경험 있어

인구의 30~40%는 이명을 느낀 경험이 있을 정도로 이명은 흔한 증상이다. 하루 5분 미만 동안 간헐적으로 생기는 이명은 생리적인 이명이므로 크게 문제 될 것이 없다.

이명은 크게 감각신경성 이명, 중이근 경련성 이명, 구개근 경련성 이명, 박동성 이명(혈관성 이명) 등으로 나눈다. 중이근 경련성 이명이나 구개근 경련성 이명은 해당 근육에서 과도한 경련이나 수축이 일어나 발생한다. 중이근은 가운데 귀 근육을 말한다. 구개근은 입천장 근육이며 귀 안의 압력을 조절하는 이관과도 관련된다. 중이근이나 구개근에서 만들어진 이명은 '딱딱, 드르륵, 두두둑, 지지직' 등의 소리가 난다. 근육이완제를 포함한 약물치료를 하거나 보톡스를 주입해 근육을 마비시키면 완치율이 높다. 중이근을 절제하는 중이근 절제술은 완치율이 90%대에 이른다.

박동성 이명은 귀 근처의 큰 혈관이 열려 있거나, 혈관 위에서 또 다른 혈류를 만드는 공간인 게실이 생겼을 때 흔히 발생한다. 환자는 '욱욱욱, 쉭쉭쉭' 등 심장박동과 일치하는 박자의 소리를 호소한다. 이 또한 수술 치료를 하면 완치율이 매우 높다. 노출된 혈관 부위를 인조골이나 뼈 시멘트로 살짝 덮어준다.

뇌가 '환상 소리'를 만든다

이명의 90%는 감각신경성 이명이다. 특정 음역대의 청력이 떨어지면 해당 음역대의 소리를 이명으로 느낄 수 있다. 예를 들어 4000~8000Hz 음역대 청력이 떨어지면 '삐' 소리를, 그 아래 음역대 청력이 떨어지면 '윙, 쉬, 쏴' 소리의 이명을 쉽게 느낀다.

박 교수는 "감각신경성은 뇌의 잘못된 보상 작용 때문이라는 해석이 가장 폭넓게 받아들여지고 있다"고 말했다. 특정 음역대의 소리가 뇌로 들어오지 않으면 뇌 청각중추는 '왜 이 음역대의 소리가 들어오지 않지? 내가 도와줘야겠네'라며 스스로 소리를 만들어낸다. 실제로 외부에서 소리가 들어오지 않지만 해당 음역대의 소리가 만들어지고, 사람은 '환상 소리'를 느끼게 된다는 것이다. 박 교수는 "여기에 감정과 기억, 신체 반응을 담당하는 신경계까지 가세하면 이명이 훨씬 더 뚜렷하게 나타나 오래 지속된다"며 "그래서 예민한 사람들이 이명에 잘 걸린다"고 말했다.

우울증과 불안증, 공황장애증, 강박증도 이명 유발 요인이다. 이들 정신 증상은 이명 뇌 신경 네트워크와 밀접하게 관련되어 있기 때문이다. 거꾸로 이명이 불안을 만들기도 한다. 이명 때문에 잠을 못 자거나 머리에 계속 삐 소리가 나면 불안이 커지는 것이다.

보청기에 대한 편견 버려야

감각신경성 이명 치료는 매우 다양하게 이뤄진다. 환자의 증상과 상태에 따라 상담 치료, 소리 치료, 자기 치료, 보청기 치료, 인공와우이식 치료, 이식형 청각기기 삽입 등의 기법으로 치료한다. 뇌가 '환상 소리'를 만들어내지 않도록 잘 들리지 않는 음역대의 청력을 정상으로 끌어올려 주는 것이 무엇보다 중요하다. 그러나 완치율은 다른 이명에 비해 낮다. 환자의 30~40%는 2년 이내에 완치되고 80% 이상이 호전되지만 다양한 경과를 보인다. 2년 후나 심지어 10년 만에 완치되는 경우도 있다.

박 교수는 "치료를 얼마나 적극적으로 받았나, 보청기나 임플란트를 얼마나 잘 착용했나 등 여러 가지 요소가 완치에 영향을 준다"며 "이명이 완치될 때까지 1년에 1분도 이명을 듣지 않게 훈련하는 것이 중요하다"고 말했다. 뇌는 기억하려는 속성을 가지고 있어서 이명 회로를 잊어버리게 해야 하기 때문이다.

보청기 치료는 특정 음역대뿐만 아니라 모든 음역대의 청력을 정상으로 만들어주는 게 포인트다. 보청기를 이용해 청력을 정상까지 끌어올리는 데는 최소 6개월이 필요하다. 이명이 치료되면 청력에 문제가 없을 경우 보청기를 뗄 수도 있다. 박 교수는 "임의로 보청기를 구입해 사용하는 환자들 중에는 10년이 지나도 이명이 없어지지 않고 오히려 심해졌다고 하는 분들이 많다"며 "소리를 정상적으로 들으려면 제대로 피팅된 보청기를 착용하는 중요하다"고 말했다.

고도의 감각신경성 난청은 인공와우이식술이 효과적이다. 인공와우(인공 달팽이관)는 제 기능을 하지 못하는 청신경을 대신해주는 기기로, 난청 개선은 물론이고 이명 완치율도 시술 6개월차에 60%에 이른다.

끝으로 박 교수는 "난청과 이명에 대한 잘못된 정보와 광고에 현혹되어 많은 비용을 쓰고, 상태를 더 나쁘게 만들어 병원에 오는 환자가 많다"며 "과학적으로 검증된 치료를 조기에 충실히 받기만 해도 상당수는 고통에서 해방된다"고 강조했다.

박 교수에게 어떤 의사들이 이명 치료에서 뛰어난 실력을 갖추고 있는지 물어봤다. 이에 박 교수는 "대한이과학회 이명연구회에서 활동하는 의사들은 모두 실력을 갖추고 있다"고 했다. 이명연구회 의사 명단은 향후 대한이과학회 홈페이지에서 공개할 예정이다.

분당서울대병원 송재진 교수는 뇌 과학을 바탕으로 이명의 기전을 밝히는 연구를 많고 박동성 이명 수술을 많이 하는 의사로 알려져 있다. 노원을지대병원 심현준 교수는 음향학적인 분석을 통해 이명 환자를 치료하는 방법을 꾸준히 연구하고 있다. 세브란스병원 문인석 교수는 이명에 대한 수술 치료와 경두개 자기장 치료에 많은 경험을 가지고 있다.

> **박시내 교수의 '난청·이명 바로 알기'**
> ◎ 70대 남성의 54%, 70대 여성의 41%가 중등도 이상의 난청을 겪는다.
> ◎ 감각신경성 난청은 달팽이관의 유모세포가 특정 소리에 반응하지 않아서 발생한다.
> ◎ 나이든 남자가 '뭐라고?'라고 되묻는 것은 고음역대 청력이 떨어져 있기 때문이다.
> ◎ 난청을 방치하면 치매 발생 확률이 2~5배 더 높아진다.
> ◎ 돌발성 난청은 24~48시간 안에 이비인후과에 가서 약물치료를 받아야 한다.
> ◎ 인구의 30~40%는 이명을 느낀 경험을 가지고 있다.
> ◎ 이명의 90%를 차지하는 감각신경성 이명은 뇌가 들리지 않는 소리를 만들어 발생한다.
> ◎ 보청기로 모든 소리를 지속적으로 듣게 되면 뇌는 '이제 소리를 만들지 않아도 되겠네'라며 이명을 만들지 않기도 한다.
> ◎ 보청기는 임의로 구입하지 말고 제대로 피팅받아 사용해야 한다.
> ◎ 잘못된 정보와 광고에 현혹되어 상태를 악화시켜 병원을 찾는 환자가 많다.

PART 1
암 명의

PART 2
심뇌혈관질환

PART 3
만성질환 명의

PART 4
난치·희귀질환 명의

탈모증

권오상 교수
대한피부연구학회 학술이사
(현) 서울대병원 피부과 교수
(현) 대한모발학회 회장
(현) 〈피부과학저널〉 국제편집위원
(현) 〈피부과학회지〉 편집위원

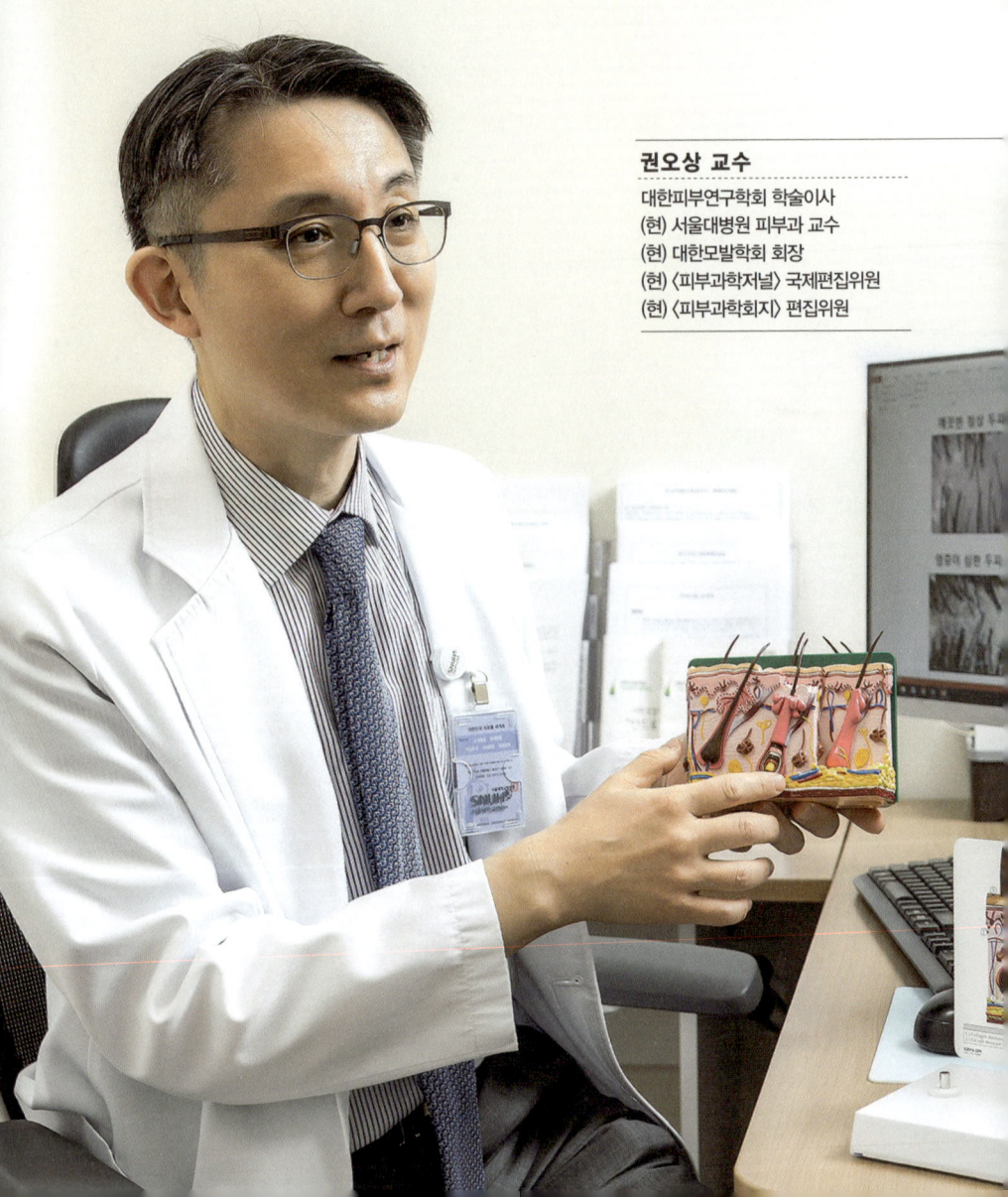

권오상

서울대병원 피부과 교수

세계가 주목하는 치료제 연구
"잠자는 머리카락 뿌리를 깨우면 10~20% 더 풍성해진다"

머리카락은 약 10만개로 모낭에 뿌리를 내리고 있다. 모낭은 태아 3개월에 만들어지기 시작해 태아 7개월에 완성되며 출생 이후에는 새롭게 만들어지지 않는다. 머리카락은 모낭 속 모유두(毛乳頭)를 통해 영양분과 산소를 공급받으며, 다년생 식물처럼 3~5년간 성장하고 약 3개월 동안 쉬기를 반복한다. 그러나 뿌리째 뽑혀 다시 태어날 수 없거나 쉬고 있는 머리카락이 일정 수준 이상으로 많아지거나 지나치게 가늘어지는 상태를 탈모라고 한다.

탈모증은 노화와 관련이 크다. 국내 연구에 따르면 50대에서 남성은 약 25%, 여성은 12% 정도에서 탈모증이 있고, 70대 남성의 약 50%, 여성의 약 25%에서 탈모증이 발생한다.

최근에는 '젊은 탈모'도 급증하는 추세다. 2차성징이 나타나는 사춘기가 빨라지면서 그 10년 후인 20대 초중반에 탈모증이 시작되는 경우가 크게 늘어나고 있는 것이다. 한 해에 병원 치료를 받는 24만여명의 탈모증 인구 중 20~40대가 남성의 경우 72%, 여성은 58%에 이른다.

서울대병원 피부과 권오상 교수는 탈모증을 전문적으로 치료하는 의사로 유명하다. 특히 모낭 재생을 통한 혁신적 탈모증 치료법 연구에서 주목할 만한 성과를 내고 있다. 권 교수와 그의 연구팀은 세포 속의 알데하이드 탈수소효소(ALDH2)를 활성화하면 쉬고 있는 모낭이 다시 활성화됨으로써 머리카락이 의미 있게 성장한다는 사실을 발견해 2024년 1월에 발표했다. 이 발견은 탈모증 치료에서 기존 패러다임을 변화시킬 수 있는 중요한 진전이라는 것이 국내외 학계의 평가다. 권 교수는 "모낭 재생이 탈모증을 해결하는 궁극적인 방법이기 때문에 전 세계의 연구자가 매달리고 있고, 나도 여기에 집중하고 있다"고 말했다.

대머리는 남성호르몬 때문에 생긴다

탈모의 90%는 남성형탈모증, 여성형탈모증, 원형탈모증으로 원인과 치료법이 각각 다르다. 남성형탈모증은 이마에 M자형 탈모를 만들고, 점차 위로 올라가 대머리로 진행된다. 원인으로는 가족력, 노화 그리고 남성호르몬의 하나인 디히드로 테스토스테론(DHT)이 꼽힌다. 가족력은 부계와 모계 어느 쪽에 있든 영향을 받는데, 양쪽에게 다 탈모가 있으면 영향이 두 배로 높아진다. DHT는 모낭의 크기를 줄여 머리카락을 길게 자라지 못하게 한다.

여성형탈모증의 대표적인 유형은 40세 이전과 이후로 갈린다. 40세 이전에 발생하는 조기여성형탈모증은 가족력이 중요하며 체중 증가나 다낭성난소증후군으로 인한 남성호르몬과 여성호르몬의 불균형과 관련이 있다. 40세 이후에 발생하는 후기여성형탈모증은 갱년기 이후 여성호르몬의 감소가 주요 원인이다. 가르마 선이 점차 넓어지고 정수리가 비게 되지만 남성과 달리 앞머리 헤어라인은 유지된다.

원형탈모증은 갑자기 검은 털이 둥글게 빠지는 증상을 보인다. 전체 인구의 2%에 발생하는 흔한 질환이다. 검은 모발에 있는 멜라닌 색소에 대한 염증반응이 나타나는 자가면역성 질환으로, 자가항체가 검은 모발을 만드는 모낭을 지속적으로 공격해서 발생한다. 머리카락 외에 수염, 눈썹, 속눈썹, 팔다리에도 생길 수 있다. 전체 환자의 5%는 머리나 몸 전체의 검은 털이 빠지는 전두탈모증이나 전신탈모증으로 진행된다.

치료 후 풍성해진 머리의 비밀

탈모증은 머리카락이 하루 100개 이상 빠지는 상태를 말한다. 그러나 머리카락이 얼마나 빠지는지 헤아리기는 어렵다. 권 교수는 "남성형 탈모의 대표적 승상인 M자형 탈모는 양쪽 귀의 외이두에서 위로 가상의 수직선을 그어, M자의 양쪽 윗부분이 가상선에서 2cm 이내에 있으면 탈모라고 진단할 수 있다"고 말했다. 또한 모발을 양손으로 만져보거나 카메라로 찍어 확대해서 봤을 때, 앞머리와 정수리 모발이 뒤통수 모발보다 가

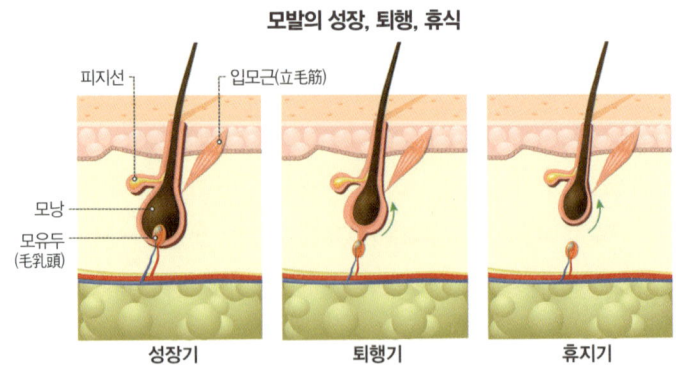

머리카락은 모낭에 뿌리를 내리고 모유두를 통해 영양분과 산소를 공급받아 3~5년간 성장하다가 짧은 퇴행기와 3개월간의 휴지기를 거친 후 다시 자란다. 탈락하거나 가늘어진 머리카락이 지나치게 많은 상태를 탈모라고 한다. photo 게티이미지

늘어져 있을 경우 탈모증을 의심할 수 있다.

탈모증 치료는 되도록 초기에 시작하는 것이 좋다. 권 교수는 "1년 정도 탈모증 치료를 하면 모발의 수가 평균 10~15% 더 늘어난다"며 "탈모가 많이 진행된 다음에 치료를 시작하면 이미 모발 개수가 줄어든 상태이므로 불리하다"고 했다. 치료를 하지 않는 사람은 모발이 계속 빠지기 때문에 치료를 받나 안 받나에 따른 차이가 점점 커진다.

탈모증에도 전조증상이 있다. 피지 분비량이 늘어나서 평소보다 머리에 기름기가 많다고 느껴지면 탈모증 조짐이 있다고 볼 수 있다. 또한 빗질을 할 때 뻣뻣하지 않고 잘 넘어가는 느낌이 있다면 모발이 이미 가늘어지기 시작한 것이므로 좀 더 관심을 갖는 것이 바람직하다.

병원 치료를 받은 후 머리숱이 확연히 풍성해진 경우를 보는데 여기에

는 어떤 비밀이 숨어 있을까. 권 교수의 설명을 옮겨 본다.

"쉬고 있는 뿌리가 상대적으로 많으면 탈모증 치료의 효과가 클 수 있다. 발모제의 원리는 새로운 뿌리를 만드는 것이 아니라 쉬고 있는 뿌리를 깨우는 것이다. 보통 약 10만개의 머리카락 중 90%는 자라고 10%는 예비군으로 쉰다. 그러나 예비군이 10%를 넘으면 탈모증이 진행되는데 심한 사람은 30~40%가 쉬는 경우도 있다. 이런 사람은 탈모증 치료를 하면 쉬고 있던 머리카락이 상대적으로 많이 자라나기 때문에 드라마틱한 효과를 보인다. 물론 30~40%나 쉬고 있는 경우는 매우 드물다."

뒷머리 머리카락이 유지되는 이유

탈모증은 종류에 따라 치료법이 다르다. 권 교수에 따르면 남성형탈모증은 먹는 약으로 5α환원효소억제제인 피나스테리드와 두타스테리드를 복용하고, 바르는 약으로 5% 미녹시딜을 하루 2회 사용한다. 5α환원효소억제제는 DHT 생산에 필요한 효소를 차단해 발모를 촉진한다.

여성형탈모증에서는 2~3% 미녹시딜을 주로 사용하는데 최근 5% 미녹시딜 1일 1회 도포요법도 많이 사용되고 있다. α-에스트라디올 국소도포제도 효과가 있다. 미녹시딜은 고혈압 치료제이지만 모발이 굵어지고 다모증이 발생하기도 해 탈모증 치료제로 사용되고 있으며, 최근에는 먹는 미녹시딜도 처방되고 있다.

원형탈모증 치료에는 면역요법을 주로 시행한다. 인위적으로 접촉피부염을 일으켜, 염증에 대항하는 새로운 면역세포를 만들어 모낭을 공격하는 자가면역세포들의 활동을 억제한다. 바르는 약과 빛(LED, 레이저)을 함께 사용하면 치료 효과가 높아진다. 권 교수는 "저출력 레이저와 LED 기기에서 나오는 가시광선은 파장대가 길어 진피층까지 투과되기 때문에 휴지기 모낭을 자극해 깨울 수 있다"고 말했다.

남성형탈모증의 경우 뒷머리의 모발을 뽑아 앞머리에 이식하는 모발이식술이 활발히 시행되고 있다. 남성의 경우, 앞머리는 휑해도 뒷머리는 유지되는데, 그 이유는 앞머리와 뒷머리는 기원과 성격이 다르기 때문이다. 권 교수는 "앞머리는 남성호르몬에 민감해서 탈모가 잘되지만, 뒷머리는 남성호르몬에 둔감해서 대머리가 있어도 대체로 유지된다"며 "이런 원리로, 뒷머리를 앞쪽에 이식하면 남성호르몬의 영향을 적게 받기 때문에 이식한 모발이 잘 유지된다"고 설명했다.

치아처럼 '모발 2080'이 중요

권 교수는 인터뷰에서 '모발 2080'의 중요성을 여러 차례 강조했다. 모발 또한 치아처럼 20대부터 잘 관리하면 80대까지 상대적으로 건강한 모발을 가질 수 있다는 것이다. 이를 위해서는 머리카락을 유지하고 자라게 하는 모낭 관리가 무엇보다 중요하다. 권 교수는 "의사들조차 발모제가 모낭을 새로 만든다고 알고 있는 경우가 있지만 모낭은 새로 만들어지지 않기 때문에 젊었을 때부터 잘 관리해야 한다"고 강조했다. 두피를 청결하게 유지하고 너무 건조하지 않게 하며 지루성피부염이나 모낭염이 발생하면 철저히 관리해야 한다. 건강한 모발과 두피 유지에 도움이 되는 생활상식을 제대로 아는 것도 중요하다.

샴푸가 탈모증에 영향을 줄 수 있는지도 관심사다. 샴푸는 설페이트계 샴푸와 아미노산계 샴푸로 크게 나뉜다. 설페이트계 샴푸는 계면활성제 성분으로 물에 잘 녹고 세정력이 높지만, 민감성 두피를 가지고 있거나 지루성피부염이 있을 때 자극을 주고 염증을 일으킬 수 있다. 아미노산계 계면활성제 샴푸는 피부 자극이 적은 편이다.

탈모 방지 샴푸는 어떨까. 권 교수는 "탈모 증상을 완화한다는 샴푸나 기능성 화장품의 주요 성분은 세포실험에서 유효성이 확인되었지만 유효 성분이 피부 방어막을 투과하기가 쉽지 않다"며 "특히 샴푸는 금방 씻어내기 때문에 유효 성분들이 대부분 씻겨 나가므로 큰 효과를 기대하기보다는 보조적인 역할을 한다고 생각하면 된다"고 말했다.

샴푸를 아예 사용하지 않는 '노푸'는 어떨까. 권 교수에 따르면 샴푸로 미세먼지나 때, 기름기를 적절히 제거하지 않으면 모발의 각질층 손상과 지루성피부염, 모낭염을 유발해 탈모를 촉진할 수 있다. 빨랫비누를 사용하는 사람도 있는데, 빨랫비누는 알칼리성이라서 모발을 뻣뻣하게 만들어 모발 손상을 가져올 수 있다.

헤어드라이어는 시서히 온도 높여야

염색이나 파마가 탈모에 영향을 주는지 궁금해 하는 사람이 많다. 이에 대해 권 교수는 "염색이나 파마는 화학약품이기 때문에 머릿결을 상하게 하거나 머리카락을 부러뜨릴 수 있지만 두피 속의 모근에서부터 머리카락이 자라나는 데는 큰 영향이 없다"고 말했다. 다만 잦은 염색과 파마는 모발을 보호하는 큐티클 층을 손상해 머리카락을 상하게 할 수 있다.

두피가 건조하면 머리 감는 횟수를 줄여야 할지 신경 쓰인다. 이 경우에도 머리카락은 청결하게 하는 것이 원칙이며 두피가 지나치게 건조하면 두피용 모이스처 제품을 사용하는 것이 좋다. 또한 헤어드라이어는 모발을 손상시킬 수 있으므로 시원한 바람으로 말리거나 최소한 20cm 이상 거리를 두고 사용하고, 저온에서 시작해 고온으로 올려야 한다. 모발에 순간적으로 뜨거운 열이 가해지면 모발 내부의 수분이 빠져나와서 모발 바깥쪽이 손상될 수 있기 때문이다.

탈모증 방지를 위해서는 표준체중을 잘 유지하는 것이 중요하다. 권 교수는 "살이 찌면 지방층에서 탈모를 유발하는 인자들이 많이 분비되어 탈모증이 심해질 수 있고, 너무 말라도 호르몬 대사에 이상이 생겨 휴지기탈모증이 일어날 수 있으므로 표준체중을 잘 유지하는 것이 바람직하다"고 말했다.

고지방 식단, 특히 기름에 튀긴 음식은 혈액 속 콜레스테롤을 증가시켜 두피의 혈액순환에 장애를 일으키고 모근의 활동을 어렵게 한다. 콩류는 단백질 함량이 높아서 모발에 필요한 영양분을 효과적으로 공급해 모발 성장에 도움이 될 수 있다. 항산화 성분이 풍부한 야채와 과일을 꾸준히 챙겨서 먹는 것도 좋다. 비타민 A와 D가 들어있는 음식은 모발의 케라틴 형성에 도움을 주고 두피의 피지선을 건강하게 유지해준다. 케라틴은 모발에 윤기와 탄력을 주는 단백질로, 모발의 90%를 차지한다. 미역과 다시마와 같이 철, 요오드, 칼슘 등의 미네랄이 풍부한 음식도 건강한 모발에 도움이 된다.

끝으로 권 교수는 "탈모증은 나이가 드는 현상이므로 막을 수 없지만 머리 위에 정원을 가꾼다는 마음으로 꾸준히 관심을 가지고 관리하면 소중한 모낭을 보다 건강하게 보존할 수 있다"고 강조했다.

권오상 교수의 '탈모 바로 알기'

◎ 머리카락은 다년생 식물처럼 3~5년간 성장하고 약 3개월 동안 쉬기를 반복한다.
◎ 탈모는 쉬고 있는 머리카락이 너무 많거나 지나치게 가늘어진 상태를 말한다.
◎ 사춘기가 빨라지면서 20대 초중반에 탈모증이 시작되는 경우가 크게 늘어나고 있다.
◎ 남성형탈모증은 M자형으로, 남성호르몬에 영향을 받는다.
◎ 쉬고 있는 머리카락이 많을수록 치료 후 머리카락이 풍성해 보인다.
◎ 저출력 레이저와 LED 기기도 탈모 개선에 효과를 보인다.
◎ 남성의 뒷머리는 남성호르몬에 둔감해서 잘 빠지지 않고, 앞머리에 이식해도 잘 살아남는다.
◎ 샴푸를 아예 사용하지 않는 '노푸'를 하거나 빨랫비누로 머리를 감는 것은 바람직하지 않다.
◎ 콩류는 단백질 함량이 높아서 모발에 필요한 영양분을 효과적으로 공급하므로 모발의 성장에 도움이 될 수 있다.

PART 1   PART 2   PART 3   **PART 4**
암 명의   심뇌혈관질환   만성질환 명의   **난치·희귀질환 명의**

만성통증

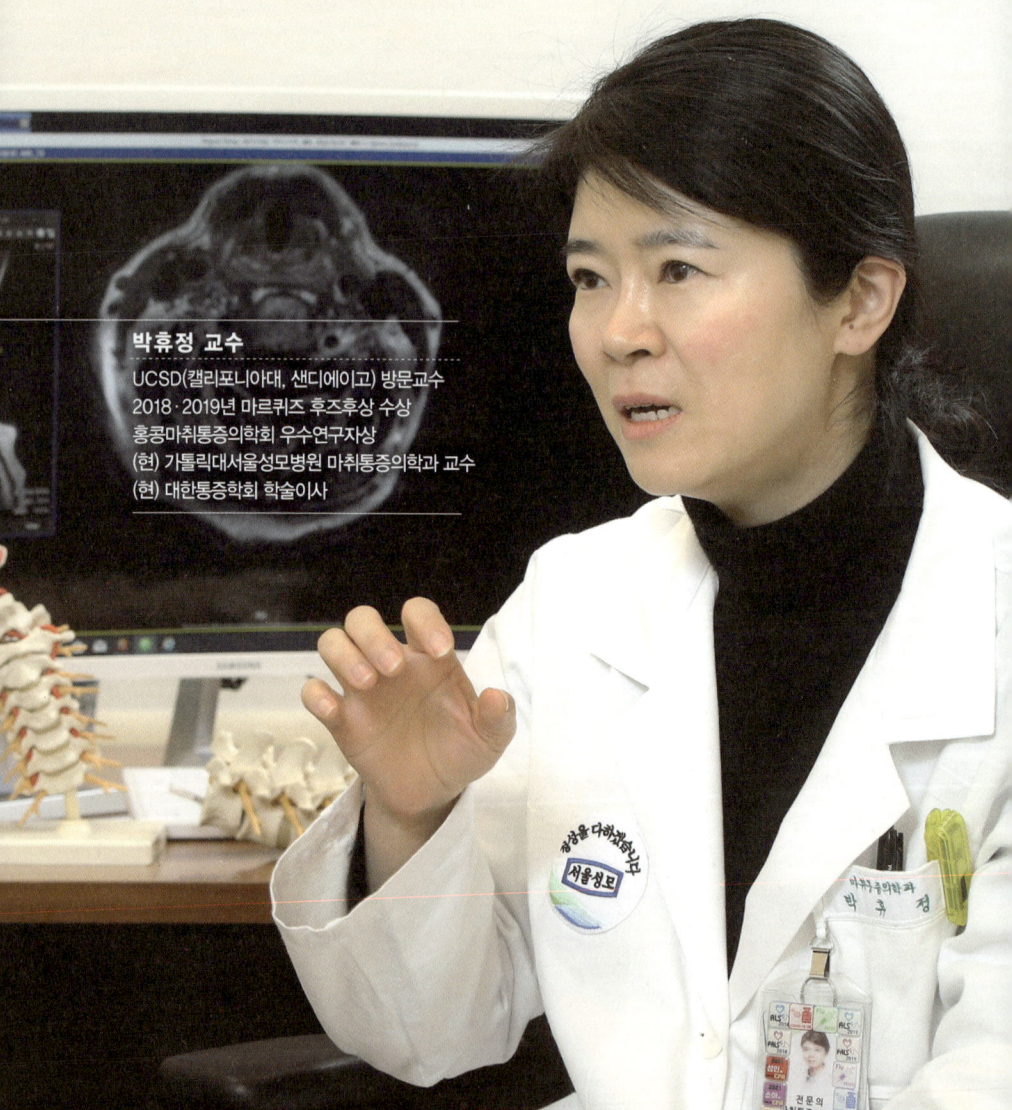

박휴정 교수
- UCSD(캘리포니아대, 샌디에이고) 방문교수
- 2018·2019년 마르퀴즈 후즈후상 수상
- 홍콩마취통증의학회 우수연구자상
- (현) 가톨릭대서울성모병원 마취통증의학과 교수
- (현) 대한통증학회 학술이사

박휴정

가톨릭대서울성모병원
마취통증의학과 교수

보톡스 치료의 세계 권위자
"작은 통증 방치하면 만성통증으로…
출산 시 통증을 평생 느낄 수도"

데거나 찔리거나 부딪혔을 때 당연히 느끼는 통증. 이 '당연한 통증'에는 복잡한 의과학이 숨어 있다. 신체 조직이 손상되면 가장 먼저 말초신경의 통증수용체가 통증 자극을 받아들여 이를 전기신호로 전환한다. 전기신호는 통증 신경섬유를 타고 척수를 거쳐 뇌로 전달되는데, 이때 발생하는 통증은 두 가지 종류로 각각 전달 경로가 다르다. 먼저 '날카로운 통증'이 A델타 신경섬유를 타고 초속 12~30m의 속도로 빠르게 이동한다. 손끝에서 뇌까지 경과 시간은 불과 0.03~0.08초. 돌발 상황이 생겼으니 신속히 대응하라는 몸의 신호다. 날카로운 통증에 뒤이어 '무디고 쑤시는 통증'이 C신경섬유를 통해 느리게(초속 0.5~1m) 뇌에 도달한다. 손상 후 욱신욱신한 통증이 뒤따라와서 지속되는 이유다.

통증이 발생하면 뇌는 즉각 긴급행동에 나선다. 통증 억제 물질인 세로토닌, 노르에피네프린 등을 직접 또는 척수를 통해 시급히 내보내 통증을 줄인다. 이와 동시에 A베타 신경섬유를 통해 유입된 촉각신호는 통증신호가 들어오지 못하도록 문을 닫는다. 상처 부위에 입바람을 불면 시원한 느낌이 드는 것도 촉각신호가 통증신호의 유입을 막기 때문이다. 베거나 골절을 당하거나 큰 수술을 받을 때나, 우리 몸의 통증 발생과 억제 메커니즘은 위와 같이 작동한다. 이런 통증은 우리 몸을 보호하고 치유하는 데 도움이 되는 필수 알람 신호, 곧 '좋은 통증'이다.

좋은 통증과 나쁜 통증

반면에 '나쁜 통증'도 있다. 나쁜 통증은 처음 통증을 유발했던 원인이 사라졌지만 통증이 지속되는 상태다. 상처가 아물었지만 계속 쑤시거나 따갑거나 쓰리다. 증상으로 끝나야 할 통증이 만성적인 질병, 즉 만성통증으로 변해버린 상태다.

만성통증은 범위가 넓다. 소량의 진통제를 아플 때만 복용하면 견딜만한 경증부터 출산 때보다 더 극심한 통증이 평생 지속되는 난치성 통증까지 다양하다. 통증으로 인해 걸을 수 없고 누가 손만 잡아도 '죽을 것 같은 통증'을 느끼는 경우도 있다. 정신적인 문제를 일으키기도 하고 정상적인 일상생활을 앗아가기도 한다.

박휴정 서울성모병원 마취통증의학과 교수는 만성통증을 전문적으로 치료하는 의사다. 국내 통증의학을 개척한 문동언 전 서울성모병원 통증의학과 교수의 수제자로, 국내 통증 진료와 연구를 선도하고 있다.

박 교수는 통증에 관한 임상 연구를 활발히 하는 의사로 유명하다. 2014부터 2024년까지 9년 연속해 대한통증학회 학술상을 받았고 2020과 2022년엔 대한마취통증의학회 이영주학술상을 수상했다. 2018·2019년엔 마르퀴즈 후즈후상을, 2023년엔 홍콩마취통증의학회 우수연구자상을, 같은 해에 근골격계 초음파학회에서 최우수 포스터 구연상을 받았다. SCI급을 비롯한 세계적인 학술지에 의미 있는 연구결과물을 많이 발표한 공로다.

박 교수는 특히 재발이 잦은 만성신경병성 통증이나 만성허리통증 연구에서 많은 성과를 내고 있다. 카테터 직경이 굵을수록 척추 유착박리술(척추수술 후 신경이 서로 들러붙는 것을 방지하는 시술) 성공률이 높다는 논문을 비롯해 괄목할 만한 연구결과물을 매년 내놓고 있다.

특히 보톡스를 활용한 통증 치료 연구에서 전문성을 국내외 학계로부터 인정받고 있다. 박 교수는 통증 동물실험으로 유명한 미국 캘리포니아주립대학 샌디에이고(UCSD) 연수 시절부터 현재까지 보톡스 연구를 지속하고 있다. 그 결과 만성췌장염통증, 회음부통증, 당뇨병성 말초신경병성통증, 암성 신경병성통증 등 각종 만성통증과 신경병성 통증에 효과적인 보톡스 치료법의 근거를 속속 제시하고 있다.

만성통증은 질병이다

만성통증은 2018년에 세계보건기구(WHO)로부터 질병으로 분류되어

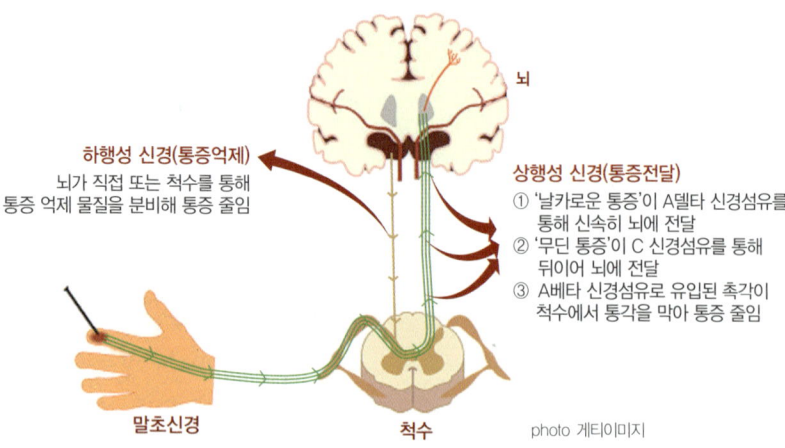

국제질병분류 코드를 부여받았다. 우리나라에서도 2021년 질병으로 등재됐다.

만성통증 환자 수와 관련한 정확한 데이터는 없다. 그러나 2015년 발표된 한 연구에 따르면 국내 만 20세 이상 성인의 30%가 만성통증을 호소하고, 만 60세 이상의 만성통증 유병률은 77.5%이다. 미국의 경우 만성통증으로 인해 지출되는 의료비가 연간 120조원으로 암과 심장질환을 합한 것보다 더 많다는 연구가 있다.

만성통증은 통증이 3개월 이상 지속되거나, 회복될 것으로 기대되었던 시간보다 길게 지속되는 통증을 말한다. 박 교수는 "우리 몸에서 생산할 수 있는 통증 억제 물질은 한정되어 있는데, 장기간 지속적으로 통증 자극을 받으면 과부하가 일어나고 결국 신경 자체에 병이 생긴다"고 말했다.

대부분의 만성통증은 만성질환이 원인이다. 완치가 어려운 질환이 지속되면 신경이 통증을 감당하지 못해 변형된다. 당뇨가 원인이면 '당뇨병성 말초신경병성통증', 대상포진 후 3개월이 지나면 '대상포진후 신경병성통증', 항암 치료 후의 통증이면 '항암치료유발성 만성신경병성통증', 척추 손상이 원인이면 '척수신경손상후 만성신경병성통증'이라고 부른다.

바람만 불어도 아프다

원인 질환이 없이 지속되는 만성통증이 더 큰 문제다. 이런 만성통증은 대체로 신경의 변화로 인해 발생한다. 예를 들어 A베타 신경섬유는 통증을 느끼는 통각신경이 아니라 촉각을 느끼는 촉각신경이기 때문에 촉각에만 관여하지만, 신경에 변형이 와서 통각신경 쪽으로 자라 들어가면 촉각으로 느껴야 할 자극을 통증으로 느낀다. 이런 상태가 되면 바람만 불어도 아프다, 양치질해도 아프다, 누가 만져도 아프다고 호소한다.

박 교수는 "통증은 원인별로 침해성 통증, 신경병성 통증, 통각형성 통증으로 나뉜다"고 설명했다. 침해성 통증은 외상, 수술, 질환 등으로 인해 신경 말단의 통증수용체가 손상되어서 발생한다. 신경병성 통증은 신경에 병이 생겨 통증수용체가 자극을 받지 않아도 통증을 느끼거나 약한 통증을 강하게 느끼는 질환이다. 통각형성 통증은 대뇌나 중추신경계가 민감해져서 발생하는 난치성 질환이다.

박 교수에 따르면 침해성 통증은 원인이 해결되면 대체로 통증도 해소

되지만 신경병성 통증이나 통각형성 통증은 마약성 약물치료나 시술로도 완치가 쉽지 않다. 그러나 "통증 발생 후 3개월 내에 치료를 시작하면 정상으로 되돌릴 가능성이 높다"고 박 교수는 강조했다. 신경의 변화가 덜 일어났을 때 치료를 시작해 신경의 흥분도를 가라앉히면 신경이 정상 상태로 회복될 가능성이 커지기 때문이다. 만성통증은 환자의 상황에 따라 약물, 주사, 시술, 수술 등을 통해 치료한다. 명상, 인지행동 치료, 스트레스 줄이기, 생활습관 교정, 자세 교정, 운동 요법을 시도하는 경우도 있다.

보톡스의 진통 효과

약한 통증에는 진통소염제와 해열진통제를 쓰고, 중증도 통증에는 약한 마약성 진통제를, 심한 통증에는 강한 마약성 진통제를 추가로 사용한다. 신경병성 통증은 신경의 변화가 원인이므로 신경의 흥분을 가라앉히는 약을 주로 쓴다. 1차 선택 약제는 뇌전증 치료제(가바펜틴, 프레가발린)와 우울증치료제(SNRI) 등이다. 2차 선택 약제로는 약한 마약성 진통제를 쓰지만 의존이나 중독 우려가 있어 조심해서 처방한다.

최근에는 보톡스도 사용하고 있다. 박 교수는 "눈 주위가 떨리는 안검경련 치료에 보톡스를 사용하던 중 부작용으로 두통이 개선된다는 사실이 밝혀졌다"며 "후속 연구결과 보톡스가 통증 유발 물질을 줄여준다는 사실을 알아내 신경병성 통증 치료에 사용하고 있다"고 설명했다. 1회 보톡스 치료로 3~6개월간 효과가 유지된다.

통증이 만성화되면 매일 주사를 맞을 수 없기 때문에 신경주사치료(신경블록, 신경차단술로도 불림)를 하기도 한다. 신경주사치료는 신경을 끊는 시술로 오해하는 경우가 많은데 사실은 주사를 통해 신경전달물질을 희석하거나 차단하는 치료법이다.

가장 극심한 통증 CRPS

통증이 가장 극심한 통증 질환은 CRPS(복합부위통증증후군)이다. 박 교수에 따르면 CRPS는 출산 시의 통증 수준인 통증 점수(10점 만점) 7~8점 이상의 극심한 통증을 평소에 겪는다. 신경에 총체적 교란이 와서 감각신경, 운동신경까지 지장을 줘 아파서 걸을 수 없는 경우도 많다. 감각 이상, 혈관 운동 이상, 땀 분비 이상, 운동 이상, 부종이 나타날 수 있다. 심지어 통증 부위에 발육 변화까지 나타나 털이 자라거나, 손톱이 빠지고 피부가 파충류 표피처럼 변하기도 한다.

박 교수는 "CRPS는 신경을 따라서 진행되기 때문에 보통 한쪽 팔다리에 오는데, 양쪽으로 확산되기도 한다"며 "정확한 원인은 밝혀지지 않았지만 외상에 의한 경우가 가장 많고 그다음으로 골절, 염좌, 수술, 깁스 순이다"라고 말했다.

CRPS에는 급성과 만성이 있는데, 3개월 안에 빨리 치료하면 좋아진다는 연구결과가 있다. 박 교수가 치료한 한 30대 환자의 경우 스스로 CRPS를 자각하고 발병 1개월 만에 병원에 와서 척수신경자극술을 받고 통증이 호전됐다.

치료는 약물치료, 신경주사치료, 심리치료, 재활치료, 고주파열응고술, 척수신경자극술, 약물주입기삽입술 등 다양한 방법을 시도한다.

고주파열응고술은 주사치료의 효과가 오래 지속되지 않는 경우에 시도한다. 고주파주삿바늘 끝 부분의 온도를 목욕탕의 열탕 온도인 42~45도로 높여, 감각신경만 선택적으로 열응고 해서 통증을 조절하는 기법이다. 효과는 평균 6개월에서 길게는 1~2년까지도 지속되며 반복 시술할 수 있다.

척수자극술은 척수에 가느다란 전선을 넣어서 아픈 쪽으로 자극이 가게 한다. 그러면 전기자극이 가는 동안 통증 전달신호가 약해지는 효과가 있다. 리모컨으로 자극 부위와 세기를 조절할 수 있다.

약물주입기삽입술은 마약성 진통제를 주입하는 자동펌프를 뱃속에 설치해 일정량의 약물이 지속적으로 공급되게 하는 치료법이다. 역시 리모컨이 있어서 심한 통증이 올 때 약물 투여량을 늘릴 수 있다.

통증이 만성화되기 전에 치료해야

박 교수는 "만성통증에 관한 대표적인 오해는 '시간이 지나면 낫는다, 낫는 과정이라서 아프다'라고 생각하는 것"이라며 "오랫동안 방치하다가 병원을 찾을 경우, 이미 만성화가 되어 원래대로 돌아가기는 어렵다"고 말했다. 따라서 1~3개월이 지나도 낫지 않는 통증이 있다면 가까운 의료기관의 통증 전문의에게 진단을 받아봐야 한다. 소위 '뼈주사'라고 불리는 스테로이드 주사를 장기간 맞는 경우도 있는데, 스테로이드 주사는 급성기에는 효과적으로 쓸 수 있으나 부작용도 있어서 3~6개월이 지난 만성통증 치료에는 용량과 기간을 정해놓고 주의해서 사용해야 한다.

끝으로 박 교수는 "만성통증은 단기간에 완치하려고 하지 말고 꾸준히 관리하는 것이 가장 중요하다"며 "계단식으로 조금씩 줄여가면서 정상적인 일상생활을 유지해야 한다"고 강조했다.

박휴정 교수의 '만성통증 바로 알기'

◎ 통증에는 '나쁜 통증'과 '좋은 통증'이 있다.
◎ 만성통증은 통증이 3개월 이상 지속되거나, 회복될 것으로 기대되는 시간을 초과하여 지속되는 통증을 말한다.
◎ 통증이 지속되면 신경에 과부하가 일어나 통증 억제 물질도 듣지 않고 신경 자체에 병이 생긴다.
◎ 원인 질환이 없는 만성통증은 신경의 변화가 원인이기 때문에 더 큰 문제를 갖고 있다.
◎ 신경병성 통증은 아픈 자극을 받지 않아도 통증을 느끼거나 약한 자극에 강한 통증을 느끼는 질환이다.
◎ 통증 발생 후 늦어도 3개월 이전에 치료를 시작하면 정상으로 되돌릴 가능성이 높다.
◎ CRPS는 가장 강한 통증을 느끼는 질환으로, 신경에 총체적 교란이 와 아파서 걸을 수 없는 경우도 낳다.
◎ 만성통증에 관한 대표적인 오해는 '시간이 지나면 낫는다, 낫는 과정이라서 아프다'라고 생각하는 것이다.
◎ '뼈주사'라고 불리는 스테로이드 주사는 용량과 기간을 정해놓고 주의해서 사용해야 한다.

PART 1
암 명의

PART 2
심뇌혈관질환

PART 3
만성질환 명의

**PART 4
난치·희귀질환 명의**

난임·난산

박중신 교수
서울대병원 산부인과 과장
대한산부인과학회 이사장
(현) 서울대병원 산부인과 교수
(현) 서울대병원 진료부원장
(현) 대한모체태아의학회 회장

박중신

**서울대병원
산부인과 교수**

모체태아의학의 대가
**"고령 임신이 임신 합병증의 주요 원인…
산전 검사·관리로 위험 감소"**

'두 생명을 동시에 지킨다는 책임감으로 진료합니다.' 이는 박중신 서울대병원 산부인과 교수가 병원 웹사이트에서 밝힌 '진료 철학'이다. 박 교수가 이에 대해 부연 설명을 해줬다.

"의학에 중요하지 않은 분야가 없지만 다른 분야는 한 환자의 생명을 지키는 것이 목적이다. 산부인과 의사는 임산부뿐만 아니라 자궁 안에 있는 태아까지 두 생명을 동시에 지킨다. 과거에는 태아를 임산부의 부속물처럼 생각했지만 요즘은 태아도 엄연한 한 환자로 생각한다."

이어 박 교수는 "탯줄을 통해서 엄마로부터 산소와 영양분이 태아에게 공급되고, 태아 몸에서 만들어진 이산화탄소와 노폐물은 탯줄을 통해 엄마 쪽으로 배출된다"며 "이처럼 태아도 성인과 똑같은 대사와 순환 과정을 거치며 생명을 유지할 뿐 아니라, 양수검사나 탯줄혈액검사를 통해 태아의 상태를 직접 확인하고, 태아 수혈 등으로 태아를 직접 치료할 수도 있기 때문에 태아를 환자라고 하는 것이다"라고 설명을 보탰다.

박 교수는 산과(産科) 의사로서 고위험 임신과 출산은 물론 태아 치료를 전문적으로 한다. 특히 임산부와 태아의 건강을 함께 돌보는 '모체태아(母體胎兒)의학' 대가로 손꼽힌다. 그는 2024년 9월 산과 분야의 중심 학회인 대한모체태아의학회 회장에 취임했다.

태아도 소변을 본다

박 교수에 따르면 어른들에게 하는 거의 모든 검사를 태아에게도 할 수 있다. 예를 들면 초음파검사, 혈액검사, 소변검사, MRI검사 등이다. 태아 혈액검사는 탯줄 안의 혈관에 주삿바늘을 찔러 피를 뽑아 시행한다. 탯줄 안 혈관은 아주 가늘기 때문에 고도의 기술이 필요하다. 태아에게 빈혈이 있을 경우 탯줄을 통해 직접 수혈을 하기도 한다. 태아 MRI검사를 해 자궁 속 태아의 이미지를 얻을 수도 있다. 단 엑스레이나 CT 촬영은 방사선 노출 우려로 태아 진단에 사용하지 않는다.

태아 소변검사는 엄마의 자궁 안 양수를 뽑아서 진행한다. 양수의 주요 성분이 태아의 소변이기 때문이다. 태아는 입으로 아무것도 먹지 않는데 소변을 본다. 박 교수가 흥미로운 이야기를 들려줬다.

"태아의 소변은 성인의 소변과 달리 아주 깨끗하고 균도 전혀 없다. 태아는 자신의 소변(양수)을 먹고 대사 과정을 거쳐 콩팥과 방광을 거쳐 다시 소변으로 배출하면서 양수의 양을 적당하게 유지한다. 보통 30분에 한 번 소변을 본다. 일반적으로 자궁 안에서 대변은 보지 않지만 스트레스를 심하게 받은 태아의 경우, 드물지만 태변(胎便)이 양수 안에서 관찰되기도 한다."

만약 태아의 소화관이 막혀 태아가 양수를 제대로 흡입하지 못하면 자궁 속 양수 양이 늘어나 양수과다증이 생길 수도 있다. 반면 태아의 콩팥에 문제가 있거나, 태반을 통해 태아에게 가는 혈류 양이 감소하면 소변을 제대로 만들어 내지 못해 양수과소증이 발생할 수 있다.

세계 의사들에게 최신 지견 제공

박 교수는 20년 전부터 전 세계 의사들에게 최신 진료 정보를 제공하는 미국의 웹사이트 '업투데이트(UpToDate)'의 집필자로 활약하고 있다. 이 웹사이트는 전 세계에서 가장 실력 있는 의사들을 집필자로 두고 관련 질환 정보를 수시로 업데이트한다. 업투데이트 웹사이트에는 '우리는 세계 최고 의사들의 임상 전문 지식을 바탕으로 한 근거를 제공한다'고 명시되어 있다. 업투데이트에서 박 교수가 담당하는 챕터는 '임신 중 출혈'과 '임신 중 비(非)산과적 수술'이다.

웹사이트뿐만 아니라 세계적인 산부인과 교과서에서도 주저자로 활약하고 있다. 2009년 케임브리지대 출판부의 〈임신중독증〉 교과서에 '자간증' 챕터를 집필했다. 자간증은 임신 동안이나 분만 전후에 경련 발작이나 의식 불명을 일으키는 위험한 질환이다.

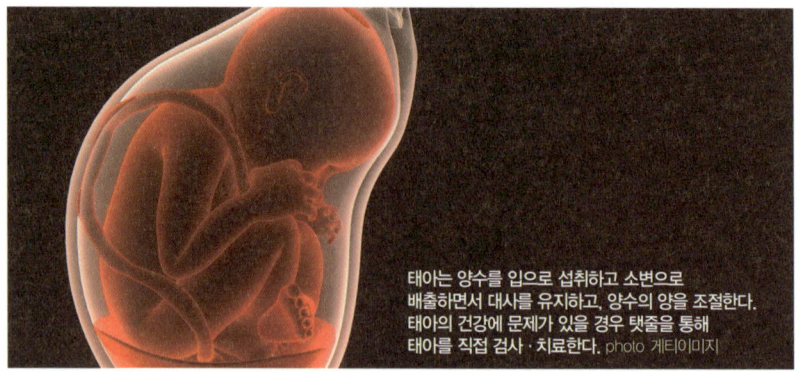

태아는 양수를 입으로 섭취하고 소변으로 배출하면서 대사를 유지하고, 양수의 양을 조절한다. 태아의 건강에 문제가 있을 경우 탯줄을 통해 태아를 직접 검사·치료한다. photo 게티이미지

출산율 줄지만 임신 합병증 늘어

건강보험심사평가원 자료에 따르면, 임신 인구가 감소하고 있지만 2013년 대비 2023년 임신성 고혈압은 1964명→3684명, 임신성 부종 및 단백뇨는 2771명→5332명, 다태(多胎) 임신은 8008명→1만666명으로 오히려 크게 증가하고 있다. 임신 연령이 높아지면서 임신 합병증이 증가하기 때문이다.

2024년 한 해 동안 대표적 임신 합병증인 임신성 당뇨병을 진단받은 임산부는 3만9684명이다. 같은 해 출산아 수가 23만여명임을 감안하면 임산부의 약 17%는 임신성 당뇨병에 걸리는 것이다. 임신성 당뇨병 증가는 임신 연령 증가 및 쌍둥이 임신 증가와 관련이 크다.

박 교수는 "비만 임산부 증가도 우려된다"고 했다. 비만은 임신성 당뇨병이나 임신중독증의 중요한 요인이기 때문이다. 그는 "내가 처음 미국에 공부하러 갔던 2000년대 초반만 해도 미국에는 비만한 임산부가

많았지만 우리나라는 그렇지 않았다. 그러나 최근에는 국내에서도 비만한 임산부가 많아졌다"고 말했다. 또한 비만과 관련 있는 비알코올성 지방간도 임신 합병증을 높인다.

박 교수는 "우리나라는 시험관아기 시술이 다소 남용되는 경향이 있다"고 우려했다. 자연 임신을 할 수 있는 조건임에도 쉽게 시험관아기를 결정하는 경우가 있다는 것이다. 시험관아기는 체외에서 난자와 정자를 수정시켜 수정란을 산모의 자궁 안에 착상시키는 시술이다. 우리나라에서는 임신 성공률을 높이기 위해 2~3개의 수정란을 자궁에 넣기 때문에 쌍둥이뿐만 아니라 3~4쌍둥이까지 태어나고 있다.

박 교수에 따르면 쌍둥이 이상의 임신은 조산, 임신중독증 발생 등의 위험성을 높인다. 조산된 신생아에게는 뇌 손상이나 시력, 청력 이상 등의 합병증이 생길 수 있다. 박 교수는 "요즘은 예전과 달리 수정란을 1~2개만 자궁에 넣어 다태 임신을 예방하려는 추세다"라고 설명했다.

임신중독증도 조심해야 한다. 임신중독증은 임신 중에 고혈압, 단백뇨 등의 증상이 발생하는 경우를 말한다. 태반 기능 이상, 태아 성장 장애, 양수과소증을 일으켜 심하면 태아가 사망할 수 있고, 임산부에게도 치명적일 수 있다. 박 교수는 "임신중독증의 완치는 인위적으로 분만을 시켜 임신을 종결하는 것이지만, 너무 이른 출산은 아기에게 후유증을 남길 수 있기 때문에 대증적인 치료를 하면서 임신을 조금이라도 연장시키기 위해 노력하는 경우가 많다"고 했다.

일반적으로 만 35세 이상이면 고령 임신으로 분류한다. 국제산부인과 연맹(FIGO)과 세계보건기구(WHO)가 1958년에 만 35세 이상을 노산(老產)으로 분류한 것이 시작이었다. 그러나 약 70년이 지난 지금까지 이 기준을 적용하는 것이 타당한지를 두고 일부 논란이 있다.

박 교수는 "논란이 있긴 하지만 노산 기준을 35세 이상으로 높일 만한 근거 있는 연구결과는 아직 없다"며 "35세 이상 임산부에게 임신 관련 합병증이 증가하는 것은 사실이다"라고 했다.

35세를 넘었다고 해서 임신을 단념하는 것은 바람직하지 않다. 위험도는 있지만 성공한 출산 사례가 많기 때문에 산전 검사를 잘 받으며 임신을 유지하면 나이가 많아도 건강하게 출산할 수 있다는 것이다. 그러면서 박 교수는 고연령·고위험 출산 성공 사례 3개를 들려줬다.

63세에 '최고령 출산' 성공

박 교수는 몇 년 전 63세 A씨의 출산을 도왔다. 임산부의 나이가 많은 경우 임신중독증이 생겨서 조산을 하거나 다른 임신 합병증이 생기는 경우가 대부분인데, A씨는 만삭에 건강한 신생아를 분만했다고 한다. 박 교수는 "고령 임신의 경우에 합병증과 위험성이 증가하는 것은 사실이나 나이 때문에 임신과 출산을 주저하는 여성들에게 용기를 줄 수 있는 경우였다"며 "아기도 건강하게 잘 자라고 있다고 한다"며 기뻐했다. 이어 "50대에 출산하는 분은 가끔 있지만 60대는 처음이었다"며 "우리나라 최고령 출산으로 생각되나, 해외에는 70대에 출산한 사례도 있다"고 말했다.

45세 이후 여성은 대부분 시험관아기 시술을 통해 임신하지만 50대 초반에 자연 임신을 해 출산에 성공한 사례도 있다고 한다. 40대에 임신과 출산에 성공하는 사례는 최근 들어 매우 많아졌다.

에이즈 보균자 부부의 임신과 출산

고령 임신은 아니지만 난이도 높은 임신 성공 사례도 있다.

1998년 조교수 시절에 B씨가 '자꾸 유산이 된다'며 박 교수를 찾아왔다. 이미 여러 병원을 다니다가 서울대병원을 찾아왔는데, 원인을 찾기 위한 정밀 검사를 한 결과 환자의 바디바바디바(-D-/-D-) 혈액형이 문제였다. 바디바바디바 혈액형은 혈액 속 C, D, E항원 중 C항원과 E항원이 없는 혈액 유형으로, 태아에게 빈혈을 일으켜 반복적인 유산에 이르게 한다. 박 교수는 태아에게 여러 차례 자궁 내 수혈을 반복해서 건강한 출산을 도왔다.

10여년 전에는 HIV(인간면역결핍바이러스·에이즈) 보균자인 남편을 둔 C씨가 임신을 하고 싶다며 박 교수를 찾아왔다. C씨는 HIV 음성이었다. HIV는 성관계 때 콘돔을 사용하면 상대에게 전염되지 않지만, 임신을 위해 콘돔을 사용하지 않으면 전염될 가능성이 있다. 박 교수 팀은 남편의 성사 중에서 HIV 검사상 음성인 정자를 선별해서 C씨의 난자와 수정시키는 시험관아기 시술을 해 건강한 아기를 출산하도록 했다. 이는 HIV 음성 여성과 HIV 양성 남성과의 사이에 임신이 이뤄지게 해 출산에 성공한 우리나라의 첫 사례였다.

고위험 임신에 대한 오해

박 교수는 "고위험 임신에 대한 오해가 많다"며 설명을 이어갔다. 대표적인 오해가 조기 자궁 수축이나 조기 진통이 있으면 절대 안정을 취해야 한다는 것이다. 박 교수는 "인터넷이나 다른 병원에서 이런 이야기를 듣고, 화장실도 안 가고 누워서 대소변을 받아낼 정도로 움직이지 않지만 이것은 좋지 않다"며 "일부러 운동을 할 필요까지는 없지만 최소한의 일상생활은 가능하다"고 말했다.

오히려 너무 움직이지 않으면 다리에 혈전이 생길 수 있는데, 그 혈전이 떨어져나가 폐동맥을 막아 폐색전증을 일으키면 생명이 위협받을 수도 있다. 따라서 조기 자궁 수축이나 조기 진통이 있다고 절대 안정을 할 필요는 없고 가벼운 활동을 해도 된다. 자궁경부 길이가 짧아진 경우에도 너무 움직이지 않으면 혈전이나 폐색전증 위험을 높인다.

산부인과 의사이며 서울대병원 진료부원장인 박 교수는 큰 걱정을 하나 가지고 있다. 산부인과, 특히 산과를 지원하는 의사가 갈수록 줄어들기 때문이다. 그는 "2024년 전국에서 산과 전임의(펠로)가 12명에 불과했다"며 "전임의를 마친 전문의가 교수가 되는 건데 전임의 자체가 없으니까 앞으로는 산과 교수가 매우 희박해질 것 같아 걱정된다"고 했다.

박 교수는 산부인과 의사 감소의 가장 큰 원인으로 법적인 문제를 들었다.

"출산 중에 아기에게 심각한 장애가 발생하면 아기의 평생을 고려해 보통 12억~15억원의 손해배상 판결이 내려지고 있다. 나이 든 의사도 감당하기 어려운 금액이지만 젊은 의사가 이런 일을 당하면 회복이 어려울 정도다. 많은 분만이 문제 없이 이뤄지지만 모든 분만에는 예측할 수 없는 위험이 반드시 따른다. 그러나 우리나라에서는 분만 도중 문제가 생기면 무조건 의사 잘못으로 보기 때문에 감당이 안 되는 것이다."

끝으로 박 교수에게 국내에서 실력이 뛰어난 고위험 임신 출산 전문가는 누구인지 물어봤다. 그는 대학병원에 근무하면서 자신이 잘 아는 교수 몇 명을 추천하겠다며 서울아산병원 원혜성 교수, 이대서울병원 박미혜 교수, 고려대구로병원 오민정 교수를 추천했다.

박중신 교수의 '난임·난산 바로 알기'
◎ 과거에는 태아를 임산부의 부속물처럼 생각했지만 요즘은 태아도 엄연한 한 환자로 생각한다.
◎ 태아는 자신의 소변(양수)을 먹고 배출하며 양수의 양을 적당하게 유지한다.
◎ 늦은 임신, 비만이 임신 합병증 증기의 주요 원인이다.
◎ 자연 임신을 할 수 있음에도 쉽게 시험관아기를 결정하는 건 바람직하지 않다.
◎ 35세 이상 임산부라도 산전 검사를 잘 받으며 임신을 유지하면 건강하게 출산할 수 있다.
◎ 조기 자궁 수축이나 조기 진통이 있을 때에 전혀 활동하지 않는 건 오히려 좋지 않다.

PART 1
암 명의

PART 2
심뇌혈관질환

PART 3
만성질환 명의

**PART 4
난치·희귀질환 명의**

노쇠·근감소증

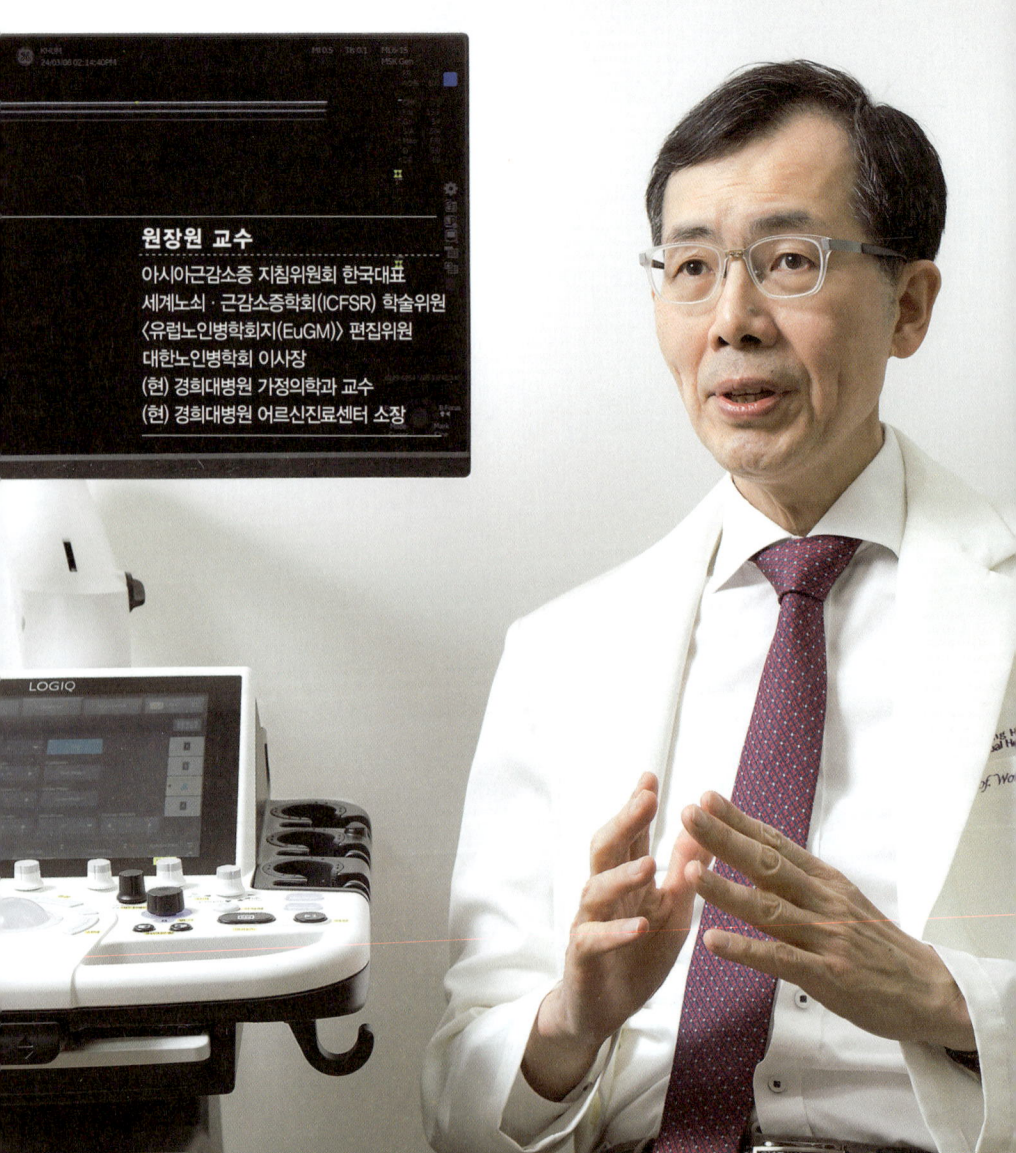

원장원 교수

아시아근감소증 지침위원회 한국대표
세계노쇠·근감소증학회(ICFSR) 학술위원
〈유럽노인병학회지(EuGM)〉 편집위원
대한노인병학회 이사장
(현) 경희대병원 가정의학과 교수
(현) 경희대병원 어르신진료센터 소장

원장원

**경희대병원
가정의학과 교수**

노쇠 · 근감소증 진단 기준을 세우는 의사
"노쇠는 심각한 질병… 전단계에서 조기치료 하는 게 정답"

최근 몇 년 사이에 노인의료에서 급부상한 단어는 '노쇠(老衰·frailty)'와 '근감소증(sarcopenia)'이다. 국어사전은 노쇠를 '늙어서 쇠약하고 기운이 별로 없음'이라고 정의하고 있지만 노인병 전문가들은 이보다 훨씬 더 심각한 '질병'으로 본다. 노쇠의 주요 원인인 근감소증은 근육량이 감소하고 근력이 약해져 일어서기, 걷기 등 일상생활이 매우 어려운 상태를 말한다. 세계보건기구(WHO)는 2018년 근감소증을 질병으로 분류했으며 한국도 2021년부터 질병에 포함했다.

원장원 경희대병원 가정의학과 교수(어르신진료센터 소장)는 국내 노쇠·근감소증 진료와 연구를 선도하는 노인의학 권위자다. 그는 2016~2021년 보건복지부 국책과제인 한국노인노쇠코호트 사업 단장을 맡아 지역사회에 거주하는 한국 노인의 노쇠 실태를 체계적으로 연구했다. 또한 전국 노인 3000여명을 대상으로 노쇠 실태를 파악하고 '한국형 노쇠 진단 기준'을 주도적으로 만들어 2020년 발표했다.

이때까지 국내 노인의학계는 주로 미국이나 유럽의 기준을 이용했지만, 한국인은 서양인과 신체 조건이 많이 달라 한국인에 맞는 기준 마련이 꼭 필요한 상황이었다. 한국노인노쇠코호트 사업은 이후 질병관리청 국립보건연구원으로 주관 부서가 이관되어 현재 3차 사업이 진행되고 있다. 원 교수는 아시아근감소증지침위원회에서 아시아 근감소증 진단 기준을 마련할 때도 한국 대표 격으로 참여해오고 있다. 또한 세계노쇠·근감소증학회(ICFSR) 학술위원으로 활동하면서 세계 노쇠·근감소증 의학 발전에도 기여하고 있다. 2016~2019년 WHO의 노쇠연구그룹과 건강노화 임상회의 멤버를 지냈다.

노쇠는 급격하게 취약해진 상태

원 교수에 따르면 노쇠는 나이가 들어서 여러 장기의 기능이 쇠약해져 있을 뿐만 아니라 취약해진 상태를 말한다. 어떤 요인에 의해 노화가 급격하게 진행되어 노쇠 상태가 되면, '장애' 상태가 될 위험이 커진다. 장애는 걷기나 외출하기 등 일상생활을 혼자 힘으로 수행하기 어려운 상태를 말한다.

원 교수는 "노쇠는 서서히 나빠져 회복이 매우 어렵다"며 "감염, 수술, 향정신성 약물 복용 같은 비교적 가벼운 문제로도 신체기능이 갑자기 나빠질 수 있다"고 말했다.

국내 연구결과에 따르면 65세 이상 고령자의 약 10%는 노쇠이고 50%는 노쇠로 진행될 가능성이 있는 전(前)노쇠 단계다. 전노쇠는 정상과 노쇠의 중간 상태를 의미한다.

근감소증은 노화 등 다양한 이유로 인해 발생하며, 심해지면 장애에 낙상, 골절의 위험이 커지고, 사망 위험을 키운다. 원 교수가 책임자로 활동한 한국노인노쇠코호트 연구결과에 따르면 주로 집에서 머무는 노인 인구에서 남성은 5명 중 1명, 여성은 6명 중 1명이 근감소증이다. 코호트는 '어떤 특성을 공유한 집단'을 뜻한다.

노인, 2~3주 누워 지내면 일어나기 힘들다

노쇠는 두 가지 경로로 온다. 하나는 질병이고 다른 하나는 질병 외 요인이다. 노쇠를 부를 수 있는 대표적인 질병은 심뇌혈관질환, 암, 만성폐쇄성폐질환, 콩팥부전, 간부전, 낙상이다. 질병이나 수술, 사고가 노쇠의 주요 원인이 되는 이유는 만성 염증과 장기간의 침상 생활 때문이다. 원 교수에 따르면 노인이 2~3주 동안 병상에 누워 있으면 다시 걸을 수 없는 경우가 많다. 대퇴골절, 뇌졸중 등으로 4주 동안 누워 지내면 약 40%는 다시 걷지 못한다는 해외 연구도 있다.

노쇠 환자의 3분의1은 신체질환이나 사고 외의 요인으로 노쇠를 겪는다. 영양섭취 부족, 신체활동 부족, 우울증이 주요 요인이다. 가장 큰 문제는 입맛 감소다. 고령자의 입맛 감소는 젊었을 때 입맛이 떨어지는 것과는 차원이 다르다. 원인은 노화에 따른 식욕억제 호르몬 분비, 위장 운동 저하, 치아 문제, 여러 종류의 약 복용 등이다.

식욕 저하는 근육 감소, 체중 감소로 이어진다. 근력이 줄어드니 활동량이 떨어지고, 활동량이 떨어지면 입맛이 더 떨어지는 악순환이 반복된다. 원 교수는 "이런 악순환의 고리를 끊는 것이 매우 중요하다"고 말했다. 정신적 요인도 중요하다. 특히 우울증과 외로움을 조심해야 한다. 고령자 우울증은 다른 연령대와 달리, 우울감이나 불안감 동반 없이 매사에 흥미와 의욕이 떨어지는 증상을 보일 수 있다. 의욕 저하로 인해 최소한의 기본 활동조차 소홀히 하면서 노쇠 위험을 높인다.

운동장 한 바퀴를 걸을 수 있나요?

노쇠는 어떻게 진단할까. 원 교수가 개발을 주도한 노쇠 진단 설문은 다음과 같이 5가지 항목으로 구성되어 있다. △1주간 최소 3일 이상 모든 일들이 힘들게 느껴졌다 △혼자 10계단을 오르는 것이 힘들다 △운동장 한 바퀴(400m)를 걷는 것이 어렵다 △중간 정도 혹은 격렬한 운동을 주 1회도 못 한다 △1년 사이에 체중이 4.5kg 이상 감소했다. 이 중 3가지 이상이 해당되면 노쇠라고 진단한다. 이 진단 기준은 국민건강보험공단의 노쇠 평가 시범사업에도 사용되고 있다.

노쇠에서 회복될 방법은 무엇일까. 원 교수는 운동과 신체활동을 주문했다. 걷기뿐만 아니라 근력운동을 병행해야 한다. 두 번째는 사회활동이 중요하다. 예를 들어 친구를 많이 만나는 사람들은 노쇠에서 회복될 가

🟠 노쇠 진단 설문
- [ ] 1주간 최소 3일 이상 모든 일들이 힘들게 느껴졌다.
- [ ] 혼자 10계단을 오르는 것이 힘들다.
- [ ] 운동장 한 바퀴(400m)를 걷는 것이 어렵다.
- [ ] 중간 정도 혹은 격렬한 운동을 주 1회도 못 한다.
- [ ] 1년 사이에 체중이 4.5kg 이상 감소했다.

※위 설문 항목 중 3가지 이상이 해당되면 노쇠라고 진단하고 1~2개가 해당되면 전노쇠 단계로 진단할 수 있다.

🟠 근력 자가진단 설문
- [ ] 12초 동안 5회 의자에서 일어날 수 있나.
- [ ] 9개들이 배 한 상자(4.5kg)를 들어 나를 수 있나.
- [ ] 10개 계단을 쉬지 않고 오를 수 있나.

※위 설문 항목 중 하나라도 해당되면 근감소증 여부를 진단받는 것이 바람직하다.

자료: 원장원 교수

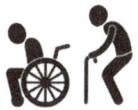

능성이 높아진다.

노쇠 예방이나 지연을 위해서는 부적절한 약물 복용을 중지하는 것도 매우 중요하다. 원 교수는 "나를 찾아오는 환자 중 상당수는 약물을 과다하게 복용하거나 부적절한 약물을 복용하고 있다"며 "약물을 조절해 주면 좋아지는 경우가 많다"고 말했다. 우울증 치료와 단백질 섭취를 늘리는 것도 중요하다.

전노쇠 단계서 적절히 조치하면 회복

한국노인노쇠코호트 연구에서 2016~2018년, 2017~2019년 노인 2408명의 노쇠 실태를 조사한 결과, 노쇠한 사람이 곧바로 정상 상태나 전노쇠 단계로 회복된 경우는 각각 0.8%, 2.8%에 불과했다. 그러나 전노쇠 단계에서 정상 상태로 회복된 비율은 14.2%로 상대적으로 높아, 전노쇠 단계가 중요함을 보여줬다. 노인병 의사들이 전노쇠 단계를 주목하는 이유다.

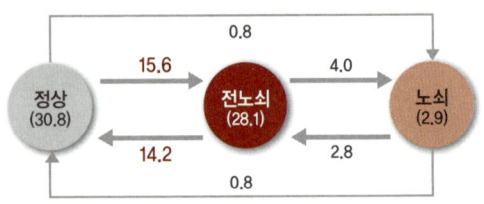

노쇠 진행 및 회복 비율 단위: %

※한국노인노쇠코호트 연구에서 나타난 노쇠 진행 및 회복 비율. 2년간 특별한 조치 없이 관찰만 한 결과로, 노쇠인은 회복이 어렵지만 전노쇠인은 회복 가능성이 상대적으로 높다는 것을 보여준다.

이러한 회복 비율은 특별한 처치 없이 관찰만 한 결과로, 영양·운동 처방, 우울증 치료, 약물 관리, 사회활동 강화 등 복합적인 조치를 하면 회복률이 더 높아진다. 원 교수는 "전노쇠 단계에서 적절히 대응하면 건강한 상태로 회복하거나 노쇠 진행을 방지하기가 훨씬 더 쉽다"고 강조했다. 앞에서 소개한 노쇠 진단 기준 5개 중에서 1~2개가 해당되면 전노쇠 단계일 가능성이 있으므로 경각심을 가져야 한다.

노쇠를 효과적으로 치료할 마땅한 약물은 현재로서는 없다. 그래서 병원에서는 숨은 질환은 무엇이 있는지를 살펴보고 복용 중인 약물을 조정하고 우울증을 관리한다. 경우에 따라 입맛 개선제를 처방하기도 하고 영양 상담과 운동 프로그램 참여를 권고한다.

근감소증은 낙상·만성질환 위험 높여

근감소증은 근육량 감소, 근력 약화, 보행 속도 감소를 기준으로 진단한다. 근감소증 진단 항목은 다음과 같다. △12초 동안 5회 의자에서 일어날 수 있나 △9개들이 배 한 상자(4.5kg)를 들어 나를 수 있나 △10개 계단을 쉬지 않고 오를 수 있나. 이들 항목 중 하나라도 문제가 있다면 병원에서 근감소증 여부를 진단받아보는 것이 좋다.

손가락 링테스트를 통해 스스로 근육량을 측정할 수도 있다. 자신의 엄지와 검지로 원을 만들어 종아리를 감았을 때 엄지와 엄지, 검지와 검지가 서로 맞닿으면 근육량이 적다고 보면 된다.

근감소증이 가져오는 가장 심각한 결과는 낙상이다. 원 교수에 따르면 근육은 상체보다 하체 근육이 더 빨리 빠진다. 이로 인해 보행장애가 오고 낙상으로 이어질 수 있다. 낙상은 장기 입원을 해야 할 경우가 많아 급격한 근육 감소를 불러올 수 있다. 낙상으로 대퇴부 골절이 오면 3분의1은 사망하며 낙상에 대한 두려움 때문에 걸으려고 하지 않는 사례도 흔하다.

근감소증은 당뇨병 등 만성질환 발생 가능성을 높인다. 지방이 많으면 당뇨병 발병 위험이 올라가지만 근육이 모자라도 당뇨병 가능성을 높인다. 고혈압, 치매, 골다공증도 근감소증이 유발하는 대표 질환이다. 원 교수는 "근력이 약해져 뼈에 자극을 주지 않으면 뼈도 함께 약해진다"며 "운동 시 근육에서 나오는 호르몬도 뼈를 튼튼하게 해주기 때문에 근력운동이 매우 중요하다"고 강조했다.

작은 활동부터 시작하라

근력운동은 주 2회 이상 하고 유산소운동도 꾸준히 병행해야 한다. 유산소운동은 호흡이 약간 가쁠 정도로 주 5회 회당 30분 이상을 한다. 그러나 노인이 혼자 힘으로 정기적으로 운동을 하기는 매우 어렵다. 따라서 일상생활에서 신체활동부터 늘리는 것이 바람직하다. 작은 활동부터 시작해 성취감을 느끼고, 활동 습관을 만든 후에 균형운동, 근력운동 등으로 넓혀나가는 것이다.

근감소증을 예방, 치료하기 위해서는 근력운동과 함께 충분한 영양 섭취를 해야 한다. 식사는 골고루 균형 있게 하는 것이 좋다. 원 교수는 지중해식 식단을 추천했다. 항산화 물질이 많은 올리브유와 생선, 야채 등이다. 특히 단백질 섭취가 중요하다. 노인은 하루 체중 1kg당 1.2g의 단백질 섭취가 권장된다. 식사로 단백질을 충분히 섭취하지 못한다면 단백질 보충제 섭취도 도움이 된다. 보충제에는 근육 형성과 활동에서 중요한 역할을 하는 류신, 아이소류신, 발린 등의 필수아미노산이 함유되어 있는 경우가 많다. 그러나 건강하고 식사를 잘 한다면 굳이 단백질 보충제를 찾을 필요가 없다. 단백질을 충분히 섭취하더라도 운동을 병행해 근육량을 늘려야 한다.

실력 있는 노쇠·근감소증 전문가들

원 교수에게 국내 노쇠 및 근감소증 연구와 진료를 선도하는 실력 있는 의사들은 누구인지 물어봤다.

원 교수는 아주대 예방의학과 이윤환 교수를 먼저 추천했다. 이 교수는 환자를 직접 진료하지는 않지만 노인노쇠코호트와 역학 연구 등에서 탁월한 실력을 보이고 있다. 서울아산병원 노인내과에서 진료했던 정희원 박사는 노쇠와 근감소증 분야에서 많은 연구와 활동을 하고 있다. 분당서울대병원 재활의학과 임재영 교수는 근감소증 기초 연구와 근조직 검사 등 근육과 재활 분야에서 국내 최고 전문가 중 한 명이다. 김태년 해운대백병원 내분비대사내과 교수는 내분비 쪽에서 근감소증을 바라보는 실력파 의사다.

이상윤 보라매병원 재활의학과 교수는 기초연구, 인공지능 연구 등 다양한 연구와 활동으로 국내 근감소증 의료 발전에 크게 기여하고 있다. 하영찬 부민병원장은 중앙대병원 정형외과 교수를 역임하였고 골절환자들에게서 발생하는 근감소증 연구와 진료에 특히 노하우가 있다.

원장원 교수의 '노쇠·근감소증 바로 알기'

◎ 노쇠는 나이가 들어서 여러 장기의 기능이 쇠약해져 있을 뿐만 아니라 취약해진 상태를 말한다.
◎ 노쇠 상태가 되면 일상생활을 혼자 힘으로 수행하기 어려운 '장애' 상태가 될 위험이 커진다.
◎ 우리나라 65세 이상 고령자의 약 10%는 노쇠이고 50%는 노쇠로 진행될 가능성이 있는 전노쇠 단계다.
◎ 노인이 2~3주 동안 병상에 누워 있으면 다시 걸을 수 없는 경우가 많다.
◎ 친구를 만나는 등 사회활동을 하면 노쇠에서 회복될 가능성이 높아진다.
◎ 전노쇠 단계에서 적절히 대응하면 정상 상태로 회복될 가능성이 크다.
◎ 근육이 감소하는 근감소증은 당뇨병 등 만성질환 발생 가능성을 높인다.
◎ 단백질 섭취만으로는 근육량이 늘어나지 않고 운동을 병행해야 효과가 있다.

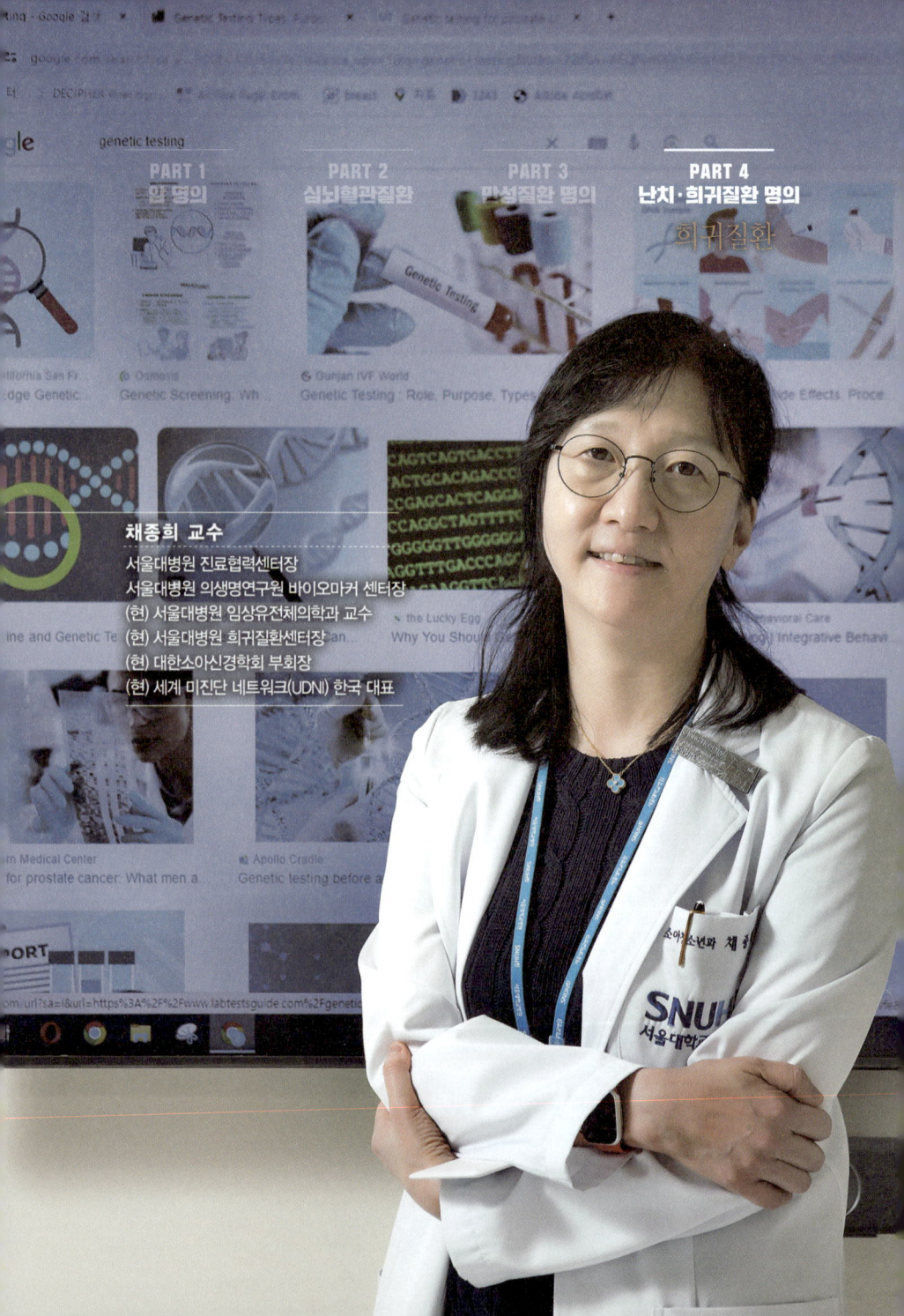

PART 4 난치·희귀질환 명의

채종희 교수

서울대병원 진료협력센터장
서울대병원 의생명연구원 바이오마커 센터장
(현) 서울대병원 임상유전체의학과 교수
(현) 서울대병원 희귀질환센터장
(현) 대한소아신경학회 부회장
(현) 세계 미진단 네트워크(UDNI) 한국 대표

채종희

**서울대병원
임상유전체의학과 교수**

세계 의사들과 희귀질환 연결망 구축
"전 세계 희귀질환 8000종…
20억원 혁신 신약도 사용되고 있다"

'졸겐스마'라는 희귀질환 주사 치료제가 있다. 스위스 제약기업 노바티스가 개발한 이 약은 한 번 투약으로 소아 척수성 근위축증을 상당 부분 호전시켜 '기적의 신약'이라고 불리지만 1회 투여 비용이 무려 20억원에 이른다. 다행히 이 약은 건강보험이 적용되어 2022년 8월 생후 24개월 환아에게 처음 투여됐고, 환아는 잡고 일어설 정도로 증상이 호전됐다.

졸겐스마를 처음 투여한 의사는 채종희 서울대병원 임상유전체의학과 교수다. 서울대병원 희귀질환센터장을 겸임하고 있다. 초고가의 신약을 국내 최초로 사용했다는 것은 그만큼 신약 개발과 도입에 크게 기여했다는 것을 방증한다. 실제로 채 교수는 졸겐스마의 도입에도 중요한 역할을 했고, 소아 척수성 근위축증을 치료하는 또 다른 혁신 신약인 스핀라자에 대한 국내 임상시험을 주도했다. 채 교수는 국내 소아 근육병 및 신경 발달 희귀질환 분야에서 대표적인 의사이며, 세계 희귀질환 학계와도 활발히 교류하며 희귀질환 연구와 진단, 치료 발전에 크게 기여하고 있다는 평가다.

2025년 기준 국내 등록 희귀질환 1314종

희귀질환은 환자수가 2만명 이하이고 현재까지 치료법이 밝혀지지 않은 질환을 말한다. 전 세계 희귀질환은 8000종 내외이며, 유전자 분석 기술이 발달하면서 매년 250~300종이 새롭게 발견되고 있다. 희귀질환을 관리하는 질병관리청 '희귀질환 헬프라인'에 따르면, 2025년 8월 기준 국내에 등록되어 있는 희귀질환은 1314종이다. 서울대병원 희귀질환센터만 해도 80여개 클리닉에, 500여명의 의사들이 고유의 진료과목 질환을 진료하면서 국내 등록된 거의 모든 희귀질환을 함께 본다.

채 교수는 "희귀질환은 신경계 증상이 가장 많지만 눈, 귀, 손발, 말초신경 등 매우 다양한 장기에서 발생한다"고 말했다. 상당수의 희귀질환은 소아 때 발견되어 성인까지 이어지기 때문에 성인 환자도 적지 않다. 채 교수는 서울대병원 어린이병원에 소속된 의사로 7 대 3 비율로 소아 희귀질환 환자를 많이 진료한다. 외래가 있는 날은 하루 90여명의 환자를 만나는데, 환자들의 질환이 모두 다르다고 할 수 있을 정도로 질환의 종류가 다양하다.

채 교수는 주로 소아 근육병과 소아 신경계 발달 질환을 진료한다. 소아 근육병 중 환자수가 가장 많은 질환은 듀센형 근이영양증이다. 채 교수가 진료하거나 추적 관찰 중인 환자 수만 1500여명에 이른다. 채 교수는 "2001년부터 매년 수십 명의 새로운 듀센형 근이영양증 환자를 진단해서 진료하고 있기 때문에, 단일 클리닉의 환자수로는 세계에서 가장 많을 것"이라고 했다.

듀센형 근이영양증은 근육 구조를 유지하는 단백질인 디스트로핀 유전자의 이상으로 인해 발생하는 근육병으로 근육이 점점 파괴되어, 전신 근육에 힘이 없어지고 인공호흡기를 달아야 하는 병이다. 95%는 남자아이에게 발생하며 생후 30~36개월에 증상이 나타나기 시작한다.

치료는 진행을 늦추는 데 초점을 맞춘다. 스테로이드 계열의 약물 사용이 표준치료이고, 최근에는 유전자 치료제 임상시험이 많이 이뤄지고 있다. 채 교수도 유전자 치료제 5종에 대한 임상시험을 진행하고 있다. 채 교수는 "미국에서는 엘레비디스라는 신약이 개발되어 보행이 가능한 4세 어린이에 국한하여 미국 식품의약국(FDA)의 사용 승인을 받았다"며 "이 약은 압축된 형태의 디스트로핀 유전자를 근육 세포에 전달하여 망가진 근육 유전자의 기능을 대신하게 하는 기전이다"라고 설명했다.

꿈도 못 꿀 일이 현실로

두 번째로 많은 소아 근육병은 척수성 근위축증(SMA)이다. 이 희귀질환도 근육에 힘이 없어지기 때문에 근육병으로 분류되지만, 듀센형 근이영양증처럼 근육 유전자가 손상되는 것이 아니라 척수신경 안에 있는 운

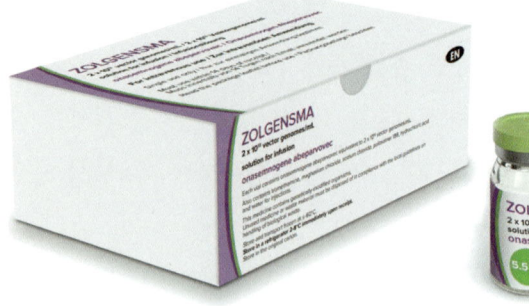
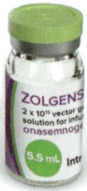

희귀질환인 소아 척수성 근위축증 치료제 졸겐스마. 1회 약값이 20억원에 이른다. 채종희 교수는 2022년 한 환아에게 이 약을 최초로 사용하는 등 국내 소아 근육병과 신경 발달 질환 진료를 선도하고 있다.
photo 한국노바티스

동 신경세포가 망가져 발병한다. 다행히 SMA는 효과적인 치료제 3종(졸겐스마, 스핀라자, 에브리스디)이 최근 몇 년 사이에 국내에서도 허가를 받아 사용되고 있다.

채 교수는 "임상시험 결과 졸겐스마, 스핀라자, 에브리스디 모두 약효가 동등하다고 얘기하기 때문에 환자의 상태와 여러 가지 상황에 따라 약을 처방한다"고 했다. 졸겐스마는 1회 주사로 치료하지만 바이러스를 이용하기 때문에 환아의 체중이 일정 기준 이하여야 하고, 바이러스에 대한 항체가 있어서도 안 된다. 스핀라자는 척수강내 주사를 치료 도입 시기에는 2개월에 4회, 그다음 유지 시기에는 1년에 3회 간격으로 주사한다. 에브리스디의 경우, 기전은 스핀라자와 비슷하지만 매일 복용한다.

졸겐스마는 약값이 20억원이지만 평생 1회만 주사한다. 스핀라자는 첫해 6억5000만원, 1년 후에는 연간 3억원 정도가 소요된다. 에브리스디도 매일 복용하기 때문에 누적 약값은 졸겐스마나 스핀라자와 비슷하다고 한다. 3개 약은 건강보험이 적용되고 희귀질환 산정특례를 받기 때문에 환자 부담은 매우 적다.

채 교수는 2022년 첫 SMA 환아 외에 8명의 SMA 1형 및 중증 2형 환아에게 졸겐스마를 투여했다. 채 교수는 "몇 년 전까지만 해도 꿈도 못 꿀 일이 신약 덕분에 가능해졌다"고 말했다.

모든 신생아에게 SMA 선별 검사를

그러나 채 교수가 아쉬워하는 점이 있다. SMA의 증상이 나타나기 전에 빨리 진단해 빨리 약을 썼다면 지금보다 효과가 훨씬 더 좋았을 것이라고 생각하기 때문이다. 그 이유는 이렇다.

"SMA는 엄마 뱃속에서 이미 태아의 유전자가 망가진 상태지만 출생 직후에는 특별한 증상을 보이지 않는다. 시간이 지나면서 증상이 나타나는데, 증상이 생긴 다음에 약을 쓰면 거기서부터 멈추는 거지, 원래 망가진 세포를 완벽하게 살리지 못한다. 따라서 증상이 생기기 전에 진단할 수 있도록 해야 한다."

채 교수는 그 방법으로 모든 신생아에게 선별검사를 할 것을 제안했다. 그러면 비싼 약의 효과를 최대한으로 높일 수 있다는 것이다. 채 교수의 설명이 이어졌다.

"예를 들어 졸겐스마를 증상이 나타난 생후 6개월 이후 환아에게 쓰면 환아의 생명은 구하지만 정상에 가까운 독립 보행이 될 만큼 좋아지지는 않는 것 같다. 물론 이때라도 약을 쓰지 않으면 대부분은 12~18개월에 호흡기를 사용하게 되거나 사망하기 때문에 약을 늦게 사용해도 효과가 있고 증상이 조금씩 좋아지는 것은 맞는다. 그러나 증상이 없는 시기인 생후 2주에 약을 투약하면 10명 중 8~9명은 보통 아이들처럼 혼자 걸을 수 있게 된다."

채 교수는 똑같이 비싼 약을 일찍 사용하면 "혼자 걷는다고요"라고 힘 주어 말했다. 채 교수의 제안 내용을 정리하면 다음과 같다. 모든 신생아에게 민감도가 높고 적정한 가격의 유전자 검사를 해 위험군을 먼저 찾아낸다. 선별된 위험군 환아는 확진 검사(MLPA)를 통해 조기에 진단하고, 확진될 경우 약을 조기에 사용하면 대부분의 환아는 보통 아이들과 같은 수준으로 회복될 수 있다.

선별 유전자 검사 비용은 1명당 5만~7만원 수준이다. 연 25만명인 국내 신생아 모두를 검사할 경우 115억~161억원(건강보험 급여비 기준) 정도의 재정이 필요할 것으로 예상된다. 채 교수는 "이는 졸겐스마 치료 6~8명분에 해당하는 금액이기 때문에 신생아 유전자 검사의 사회경제적 효과는 연구를 통해 이미 입증됐다"며 "조기에 발견해 치료하면 드라마틱한 효과를 보이는 선천성 면역결핍증 등 치료 가능한 희귀질환 2~3종을 한꺼번에 묶어서 검사를 하는 것도 고려할 만하다"고 덧붙였다.

미진단 희귀질환 연구 책임자

채 교수는 1999년 일본 국립뇌신경센터에 가서 근육병을 공부하고 돌아왔다. 그는 그곳에서 근육 조직검사, 병리 슬라이드 만들기와 판독하기, 근육과 혈액에서 유전자를 찾는 방법 등 기초 지식을 배웠다. 채 교수는 "나는 운이 매우 좋았다. 당시 세계적으로 유전자 분석 기법이 빠르게 발전하던 시기였는데, 유전자나 유전자 검사에 대한 공부를 다양하고 깊이 있게 했다"고 했다. 그는 귀국 후에는 근육병을 비롯한 유전자 검사 기법을 발빠르게 도입할 수 있도록 진단검사의학과와 협력했다. 현재 서울대병원이 국내 병원 중 가장 많은 희귀질환 유전자 검사를 진행하고 데이터를 축적하는 데는 채 교수가 결정적으로 기여했다.

이러한 이력은 많은 연구 성과로 이어졌다. 특히 2017~2022년 정부 국책사업인 미진단 희귀질환 프로그램 연구책임자로 선정되어 아직 진단이 안 된 국내 희귀질환을 연구하고 국제 공조를 통해 새로운 유전자를 15건 이상 발굴하는 등 국내 희귀질환 연구의 토대를 다지는 데 큰 역할을 했다는 평가를 받는다. 채 교수는 "시범사업 및 이후 이어진 5년간의 성과를 통해 국내 미진단 연구에 대한 틀이 만들어진 셈이다. 정부가 연구 분야를 발굴하고 지원한 덕분이다"며 "이제 국내뿐 아니라 세계의 여러 연구자들과 함께 더 확장해서 일을 할 수 있도록 기초 연구에 대한 국가 지원이 있으면 좋겠다"고 말했다.

채 교수는 연구와 진료뿐만 아니라 국내외 희귀질환 네트워크 구축에 많은 힘을 기울이고 있다. 그는 "희귀질환 의사는 혼자 모든 걸 하려고 해선 절내 좋은 의사가 될 수 없다"는 신념을 갖고 있다. 채 교수는 자신이 희귀질환 전문가라고 불리는 것에 대해서 강한 거부감을 표시하며 "전 세계 희귀질환이 8000종인데 희귀질환 전문가라는 표현은 있을 수 없다"며 "나는 소아신경 학자이고 근육병 전문가이고, 발달 질환을 주로 보며 그 밖에 아주 다양한 신경 계통의 희귀질환을 보는 소아신경과 의사다"라고 말했다. 그러면서 연구 경험을 공유하고 나누며, 그런 경험을 축적해서 자료화하는 것이 중요하다고 했다.

의료진들의 소통과 협력이 필요한 대표적 희귀질환이 미토콘드리아병이다. 미토콘드리아는 세포 속에서 에너지를 만드는 공장으로 근육에 가장 많이 분포되어 있기 때문에 미토콘드리아병은 근육에서 가장 많이 발생한다. 그러나 근육, 신경, 심장, 콩팥, 눈, 귀 등 신체 다양한 기관에 동시에 발생하는 경우가 많기 때문에 환자는 여러 진료과를 찾아다니며 '진단 방랑'을 하다가 조기진단과 조기치료 시기를 놓치기 일쑤다. 따라서 채 교수는 "희귀질환은 한 명의 지휘자와 많은 전문가의 협업이 필수인 질환이다"라고 강조했다.

채 교수는 세계 네트워크 구축과 활용에도 적극 나서고 있다. 새로운 유형의 환자가 있을 경우 전 세계 희귀질환 의사들과 자료를 공유하며 혹시 비슷한 사례를 만난 적이 있는지 확인하고 경험을 공유하는 식이다. 세계 의사들과 데이터베이스를 함께 구축하기도 한다.

희귀질환 치료 실력자는 누구?

끝으로 채 교수에게 국내 희귀질환에서 가장 실력 있는 의사들 몇 명을 알려달라고 요청했다. 그는 "우리 병원에서 희귀질환을 보는 의사가 500명이다. 모든 의사들이 자기 분야에서 희귀질환을 다 본다"며 몇몇 분야의 의사들을 소개했다.

서울대병원 임상유전체의학과 고정민 교수는 유전 대사 질환에 경험이 많다. 삼성서울병원 신경과 최병옥 교수는 유전자 돌연변이로 인해 손과 발 모양이 변하는 샤코마리투스병 환자를 특히 많이 진료한다. 국립암센터 신경과 김호진 교수는 다발성 경화증 치료에 경험이 풍부하다. 서울대병원 신경과 이순태 교수는 자가면역으로 인한 희귀질환에, 서울대병원 어린이병원 심장센터의 배은정 교수는 소아 부정맥 치료에서 뛰어난 성과를 보이고 있다. 채 교수는 이외에도 수도 없이 많은 명의들이 우리나라 병원과 어린이병원에 있다고 했다. 그는 "모야모야병은 서울대어린이병원 소아신경외과가 수술 2000례 이상을 기록하며 세계 최다 수술을 기록하고 있다"고 덧붙였다.

채종희 교수의 '희귀질환 바로 알기'

◎ 전 세계 희귀질환은 8000종 내외이고 매년 250~300종이 새롭게 발견되고 있다.
◎ 희귀질환은 신성세에 가장 많지만 눈, 귀, 손발 등 다양한 장기에 발생한다.
◎ 환자수가 가장 많은 질환은 듀센형 근이영양증으로 전신 근육에 힘이 없어지는 희귀질환이다.
◎ 척수성 근위축증은 효과적인 치료제들이 나와 치료에 사용하고 있다.
◎ 주요 희귀질환을 조기진단하기 위해 모든 신생아에게 선별검사를 할 필요가 있다.

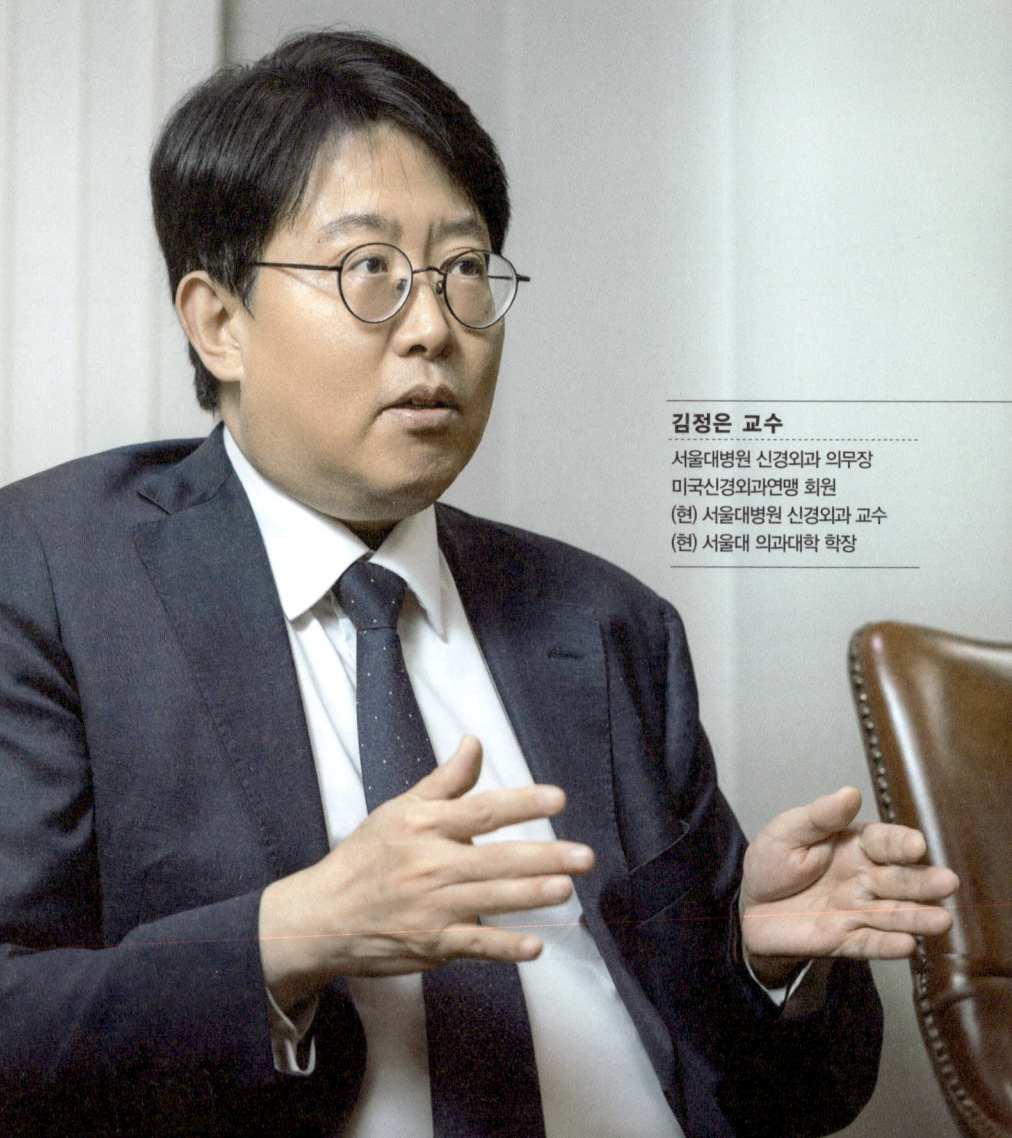

PART 1	PART 2	PART 3	**PART 4**
암 명의	심뇌혈관질환	만성질환 명의	난치·희귀질환 명의

모야모야병

김정은 교수
서울대병원 신경외과 의무장
미국신경외과연맹 회원
(현) 서울대병원 신경외과 교수
(현) 서울대 의과대학 학장

김정은

서울대병원
신경외과 교수

성인 모야모야병 세계 권위자
"한국인과 일본인에 많은 뇌 질환…
방치하면 뇌경색 올 수 있다"

    34세 여성 A씨가 갑자기 쓰러져 병원 응급실에 실려왔다. 3년 전부터 흥분하거나 뜨거운 음식을 먹으면 어지러웠는데, 1년 전 출산 후에는 울거나 화를 내면 왼손에 힘이 빠지면서 아래로 처지는 증상이 반복됐다. 한 달 전에는 한쪽 눈의 절반이 커튼을 드리운 것처럼 캄캄해졌다. MRI 검사 결과 A씨는 과(過)호흡으로 인해 뇌에 혈액 공급이 일시적으로 줄어들면서 왼손에 힘이 빠지는 증상이 반복되었고, 현재 후두엽 부위에 뇌경색이 발생한 상태라고 진단됐다. 진단명은 모야모야병. A씨는 문제된 혈관에 건강한 혈관을 연결하는 수술을 받았고, 현재 10년 이상 재발 없이 건강하게 지내고 있다. 이는 김정은 서울대병원 신경외과 교수의 모야모야병 치료 사례다.

모야모야병은 희귀질환으로, 머릿속 내(內)경동맥 끝부분이 막히거나 좁아져 뇌 안으로 혈액이 제대로 공급되지 않는 질환이다. 막힌 혈관 주변에는 실핏줄이 형성되는데, 영상 검사를 하면 담배 연기가 피어오르는 것처럼 보인다고 해서 1960년대 초반 일본인 의사가 모야모야병이라고 이름을 붙였다. 모야모야(もやもや)는 일본말로 '모락모락'이라는 뜻이다.

5~10세, 30대에 많은 뇌혈관 희귀병

김 교수는 성인 모야모야병 진료와 연구에서 세계 권위자다. 그는 현재까지 200여편의 관련 연구 논문을 발표했고 2003년부터 2024년 상반기까지 730례의 수술을 주도했다. 뇌혈관팀 전체 수술 건수는 1000례 이상이다.

그는 뇌동맥류 수술도 1500례 이상을 시행했지만, 2021년 12월 이후에는 모야모야병을 우선해 치료하고 있다. 그에게 모야모야병 수술을 받으려면 2년을 기다려야 할 정도로 대기 환자가 많다.

모야모야병은 조기에 진단해 적절한 치료를 하면 대부분 완치된다. 그러나 뇌허혈(뇌에 혈액 공급이 부족한 상태) 증상이 반복되고 있음에도 이를 방치할 경우 뇌경색으로 진행되어 반신마비나 사망에 이를 수 있다. 전 연령대에 올 수 있지만 5~10세와 30~40세 환자가 가장 많다.

모야모야병은 서양인에게는 거의 없고 한국인과 일본인에게 많다. 우리나라 모야모야병 발병률은 2013년 기준으로 인구 10만명당 2명 안팎이고, 일본은 0.54명이다. 북미는 0.09명에 불과하고, 같은 동아시아 국가지만 대만은 0.15명으로 한국과 일본에 비해 매우 적다.

성인 모야모야병 연구·진료를 주도

한국과 일본에 환자가 특별히 많다 보니 연구와 치료 또한 두 나라에서 가장 활발하게 이뤄지고 있다. 김 교수에 따르면 전 세계 모야모야병에 대한 논문 편수는 우리나라가 세계 4위다. 논문 인용 횟수 등 영향력 지수 면에서는 세계 2위이고, 인구나 국내총생산(GDP)에 대비했을 때는 압도적 1위다. 현재 국내에서는 서울대병원에서 연구와 진료가 가장 활발히 이뤄지고 있다. 성인 모야모야병은 김 교수가 주도하고 있고 소아 모야모야병은 김승기 서울대병원 소아신경외과 교수가 대가다.

김정은 교수는 2000년 이후 모야모야병 관련 유전자를 연구해 많은 성과를 냈다. 특히 2011년 일본 교토대학과의 공동 연구에서 RNF213 유전자가 모야모야병의 감수성 유전자라는 사실을 세계 최초로 밝혀 모야모야병 진단과 치료법 발전에 크게 기여했다. 감수성 유전자는 특정 질병의 원인이라고 명확히 단정할 수 없지만 관련이 매우 클 것으로 생각되는 유전자를 말한다.

김 교수는 수술하는 외과의사이면서 유전자 연구를 많이 하고 있는 이유에 대해 "모야모야병 수술은 병을 고치는 수술이라기보다 만성 허혈 상태(만성적으로 피가 부족한 상태)를 보정해주는 수술이기 때문에, 근본적인 치료 방법을 알기 위해서는 유전자 연구 등을 통해 원인을 밝히

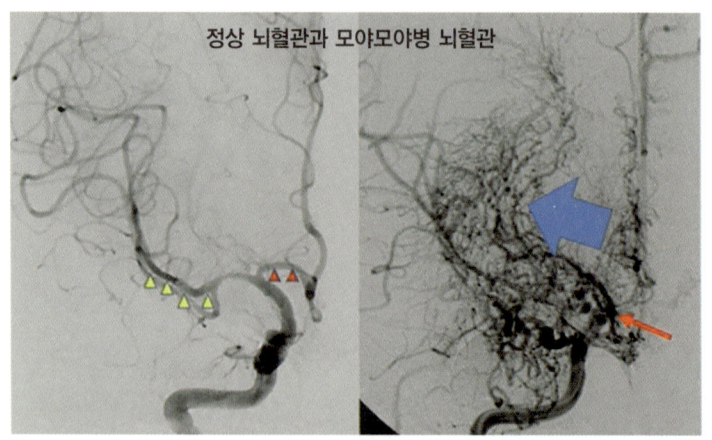

뇌혈관조영술로 촬영한 정상 뇌혈관(왼쪽)과 모야모야병 뇌혈관 사진. 정상 뇌혈관은 내경동맥에서 갈라지는 전대뇌동맥(빨간색 세모)과 중대뇌동맥(노란색 세모)에서 혈액 흐름이 원활하다. 모야모야병 뇌혈관은 전대뇌동맥과 중대뇌동맥(빨간색 화살표)이 모두 막혀 있고 그 주변에 작은 혈관들이 생겨나(파란색 화살표) 담배 연기 모양을 하고 있다. photo 김정은 교수

는 것이 중요하기 때문"이라고 설명했다. 이어 "서울대병원에는 국내 대부분의 환자들이 오기 때문에 모야모야병 연구와 진료의 패러다임을 제시하는 게 중요하다고 생각한다"고 덧붙였다.

김 교수는 신경외과 의사들을 위한 모야모야병 관련 영문 단행본인 〈모야모야병 업데이트(Moyamoya Disease Update)〉 집필에도 참여했다. 이 책은 소아 모야모야병의 대가였던 전 서울대병원 신경외과 조병규 교수가 주저자이고 김 교수는 성인 부문을 썼다.

뇌혈관 막히지만 뇌경색과는 증상 달라

모야모야병은 두개강(머리뼈 안쪽 빈 공간) 안 경동맥이 크게 좁아지

거나 막혀서 발생한다. 경동맥은 좌우 두 가닥으로 목을 지나 두개강 안에 와, 다시 내경동맥(안쪽 경동맥)과 외경동맥(바깥쪽 경동맥)으로 나뉜다. 내경동맥은 두개골 안쪽 뇌 혈관과 연결되고 외경동맥은 두개골 바깥쪽 두피에 혈액을 공급한다. 서양인은 두개강 밖의 외경동맥이, 동양인은 두개강 안쪽의 내경동맥이 막히는 경우가 많다. 경동맥이 급격히 막히면 뇌경색이 와서 반신마비나 사망에 이른다.

그러나 모야모야병은 뇌의 일과성허혈발작(TIA)이 생겨 팔다리에 힘이 빠지거나 말이 제대로 나오지 않는 것 외에는 특별한 증상이 없는 경우가 많다. 혈관이 급격히 막히지 않고 서서히 말라붙기 때문이다. 게다가 협착 또는 폐색이 일어날 경우 혈관 주변에 작은 혈관들이 새롭게 생겨나 말라붙은 혈관의 기능을 일부 대신해준다. 그러나 이 신생 혈관들마저 제 기능을 하지 못하면 일시적으로 뇌허혈발작이 온다. 김 교수는 "새로 생겨난 혈관들은 가늘어 혈류를 충분히 대신 공급할 수 없고, 연약해서 쉽게 터질 수 있기 때문에 뇌경색이나 뇌출혈의 위험성이 높아진다"며 "일과성허혈발작 등의 증상이 나타날 경우 반드시 전문가의 진료를 받아야 한다"고 말했다. 출혈성 모야모야병은 소아보다는 성인에게 많이 발생한다.

환자 80%는 수술 않고 경과 관찰

모야모야병에 대한 근본적인 치료법은 없다. 소아는 대부분 수술을 하지만 성인은 경과를 지켜보며 일과성허혈발작 등 증상이 반복될 경우에 수술을 한다. 뇌허혈 증상을 완화하는 약물치료를 하기도 하지만 장기적 치료 효과를 기대할 수 있는 약물은 아직 없다.

모야모야병 수술 여부는 의사마다 판단 기준이 다르다. 김 교수는 "성인은 일과성허혈발작 등 증상이 나타났을 때 수술을 하고 건강검진에서 발견된 경우에는 수술을 하지 않고 경과를 지켜본다"고 말했다. 왜냐하면 증상이 나타나지 않았다는 것은 혈관에 예비 능력이 있다는 뜻이기 때문이다. 김 교수의 경우 환자의 20%는 수술을 하지만 80%는 경과를 지켜본다. 경과 관찰 환자 중 10%가 수술로 이어진다.

수술은 크게 두 가지로 나뉜다. 직접문합술(직접우회술)과 간접문합술이다. 직접문합술은 두피의 동맥 한 가닥을 박리한 후 한쪽 끝을 잘라 뇌막 안쪽의 동맥과 연결해 혈액을 통하게 하는 수술이다. 연결하는 혈관의 굵기가 1mm도 안 되기 때문에 현미경으로 병변을 확대해서 수술을 해야 한다. 그래서 의사의 숙련도가 매우 중요하다.

간접문합술은 어린이에게 시행하는데, 혈관을 직접 잇지 않고 두피 혈관 등 혈관이 풍부한 조직으로, 혈관 협착·폐색이 발생한 뇌 표면을 덮어줘 혈관이 자라 들어가게 한다. 소아의 뇌는 자라기 때문에 상태가 심하든 심하지 않든 간접문합술을 하며, 3~6개월이 지나면 혈관이 자라서 제 기능을 하게 된다.

성인에게는 직접문합술을 주로 시행한다. 그 이유는 성인 모야모야병은 허혈 상태가 심한 경우가 많아 간접문합술을 해 신생 혈관이 자라 들어가는 시간을 기다릴 수 없는 경우가 많기 때문이다. 또한 성인의 혈관

재생 능력은 소아에 비해 3분의1에 그친다.

모야모야병 진단 환자, 절반은 오진

김 교수팀은 성인 모야모야병 수술을 연 70~100차례 시행한다. 김 교수는 "성인 환자에게는 직접문합술을 시행하지만, 동시에 두피 조직 등으로 뇌를 덮어준다"며 "엄밀히 말하자면 직접·간접문합술을 함께 하는 혼합문합술이라고 하는 것이 더 정확하다"고 말했다.

김 교수는 혼합문합술에 대한 중요한 논문을 발표해 표준 수술에 대한 정의를 명확히 했다. 2014년 미국 뇌졸중학회 공식 학술지 〈뇌졸중(Stroke)〉에 발표한 논문으로, "성인 모야모야병의 표준 수술 기법은 혼합문합술"이라는 내용이었다.

김 교수는 직접문합술의 중요한 후유증인 과(過)관류 증상을 연구해 2008년 학술지 〈뇌혈관 질환(Cerebrovascular Disease)〉에 발표했다. 그는 "직접문합술은 우회로를 만들기 때문에 혈액 흐름이 즉시에 원활해지지만 막혀 있던 혈관에 갑자기 많은 혈액이 공급되면서 과관류 현상이 생겨, 오랫동안 굶다가 밥을 급하게 먹으면 체하는 것처럼 후유증을 낳을 수 있다"며 "수술 후 과관류 현상을 잘 관리하는 것이 매우 중요하다는 것을 세계 최초로 밝혔다"고 설명했다.

건강보험심사평가원 통계에 따르면 모야모야병 진료인원은 2013년 7783명에서 2023년 1만7459명으로 약 2배 증가했다. '알려진 것보다 환자수가 많다'고 했더니 김 교수는 "실제 환자가 늘어났다기보다 진단이 늘어나서 증가한 것으로 보인다"며 "이 숫자에는 실제 모야모야병이 아니라 다른 원인에 의해 두개강 내 혈관 협착·폐색이 발생한 경우도 포함되어 있는 것 같다"고 말했다.

실제로 모야모야병이라고 진단받고 김 교수를 찾아오는 환자들의 절반은 모야모야병이 아니라고 한다. 그는 "이런 이유로, 성인 모야모야병의 경우 국내 발생률과 유병률을 정확하게 추정하기 위해 정확한 기준에 의한 진단이 선행되어야 한다"고 강조했다.

'후후' 음식 식히다가 쓰러지기도

모야모야병을 일으키는 두개강 내 동맥 협착·폐색은 뇌경색의 주요 원인인 동맥경화와는 발병 기전이 다르다. 김 교수는 "동맥경화는 혈관 안에 콜레스테롤이나 플라크 등 일종의 때가 끼어서 혈전을 만들고 뇌경색으로 이어지지만 모야모야병은 혈관 벽의 근육층이 두꺼워져서 혈관을 좁히고 쭈그러뜨린다"고 설명했다.

모야모야병 증상은 뇌경색과 달리 한쪽 팔에 힘이 갑자기 빠지면서 아래로 툭 떨어졌다가 몇 초 또는 길어도 수분 안에 멀쩡히 회복된다. 한 손으로 잡고 있던 물건을 놓치는 경우도 흔하다.

심각한 언어장애가 발생하기도 한다. 언어장애는 실어장애와 구음장애 두 가지다. 실어장애는 생각은 정상이지만 말이 안 나오는 증상이고 구음장애는 말을 빨리 할 수 없거나 발음이 부정확한 증상을 말한다.

모야모야병의 가장 전형적인 증상인 일과성허혈발작은 과호흡으로 발생할 수 있다. 과호흡은 심하게 다투거나 우는 등 지나치게 흥분할 때 일어난다. 소아는 뇌의 용적이 작기 때문에 더 취약하다. 피리를 불거나 뜨거운 음식을 식히기 위해 후후 불다가 일과성허혈발작이 일어날 수도 있다.

김 교수에게 가까운 지인에게 모야모야병이 왔고, 자신이 직접 진료할 수 없다면 어떤 의사를 추천할 것이냐고 물어봤다. 김 교수는 서울대병원 신경외과 조원상 교수가 관련 연구와 진료 경험이 매우 풍부하다고 했다.

김정은 교수의 '모야모야병 바로 알기'

- ◎ 모야모야병은 머릿속 내(內)경동맥 끝부분이 막히거나 좁아져 뇌 안으로 혈액이 제대로 공급되지 않는 상태를 말한다.
- ◎ 막힌 혈관 주변에 형성된 실핏줄들이 담배 연기가 모락모락 피어오르는 모양이라서 모야모야(もやもや)병이라고 한다.
- ◎ 조기에 진단해 적절한 치료를 하면 대부분 완치된다.
- ◎ 뇌허혈 증상이 반복되고 있음에도 이를 방치할 경우 뇌경색으로 진행될 수 있다.
- ◎ 전 연령대에 올 수 있지만 5~10세와 30~40세 환자가 가장 많다.
- ◎ 모야모야병은 서양인에게는 거의 없고 한국인과 일본인에게 많다.
- ◎ 뇌에 일과성허혈발작 증상이 나타날 경우 반드시 전문가의 진료를 받아야 한다.
- ◎ 환자의 20%는 수술을 하고 80%는 경과를 지켜본다.
- ◎ 심하게 다투거나 뜨거운 음식을 후후 불 때 증상이 나타날 수 있다.

PART 1
암 명의

PART 2
심뇌혈관질환

PART 3
만성질환 명의

PART 4
난치·희귀질환 명의

중증 골절

오종건 교수

AO트라우마(Trauma) 아태지회 교육위 의장
AO트라우마 마스터코스 관절 골절 분야 의장
AO트라우마 골절 교과서 집필
이화여대동대문병원 부교수
고려대구로병원 정형외과 과장
(현) 고려대구로병원 정형외과 교수

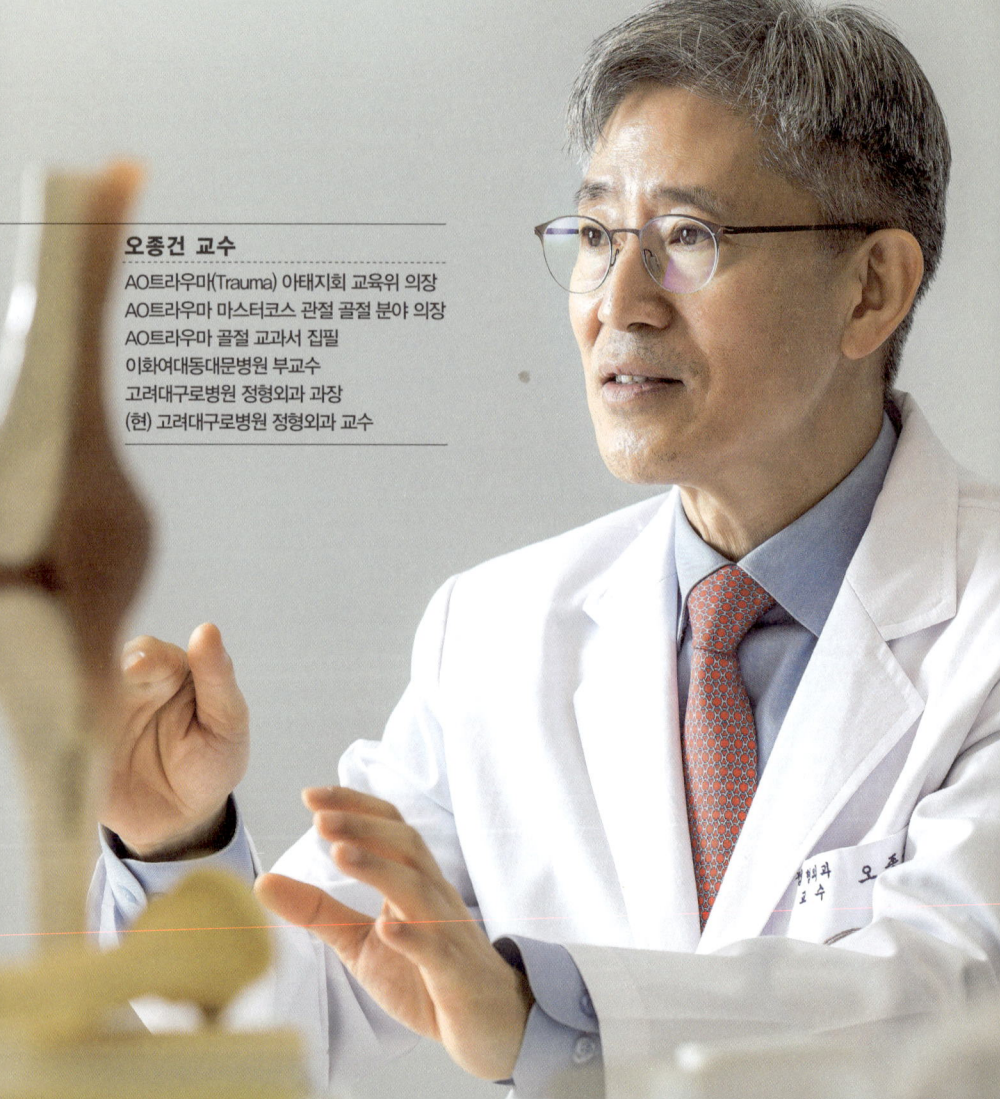

오종건

**고려대구로병원
정형외과 교수**

**다른 병원에서 못 붙인 뼈를 붙이는 의사
"뼈 부러지면 혈액이 새 뼈를 만든다…
자연 치유력 살려 치료"**

뼈가 부러지면 우리 몸은 긴급 복구 작업에 돌입한다. 놀랍게도 이 복구 작업에 쓰이는 재료는 피다. 뼈는 안팎으로 수많은 모세혈관과 연결되어 있는데, 골절이 발생하면 이들 모세혈관도 함께 끊어져 골절 부위는 피의 홍수를 이룬다. 피는 덩어리 져 혈종을 형성하고, 이 혈종이 뼈로 변해 복구 작업을 완료한다. 뼈의 경이로운 자연 치유력이다.

오종건 고려대구로병원 정형외과 교수는 부러진 뼈를 잘 붙이는 의사다. 우리나라뿐만 아니라 세계적으로도 유명하다. 25년간 골절만 치료한 그는, 다른 의사들이 제대로 붙이지 못한 뼈를 주로 붙인다. 그가 치료하는 환자의 70~80%는 다른 병원에서 제대로 치료되지 않은 골절 환자들이다.

오 교수는 이처럼 최고 난이도의 골절을 치료하지만, 골절 치료에서 가장 중요한 것은 자연 치유력이라고 강조한다. 그는 "의사는 뼈를 1mm도 붙이지 못하며 자연 치유력의 조수일 뿐이다"라고 말한다. 무슨 뜻일까.

"자연에 사는 동물은 뼈가 부러지면 아프니까 움직이지 않는다. 이렇게 가만히 있으면 출혈이 멈추고 혈액이 응고되어 피떡이 된다. 피떡이 선지 같은 혈종을 만들고 혈종이 뼈로 바뀐다. 사람도 마찬가지다. 따라서 의사는 되도록 적게 개입하고 자연 치유의 힘을 최대한 활용해야 한다."

해외 의사들 사이에 유명한 'JK'

오 교수는 해외 골절학회 의사들 사이에서 'JK'로 불린다. 이니셜로 통할 만큼 유명하다. 일부 중국 의사들은 그를 '사부'라고 칭한다. 그는 세계 최대이자 최고 권위의 골절 학술단체인 AO트라우마(Trauma) 아시아태평양지회 교육위원회 의장(Chairperson)을 두 차례나 역임하며, 아시아 골절 전문 의사 교육을 총괄하고 있다. 1958년 스위스 다보스에서 결성된 AO트라우마는 전 세계 5개 대륙에 지회를 두고 있다.

그는 2010년 아시아인으로 유일하게 AO트라우마 최고위 교육 과정인 마스터 코스의 고관절 골절 분야 의장으로 초청됐다. 2015년 스위스 다보스에서 개최된 마스터 코스에서는 AO트라우마 전 세계 최고 강사 12명 중 한 명으로 소개되는 등 일찍이 세계 골절 학계의 주목을 받았다. 2012년부터는 AO트라우마 골절 교과서의 주요 장(章)을 저술해오고 있다.

골절 전문의 양성 위해 교육센터 설립 주도

오 교수는 국내 중증 골절 치료 발전을 이끌고 있다. 가장 두드러진 공로는 골절 전문의 양성이다. 그는 2014년 고려대구로병원 중증외상전문의수련센터 설립을 주도했다. 보건복지부 지원사업으로 설립된 이 수련센터는 긴급 골절을 포함해 중증외상 환자를 전문적으로 치료하는 의사를 교육하는 것이 목적이다. 오 교수는 "중증외상 환자의 70%는 골절을 동반하지만 골절은 기피 분야라서 전문의가 매우 부족하기 때문에 양성 교육이 절실했다"고 센터 설립 당시 상황을 설명했다.

이렇게 출범한 수련센터는 지금까지 20명의 외상 전문의를 배출했다. 이들 중 일부는 개인 사정으로 개원했지만 10명의 정형외과 외상 전문의가 대학병원이나 외상센터에서 골절·외상 환자를 전문적으로 치료하고 있다.

수련센터 출신의 정형외과 전문의는 조원태·사공승엽(아주대병원 외상센터), 김진각(분당서울대병원), 김범수(계명대 동산병원), 임익주(충북대병원 외상센터), 최원석(고려대구로병원), 손휘승(영남대병원) 교수 등이다. 윤용철(가천대길병원 외상센터), 조재우(고려대구로병원) 교수는 수련센터 개설 이전에 고려대구로병원에서 배출된 정형외과 외상 전문의들이다. 국군수도병원 외상센터에서 정형외과 외상을 이끌어가고 있는 문기호 중령과 류윤기 소령도 수련센터에서 국방부 위탁 교육을 받았다. 고려대 중증외상 최종치료센터 외상외과 조준민 교수와 신경외과 노해원, 권우근, 함창화 교수도 수련센터 출신이다.

뼈 접합 3원칙, 정렬·자연치유력·안정성

오 교수는 "골절 전문의 양성을 위해 노력하고 있지만 여전히 골절 수술 후 합병증으로 2차 수술을 받기 위해 찾아오는 환자들이 너무 많다"며 안타까워했다. 그가 접하는 1차 치료 실패의 대표적인 유형은 불유합과 만성골수염, 부정유합이다. 불유합은 뼈가 안정적으로 고정되지 않았거나 뼈를 둘러싼 골막 손상이 심해 치유가 제대로 안 된 경우다. 만성골수염은 개방성골절(뼈가 피부 밖으로 노출된 골절) 수술 후 발생한 감염이 만성화되어 발생한다. 부정유합은 뼈는 붙었으나 팔, 다리의 길이가 짧아졌거나 휘었거나 돌아간 경우다.

건강보험심사평가원 통계에 따르면 한 해 동안 골절로 인해 병원 치료를 받은 사람은 256만507명(2022년 기준)이다. 한 해 동안 전 국민 20명 중 1명이 크고 작은 골절을 겪는 것이다. 오 교수는 "심한 골절은 수술이 필요하지만 일반적으로 정형외과 의사들은 골절 수술이 가장 어렵다고 말한다"며 "예를 들어 인공관절 수술은 대체로 정해진 매뉴얼을 따라 진행하지만 골절 수술은 환자 연령, 뼈 노출 정도 등 사례마다 치료 방침이 달라 까다롭다"고 말했다.

오 교수에 따르면 골절 치료에서 가장 중요한 것은 정렬과 자연치유력, 안정성이다. 정렬은 부러진 뼈의 길이를 맞추고 뼈가 휘거나 돌아가지 않게 맞추는 것이다. 안정성은 고정한 부위가 어긋나지 않고 뼈가 자연 치유의 힘으로 붙을 때까지 잘 지탱하게 고정하는 것이다. 골절된 뼈가 조속히 제 기능을 회복하기 위해서는 수술 후 가능한 빨리 주변 관절을 움직이는 것이 중요하다. 따라서 의사는 뼈를 안정적으로 고정해 자연 치유 환경을 만들어주는 것이 무엇보다 중요하다.

오 교수는 자연치유력의 중요성과 그 원리에 대해 자세히 설명했다. 뼈가 부러지면 많은 양의 출혈이 발생하는데, 대퇴골 골절의 출혈량은 500cc에 이를 수 있다. 주변 근육에도 혈관이 새로 생겨나, 골절 2주가 지나면 평소보다 10배 이상의 혈액이 골절 부위로 몰려든다.

오 교수에 따르면 신체에서 조직 자체가 변하는 조직은 두 개다. 정상조직이 암조직으로 바뀌

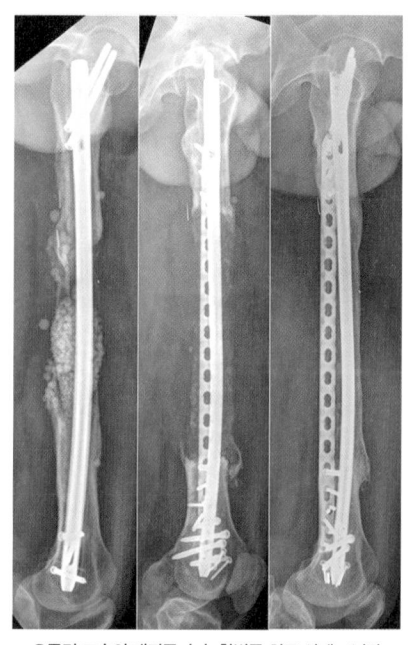

오종건 교수의 대퇴골 수술 합병증 치료 사례. 4년간 16차례 수술을 받았지만 감염과 골결손이 심한 상태로, 뼈 중간 부분이 비어 있고, 감염 치료 위해 항생제 섞은 시멘트가 붙여져 있다.(왼쪽) 감염 치료 후 뼈를 재고정하고, 자가골과 동종골, 합성골을 혼합해 뼈를 이식했다.(가운데) 재수술 후 4년째 사진으로, 뼈가 다시 형성되고 감염 재발이 없는 상태를 유지하고 있다.(오른쪽) photo 오종건 교수

는 경우와 피가 혈종을 거쳐 뼈로 바뀌는 것이다. 혈종이 어떻게 뼈로 변할까. 오 교수가 궁금증을 풀어줬다.

혈액이 혈종을 거쳐 뼈가 된다

"혈종 안으로 새로운 혈관이 형성된다. 이때 혈관을 통해 중간엽 줄기

세포들이 혈종에 들어와서 파골세포와 조골세포, 연골모세포 등으로 분화된다. 파골세포는 혈액 공급 정지로 인해 죽은 뼈세포를 제거하고, 연골모세포는 혈종 속에 연골을 만들고, 조골세포는 연골을 뼈로 바꾼다."

오 교수는 "의사는 수술을 위해 불가피하게 피부와 근육, 골막 등 연부 조직을 절개할 때도 자연치유 과정에 필요한 연부 조직을 가능한 적게 훼손하면서 뼈를 맞추고 단단히 고정하는 것이 중요하다"고 말했다. 더 바람직한 것은 골절 부위는 건드리지 않고 최소침습수술 방식을 통해 수술을 하는 것이다.

자연치유력을 활용하기 위해서는 혈종을 살리는 수술이 가장 중요하다. 예를 들어 긴 대퇴골(넓적다리뼈) 중간이 부러질 경우에는 피부를 절개하지 않고 치료한다. 수술용 침대에 환자의 다리를 묶어서 잡아당겨 정렬을 맞춘 후 엑스레이 영상을 보면서 골절 부위에서 멀리 떨어진 엉덩이 부위를 조금 절개하고, 골수강(뼈 속 빈 공간) 입구에 구멍을 만들어 금속정을 밀어넣고 금속정 양 끝에 위치한 구멍을 통해 나사못(교합나사)으로 고정한다.

오 교수는 "이렇게 하면 혈종을 전혀 건드리지 않기 때문에 혈종이 수월하게 뼈로 바뀐다"며 "이런 식으로 자연치유 과정을 하나도 훼손하지 않고 그대로 활용하면서도 기능 손상 없이 뼈를 맞추는 게 가능하다"고 설명했다.

오 교수는 각종 방송 프로그램과 유튜브 채널에 출연해 '환자들을 위한 골절 치료 교육'에 나서고 있다. 골절 환자와 가족들이 엑스레이 사진을 보고 골절 치료 상태를 파악할 수 있게 하기 위해서다. 오 교수는 "정말 안타까운 일들이 많이 일어나서 환자와 보호자들을 직접 교육하고 있다"고 했다.

엑스레이 사진 보는 법을 익혀야 하는 이유

그는 "사소한 골절은 집 근처 정형외과에 가도 쉽게 치료할 수 있고 기본 인프라도 잘 갖춰져 있다. 하지만 난이도가 조금 올라가면 모든 정형외과 의사가 수술을 다 잘 할 수 있는 것이 아니기 때문에 전문적인 치료가 필요하다"고 강조했다.

그는 "골절은 엑스레이 사진만 봐도 많은 정보를 알 수 있다"며 "골절에 대해 조금만 지식이 있으면 수술 후 의사와 상담할 때에 촬영한 엑스레이를 같이 보면서 뼈가 제대로 붙어가고 있는지를 더 쉽게 이해할 수가 있다"고 말했다. 오 교수는 다음과 같이 구체적인 방법을 제시했다.

"골절이 되면 가까운 정형외과에 가야 한다. 그러나 골절 수술 후 경과가 순조롭지 않으면 다른 병원을 찾아 2차 의견을 들어보라. 일반적으로 골절 수술 후 관절 운동은 가능한 빨리 시작하는 것이 원칙이다.

수술 후 3개월이면 뼈가 붙기 시작하니 재활 운동도 더 열심히 하고 땀도 딛게 하고, 6개월 정도면 '거의 다 붙었으니 이제 마음대로 지내도 돼요'라는 말을 듣는다. 따라서 1~2개월이 지났는데도 여전히 관절 운동을 못하고 보조기를 착용한다거나, 3개월이 지났지만 목발을 이용해서 서서히라도 땅을 디디는 것을 제한하거나, 6개월이 지났지만 여전히 조심해야 한다는 설명을 듣는다면 의사에게 그 이유를 물어봐야 한다. 필요하면 다른 전문가의 의견을 들어보고 자료를 찾아 확인해보는 것이 바람직하다."

또 하나의 팁은 골절된 부위를 전문적으로 치료하는 정형외과 의사를 찾아가는 것이다. 예를 들어 어깨 골절의 경우 어깨를 전문적으로 치료하는 정형외과 의사를 찾아가는 것이 좋다.

비오는 날 맨홀 뚜껑을 조심하라

골절을 예방하는 생활수칙은 무엇일까. 오 교수는 노인 골절과 비노인 골절로 나눠서 설명했다. 노인 골절은 낙상을 특히 주의해야 한다. 노인은 집에서 넘어져도 크게 다치는 경우가 많다. 노인 골절 예방을 위해서는 근력운동과 유연성운동, 균형운동을 젊었을 때부터 지속적으로 하는 것이 중요하다.

젊은층에게는 비오는 날 미끄러운 맨홀 뚜껑이 주요 복병이다. 계단 또한 요주의 공간이다. 오 교수는 "계단을 내려가다 넘어지면 크게 다친다"며 "특히 휴대폰을 보면서 계단을 내려가는 건 절대 안 된다"고 강조했다.

골절 사고가 발생했을 때는 어떻게 대처해야 할까. 오 교수는 "우리나라는 통신망과 의료 인프라가 잘 갖추어져 있기 때문에 골절 환자가 스스로 응급처치를 해야 할 상황은 그리 흔하지 않다"고 했다. 그러나 골절로 인해 뼈가 노출되고 흙이나 나무조각 등이 붙어 있을 경우에는 생수라도 부어 씻어냄으로써 오염을 줄이고, 나뭇가지와 옷으로 부목을 만들어 골절 부위가 흔들리지 않도록 고정해 주면 좋다"고 했다. 출혈이 지속되는 경우에는 옷이나 천으로 감싸고 압박해서 출혈을 막는 응급조치를 취한다.

오종건 교수의 '중증 골절 바로 알기'

◎ 한 해 동안 전 국민 20명 중 1명이 크고 작은 골절 치료를 받는다.
◎ 의사는 뼈를 1mm도 붙이지 못하며 자연 치유력의 조수일 뿐이다.
◎ 골절 치료에서 가장 중요한 것은 정렬과 자연치유력, 안정성이다.
◎ 골절 부위에 몰려든 피가 혈종을 만들고 이 혈종이 새로운 뼈를 만든다.
◎ 골절 수술 후 경과가 순조롭지 않으면 다른 병원을 찾아 2차 의견을 들어보라.
◎ 골절 수술 후 관절 운동은 1~2개월 안에 시작하는 것이 원칙이다.
◎ 골절된 부위를 전문적으로 치료하는 정형외과 의사를 찾아가라.
◎ 노인은 집안에서의 낙상을 특히 주의해야 한다.
◎ 젊은층은 미끄러운 맨홀 뚜껑을 조심하고, 계단을 내려가면서 스마트폰을 보면 절대 안 된다.